JN183238

精神病院体制の終わり

——認知症の時代に

立岩真也
Tateiwa Shin'ya

青土社

精神病院体制の終わり　**目次**

第Ⅱ部

補章2　病院化についての覚書　249

補章3　ブックガイド　293

精神病院体制の終わり——認知症の時代に

■凡例・体裁についての注記

＊【 】内の数字は『造反有理』（立岩［2013c］）の頁を示す。

＊ 引用は「」で示す。引用文中で［……］は中略を示す。／は原文の改段落を示す。

＊ 初出稿のまま収録した場合、加筆部分は〔 〕で囲った。

＊ 文献表示は基本的に「ソシオロゴス方式」に従っているが、一部そのきまりを守っていない。本文及び注では、著者名［出版年（＝訳書の出版年）：頁］のように記され、当該の文献は巻末の文献表（著者名のアルファベット順）で知ることができる。

※ ホームページ http://www.arsvi.com/ に関連する情報を掲載している。また、「立岩」→「精神病院体制の終わり」と進むと、この本の文献リストに対応するファイルがあり、そこから、著者や文献の入手方法についての情報等がえられる。

序

精神医療、精神病院の現状がよくないとはみなが思っている。ならばどうしたらよいのかと言われる。それももっともなことではある。二〇一三年に『造反有理——精神医療現代史へ』という本を出してもらったが、そこに記した運動は——その運動やその運動を担った人たちに限らないのだが——この本が問題にしようとするその構造を変えることはできなかった。その事情を考え、どうするかを考える。そのように連続してはおり、その本（前書と記すことがある）の頁を示す場合には【 】で表記する。

第1章では現在（二〇一四～二〇一五年）の様子の一端を記して、第5節（三一頁）でそこから基本的に言えることを記す。いささか戯画的にさえ思える現状がこの章に書かれる。そして「要するにどうするのだ」という人は、まずその第5節を読んでもらったらよい。

そして第2章では、京都十全会病院という巨大な病院が、二〇年ほどの間強い批判・非難にさらされながら、しかしその病院もこの国の病院全体の仕組みもたいして変わりはしなかったことの由縁を検討し、代わりの手立てを考える。第4～5節で、この事件とその対処から、どうすればよいか、よかったかについて、第1章5節にあげる三つと二つ、計五つのうちの四つが言えることを説明する。

第3章では、冒頭に「要するに」を最も短く記した後、五番目にあげた地域での支援、地域（移行）のための支援が（ますます）うまくいかなくなっている事情——これはあまり知られていないことのはずだ——を示し、第4節（一四〇頁）で、代わりにどうしたらよいかを記す。

第4章では、認知症の人たちが精神病院の顧客としてあてにされ、実際お客になっているとともに、他方で世界的に安楽死尊厳死の対象になっていることを示す。そのうえで第2節（一七四頁）で認知症という状態にどう対するかについて考え、第3節(一四六頁)で本書に述べたことを短く繰り返し、厄介ごとはなくならず、すっかりなくすべきだとも言えないその上で、実際に採れる細かな仕組みについて記す。

気の短い人は今挙げた「答」の部分を先に読むとよいかもしれない。ただそこで記される当たり前、と私には思えること、がどうして当たり前にこの社会にないのかについては、その前に記すことを読んでもらうことになる。業界筋の人も含め、そう知られていないか記憶されていないことが書かれているはずだ。そして、私が答だと思うものがどうして答と思えるのか、そのわけがところによってはかなり長々とした記述から浮かんでくる。だからやはり、時間のある人は順番に読んでいただけたらと思う。

これら四つの章が本書の本体をなすが、第Ⅱ部に三つの補章を置いた。

補章1は依頼された原稿と講演の記録の二つの再録。まずこれを読んでいただいてもよいかと思う。二つ目の、精神保健フォーラムでの講演(立岩[2013b])は『造反有理』の発売日に行なわれたものだった。というか、その日にまにあうように出してもらったのだ。本書で述べるのはその後調べたり書いたりしたことなのではあり、その点では、この講演の約一年後、日本病院・地域精神医学会総会での講演(立岩[2014d])がよかったかもしれない。ただその記録はない。また講演は本書のもとになった連載の一部を資料として行なったから、内容は当然のこと重なる。他方、より以前の二つは、両方合わせても本書で述べることは網羅してはいないのだが、基本的な「構え」は伝わると思った。医療者の皆さんは忙しいのだし、忙しいなら、仕事をしなければよいといったことを医療者の皆さんに言っている。いささか話は単純になっているが、その方が読むのに楽かもしれない。

補章2では、戦後精神病院(の病床数)が増えて減らないことに関わるいくつかのできごと・要因を記した。それはわかっておくべき全体の一部で、その全体を把握することは私にはできない。そこで覚書とした。ただやはり、幾つか押さえておいてよいことが記されているはずである。

補章3ではずいぶん前から書いてきた本の紹介をそのまま再録した。多くは『看護教育』（医学書院）に二〇〇一年から二〇〇九年まで一〇一回連載された「医療と社会ブックガイド」に掲載されたものである。認知症や精神障害を巡って、また医療社会学やDSMについて、この一五年ほどの間に出版された本、それ以前からあった本があって、それは本書第I部に記したことにつながってもいる。拾っていったらずいぶんな分量になってしまったが、関心のある人にはいくらか役に立ち、いくらかを知っている人には楽しめるものになっているのではと思う。佐藤幹夫の『自閉症裁判――レッサーパンダ帽男の「罪と罰」』、想田和弘監督の『精神』について書いた文章もある。そして末尾の文章は、前書（『造反有理』）について、それが出た後に書いた補記がもとになっている。

補章1と（前書の紹介以外の）補章3は別として、本書は『現代思想』での連載の一四回分がもとになっている。とくに第1章と補章2は、構成も含めかなり書き換えた。『現代思想』連載とこの本を担当してくださった青土社の栗原一樹さんに感謝します。

なお、本書は電子書籍（Kindle）としても販売される。それのもとはePUBというファイル形式のもので、視覚障害等で紙の本が不便な人も聞いて読むなどできる。また、多くの人名・書名・事項等についてホームページの頁（多くは生存学研究センターのサイトhttp://www.arsvi.com/内の頁）にリンクされている――準備中の今の段階で約四〇〇＋文献表の各文献にリンク――ので、より多くの情報を得たい人にとっては電子書籍の方が便利かと思う。

二〇一五年九月

立岩真也

第Ⅰ部

第1章　陰鬱な現況と述べること予め

1　現在：認知症高齢者＋病棟転換型居住系施設

一つ、実際を大きく規定しているのは、精神医療を供給する側（病院・経営者）の利害である。医療者（供給者）は常に医療を提供したいわけではない。提供して益があるときに提供する。ただ、その利害だけで動くのでもない。もう一つ、それに呼応するもの、前段に述べたものを許容し、ときに積極的に求めてしまう動因がある。つまり、負担・害を避けたい、避難したいのである。「社会防衛」と言われると他人ごとのようだが、そして実際本人にとっては他人ごとのこともあるのだが、その他人たちとはたいがいの私たちでもある。

この二つの契機は指摘・記述されてきたし、批判されてきたが、そうは変わっていない。その変革は「造反派」のできなかったことだが、かといって他の誰かたちができたわけでもない。意見や繰り言はいろいろと言われたが、どうにもなっていない。ならばその提起の意義を消去することはできない。そしてこれからでも、どんなやりようがあるかを考えるしかない。

次に一つめの続き。現在を規定している供給側の動きは、第一に認知症の高齢者の取り込みとして現われている【353】――再度、この数字は『造反有理――精神医療現代史へ』（立岩［2013c］）の頁を示す。それが誰にも気がつかれるようになったのは比較的近いことかもしれない。そして現在のずいぶん大きな部分を占めている。ただそれは相当に以前から始まっていることでもある。十全会はその先駆的な組織であってきたことを第2章で記す（ロボトミー手術で問題にされた病院の幾つかもそうだった【162】）。第4章でも精神医療が現在この人たちを主要な客層として動いていることを紹介する。

そして第二に、言葉としては二〇一三年から浮上し、一部で話題になったのが「病棟転換型居住系施設」だ。精神病院の病棟・病室の一部を病院ではないことにしようという話である。「地域移行」は否定できない言葉になって久しいが、それが益になる限りにおいて、病院が自分のところ（の一部）を「移行先」★01の場所にしようという【353】（ことの推移についてはHP arsvi.com「生存学」内「病棟転換型居住系施設」）。

そんな単純に露骨なことであるか、といったんは思われる。しかし実際そのようにことは動き、多くの反対に遭いながら、それは実現した。

いくらかでも居住環境がよくなるなら（よくなる人がいるなら）、それも現実的な案ではないかと思われもしてしまい、例えば『朝日新聞』の二〇一四年一月二四日の社説にそのようなことが書かれる（全文HPに再録）。しかし、今の病院・病床よりよい場所を「病院が」提供しようというのであれば、まず今あるその場所を「居住」と呼べるような場所にしたらよい、そして、それでもその場所にいなくてすむ人がいるなら、そこを出ればよいではないか。しかしそのように話が進まない。

この度の「居住系施設」は「病棟」ではないとされ、個室ぐらいのものは提供されるのかもしれないから、かつての（かつてからの）ものとは異なるのだろう。そう思うことにしよう。しかし起こりうることは同じである。そして、この案を批判する人が皆言うように、結局そこは同じ場所である。もしかしたら棟は違うかもしれない。さらに、あまり考えられないが、敷地も違うかもしれない。しかしそこは今いる病棟を管理する法人の建物・土地である。そしてなにより、これまでなされてきたたいがいのことは、「今よりはよい」こととして、なされてきた。そのことだけでも思わねばならないのだが、そのたびに忘れて、あるいは忘れたことにして、同じことが繰り返されてきた。

そして、想起すべきは、生活療法を採り入れた（時期の）昭和大学附属烏山病院――に限らず多くの病院――で採用された機能別病棟【204・206】のことであり、それが現実にどのように機能したのかである。治療病棟、生活指導病棟、作業病棟、社会復帰病棟、といった具合に分かれる病棟をどのように移ったり「滞留」することになるかは、病院側が判断することになるのだから、何が起こるかは容易に想像できる。そのことは、二〇一三年一一月に「精神保健従事者団体懇談会」（精従懇）【344】の集会でも話した（立岩［2013b］）。その記録にすこし手をいれたものが『精神医療』誌【74】に掲載された（立岩［2014a］→本書補章1－2・二三〇頁）。

2　業界の力

なぜこのようなことになっているのか。これらに関わる（単純素朴な意味での）政治の場に、実際、利害関係者たちが登場し参入している。「日本精神科病院協会」（日精協）については前書にも少し記したのだが【60】、そうした組織やその関係者の活動もまた健在である。そうしたとても普通の意味での（他の主題についてはそれなりの研究がなされている）「政治過程」もまた研究されていない。

それでもそのある部分を知っている人はいて、以下のような記述はある。永田浩三のブログより。[★02]そこで「先日のクローズアップ現代は、クロ現史上、最大と言ってもいいほどの注目番組だった」と紹介される番組は二〇一二年一一月二二日の「〝帰れない〟認知症高齢者　急増する「精神科入院」」。番組を文字化したものはNHKのサイトにあり、番組の全体も幾つかみられる。「ルポルタージュにっぽんで取り上げた、十全会・双ヶ岡病院」は第2章（七五頁）で紹介する一九八〇年のNHK総合の番組。

問題を感じたのは、最初のVTRだ。ロケの舞台は、日本精神科病院協会会長の山崎学院長の、群馬県高崎のサンピエール病院［……］今、全国の精神科病院は、それまでの思春期や、若い患者から、認知症の高齢者を対象にしようと、一気に舵を切ろうとしている。患者・家族を救うためというのは、建前で、基本的には、経営のためだ。これまで、認知症のひとのことなど、まったく知らない医療関係者が、なだれをうって、金づるとしての認知症病棟へのシフトをはかっている。

しかし、厚労省のこころある官僚は、そうしたことは許すまじと、認知症対策の指針を発表。地域移行・在院日数の短縮・入院の抑制という歯止めをかけようとしている。だが、そうした政策は、業界を危うくするものだとして、日本精神科病院協会は反撃に出たのだ。

そうしたなかでの、当の日精協の親分の病院に、おんぶにだっこのロケである。認知症専門の閉鎖病棟。そこで、暴言や暴力を示すひとたちを撮り、いくらきれいごとを言っても、認知症のひとは、しょせんこうした、わけのわからない状態になり、家族や地域で何とかなるものではない、という強烈なメッセージが伝えられる。周辺症状を抑えるために、拘束も堂々とおこない、口から食べられなくなると、胃ろうがおこなわれる。

こうした映像をまともに見たのは、ルポルタージュにっぽんで取り上げた、十全会・双ヶ岡病院以来だろうか。まさに三〇年前の風景がそこにあった。ＶＴＲでは、娘さんが、「父を殺してしまおうか」と思ったという証言も使われている。

日本の精神科医療は、多くの課題を抱えてきた。これまで、家族を救うため、精神科病院の長期入院はしかたがない、必要悪だとされ、いったいどれほどのひとたちが、無残な収容の結果、無念の死を遂げてきたのだろうか。山崎会長は、業界紙に、イタリアのような精神科病院廃止の試みが、どれほど無謀かを、あげつらい、ヨーロッパの改革を冷笑している。しかし、ほんとうにそうか。現実を見ていないのは、どちらの方だろう（永田［2012］、BPSDは認知症高齢者の行動・心理症状→一七四頁他）。

山崎學（学）日本精神科病院協会会長が[★03]「業界紙に書いた文章」は『日本精神科病院協会雑誌』二〇一二年一月号に掲載された巻頭言「Japan as No.1」（山崎［2012］）だろう。そこには「大規模入院施設で刑務所もどきの処遇がいまも行われているといった［……］偏見を助長したのは、日本の精神科医療について歪曲化して発言をしている確信犯的原理主義者、外国カブレの学者、精神科病院を非難することで生活の糧を得ているといった人たちです」といった文章がある。[★04]

さきに「政治過程」と述べた。この山崎会長は率直な人であるようで、その辺りのことはとてもすなおに書いている。紹介した巻頭言の翌年、二〇一三年二月号の巻頭言では以下のように記している。

民主党政権下において、日本精神科病院協会は野党になった自由民主党の先生方と、「精神医療保健福祉を考える議員懇談会」を通して地道に精神科医療提供体制に関する議論を重ねてきた。今回、精神科医療について理解と見識を兼ね備えた先生方が、安倍内閣で重要な役職を務めることになった。安倍晋三内閣総理大臣、田村憲久厚生労働大臣、根本匠復興大臣、山口俊一財務副大臣、鈴木俊一外務副大臣、菅原一秀経済産業副大臣、衛藤晟一内閣総理大臣補佐官、加藤勝信内閣官房副長官、鴨下一郎国会対策委員長、福岡資麿厚生労働部会長と、これまでの日本精神科病院協会の歴史にないような豪華な顔ぶれが政府・自由民主党の要職に就任している。また、日本精神科病院協会アドバイザリーボードメンバーである飯島勲先生と丹呉泰健先生が、内閣官房参与として参画されている。頼もしい限りである（山崎［2013］）。

この組織、その政治団体としての「日本精神科病院協会政治連盟」（他）による政治献金について安原荘一（七瀬タロウと同一人物）【402】が『精神医療』に書いていることは【369】で紹介した（安原

[2003]、七瀬［2006］［2013］）。「心神喪失者等医療観察法」が二〇〇三年に成立するその前にかなりの政治献金がなされたことはいくらか新聞などでも取り上げられた。またそのことを忘れるべきでないと、医療と法に関わる法学の第一人者であってきた中山研一（一九二七〜二〇一一）が大学定年後に始めたブログにも文章がある（中山［2005］）。そして右記の記事に出てくる人物たちに対する献金について、やはり七瀬の報告がある（七瀬［2013］）。実際の金の流れ、政治への影響を掴むことは難しい。けれどもときにそれがわかることがある。「新オレンジプラン」の策定時、明らかに影響力が行使されたことを第4章で述べる。

3　十全会病院：五〇年は前からのことであること

本書で描くのは、今記した現状が、実はずっと前に始まり、そしてずっと続いてきたこと、改善しようとしてきたこと、しかしできないできたことであり、それを受けて考えるのはなぜだめだったのか、ではどうするかである。

第2章では京都で今も健在である十全会病院【282】に関わって起こったことを述べる。それは、一つに経営者側の利害があり、一つにその存在の仕方のなさと思われてしまうものがある、その例を具体的に示そうということでもある。

この病院は、大きく問題化したものとしてはおそらく最初に（一九六七年）批判され、批判され続けた。しかしその病院は存続し拡大し続け三〇〇〇床といった規模に達する。他の病院についてもそのHPの表紙がそうであるように（裁判になったロボトミー手術他様々が問題にされた、系列の病院を合わせ八〇年代に四〇〇〇床を超えた名古屋の守山十全病院→紘仁病院→【170】）、そして経営者である／であった医療者自身が（過去の自らに反することを堂々と語っているという意味では自己否定的なのだが）自己肯定的であるのと同様に（ロボトミー手術他で問題にされた北全病院の経営者と同一人物らしい人→【164】）、そのHPではもちろん問題にされたことは一切わからず、よいことが書いてある。以前より改善されたのだろうし、そのことは後で引用する文章にも書かれている。ただ、そこは六〇年代から八〇年代になっても問題にされ続けた。

本人と一族は京都府の勧告によって理事長・理事会から退任させられたのではあるが、その理事長だった赤木孝は、前記の一九八〇年のNHKの番組で、後でさきの文章の続きを引用する日本精神科病院協会会長と同様、つまり社会の要請と必要に答えているのだと、自信をもって自らの病院と事業を語っているのだが、その人物は、絵に書いたような、週刊誌に載るような人物であり、実際「十全会赤木孝は〝祇園の夜の帝王〟」（『週刊文春』、一九八一）といった記事があったりする、利益追求に専心した人のようだ。『ウィキペディア』の「グリーンメーラー」には「赤木孝は京都双岡病院などを運営する医療法人『十全会』の理事長として、一九七六年から一九七八年にかけて宝酒造・京都銀行・朝日麦酒・高島屋などの株式を買い占め。折も折、病院の乱診乱療が問題となっていた時期と重なり、管轄する京都府の行政指導によって持ち株を処分させた」とある。それは八〇年前後国会などで十全会が問題にされた後も終わらなかったようで、八一年には医療法人十全会がアサヒビールの株式を買い占める（直後に株を放出し、その株を旭化成が買い取って同社が筆頭株主となり……）といったことをしたそうだ。

その病院であってきたこと、そしてそれに対する批判が継続されたことについては第2章に記す。そして、その病院を批判して、というより病院を出ざるをえないで、あるいは出されて、居る場所がなくなったのをきっかけに、一時期居住の場を作り、維持する動きもあった。それはとても困難でもありそう長くは続かなかったのだが、しかしよい場・時間だったと記憶されることでもあった。それは「前進友の会」という会になった。幾つか書かれたもので知っているそれは、かっての造反派の医師たちがいた洛南病院（での電撃療法）を批判する組織であったり【119】、十分に激しい主張をしていると思われている「病」者集団をさらに批判したりする組織なのだが、それだけというわけでないことを小山［1996?］、江端［1996?］といった文章から見ることになる。

また、その病院の存在は、今はよく知られている「呆け老人をかかえる家族の会」（現在は社団法人「認知症の人と家族の会」）ができていく一つのきっかけにもなったようだ。この会の前身となる活動を堀川病院で早川一光（一九二四～、著書極めて多数→早川他［2015］文献表）とともに始めた三宅貴夫（一九四五～、七一京都大学医学部卒業、七四厚生省勤務、八〇堀川病院勤務……）が、その活動を始めた（cf. 三宅［1983a：212-224］［1983b］）のは、三宅が十全会グループの病院の一つ双岡病院の近くに住んでいたこともあり、その実情を知ったこともあるのだという。以下では冒頭に記した二つの契機が示されている。

双岡病院は「老人病院」と京都に限らず近畿一円で有名でした。［……］分け隔てなくどのような高齢者、もっぱら認知症の高齢者を受け入れる病院――収容所――だったからです。この病院は、まだ結核患者が少なくない一九五四年に結核病院としてスタートしました。結核予防法で医療費の自己負担がなかったので結核患者を受け入れていたのです。その後、結核患者が少なくなり、一九六四年に起きたいわゆる「ライシャワー事件」［……］の事後対策として主に「統合失調症」［……］者を無料で治療し収容しやすいように当時の精神衛生法［……］が改められるや、政府の後押しもあって「精神病院」［……］が大幅に増え、この時流に双岡病院も乗り、結核から精神へ鞍替えしたのです。多くの精神科病院と同じく治療というより収容の双岡病院も多量の抗精神病薬、くわえて看護師による暴力が院内に横行し、おおよそ病院と呼べるものではなく、精神障害者の収容所として機能したのです。そのひどさに京大の精神科医らが「十全会闘争」を展開したと聞きます。「聞きます」というのは、この頃私は医者になったばかりで精神科医療にあまり関心がなく、この問題についてほとんど知らなかったのです。

この双岡病院を具体的に知ったのは、厚生省から出向という形で京都府保健予防課の精神衛生係に三年ほど勤務した時でした。この頃既に、貧困だった高齢者福祉を補完するという名目で「老人医療費無料化［……］」が［……］始まっていました、高齢者の医療費の自己負担が無料となったのを機会に、双岡病院がどんどん高齢者を受け入れ始めたのです。「十全会闘争」などで精神科医療を非難されるのに懲りたのか、ここでも時流に乗って精神障害者から高齢者に鞍替えしたのです。しかも実質的には精神病院であることの強み——鎮静剤投与と身体拘束が許される——を活かし、他の病院が嫌がる認知症の高齢者をどんどん受け入れるようになったのです。

この時期、特別養護老人ホームそのものも少なく、あっても認知症の高齢者はお断りで、一般の病院でも「良心的」精神科病院でも治療の見込みがなく、初めから「社会的入院」となるような高齢者の入院を拒んだのです。こうしたなかで双岡病院は分け隔てなく認知症の高齢者を入院あるいは収容——京都だけでなく近畿一円から——させたのです。家族が連れてくるのが難しいのなら、車で迎えに行っていました。［……］介護家族にとって最後の拠り所が双岡病院だったのです。さらに「ありがたいこと」にそれほど待たなくてもよく一週間ほどで入院できたのです。これは裏返せば、生きて退院する高齢者はほとんどなく、死亡して退院があたりまえでした。しかも入院して間もなく退院できた、または退院させられていたのです。これが待たなくて入院できるからくりだったのです。

［……］知り合いで介護ができないと父親を泣く泣く入院させたので見てほしいと、面会というこ

とで病院のなかを見る機会がありました。広いフロアーにぎっしりとベッドが置かれ、ほとんどの高齢者はベッドに寝たまま――そのほとんどが「寝かされ老人」――、ベッドの上で食べ、排泄し、そこで亡くなっていたのです。

このような病院とは呼べそうにない病院でも社会的需要がきわめて高く、京都府も京都市も、認知症への取り組みが全くないなかで双岡病院の行為を黙認していたのです。身近な話をすれば、府の職員の親が認知症になると双岡病院に入れざるを得ないという状況であったのです。[……]その弱みを知っていた病院は、「社会的悪」と開き直って強かったのです。

京都に戻り専門的な高齢者医療、とくに認知症医療を取り組もうとしていた私がこれを黙認するわけにはいきませんでした。この思いが京都府を辞めて堀川病院に移る頃、「呆け老人をかかえる家族の会」[……]を立ち上げるきっかけの一つでした。[……]

現在の双岡病院ですが、認知症の人と家族の社会的環境は、とくに二〇〇〇年の介護保険制度の導入によって各段に改善されました。とはいえ[……]/十全会グループは現在[……]」(三宅[2012])

問題はそれなりに大きくとりあげられた。告発を始め続けた人たちだけでなく、大臣も議員も怒ってはいる。その批判・告発はどうなったか。どこも問題にしたのに、たいして改善・解消されることはなかった。そこから何が言えるだろうか。同時期に同じ地域に存在してきた白峰診療所・堀川病院の試みがあった。本書刊行と同じ年、早川に聞いた本(早川・立岩・西沢[2015])が刊行された。そこでの早川一光らの健闘は讃えられようが、ただ讃えればよいということではない。おおいに繁盛した悪徳病院と、先駆的だったが経営はなかなか大変だった病院と、双方を見た時に何が言えるか。その本でもそのことを考えてみたのだが(立岩[2015b])、本書でもやはり考えていく。

事件（の告発）がどのように推移したのかをごく簡単に。一つ、傷害・致死についての告発がなされ（七〇年一二月）、刑事の方は不起訴となり（七二年一二月）裁判にも至らず、逆にその告発を不当として病院側が起こした民事裁判では一審では病院側の勝訴となった（七七年七月）。高裁（八〇年九月）・最高裁（八三年一〇月）でそれが覆り確定するまでに告発から一三年を要した。

国会では、日本精神神経学会の報告が出たこともあって七〇年代半ばに一度、その後八〇年前後、七九年から八二年頃、株買い占め等を巡る報道、また以前紹介した八〇年二月のＮＨＫの番組、また高裁判決も受けて、様々がかなり頻回に問題にされた。議事録の関連する部分はＨＰにすべて掲載していた（資料全部で本一冊分、約三〇万字ほどある）。関連会社も含めた株や土地の取得のこと、入院者の定員超過、医療者他の人員不足、高い死亡率、拘束、保険点数をかせぐための不要（で加害的）な行ないの数々が取り上げられる。民間病院に多くを依存し、国公立病院が少ないことにも言及される。調査や勧告を行なったことが報告される。

こうして裁判、議会、行政の対応がなされる。大臣や官僚は（京都府行政を介して）介入している。調査をし（させ）、勧告がなされた。病院の側の一定の改善がなされたとされる。ただ同時に、病院側が反省しているようではまったくないこと、病院の実態がさほど変わらないことも言われる。勧告を受けて理事長とその家族・親族は退任したが法人は存続し、例えばその退任の約二〇年後、九七年一二月にも総額二〇億円の所得隠しを指摘されるといったことが起こっている。理事長その他がどのような人生を送ったのか知らないが、一代でなした財は消滅したわけではないらしい。

八〇年の前後、現行法によっては対応が難しいことが再三政府側から言われる。膠着のもとで、理事他の構成も含め、組織についての規定と監視の強化が主張され、そのための医療法改定の必要が提起され、当時の厚生大臣もその要求を受け入れている。そして八五年の第一次医療法改定につなげられる。

そしてそれは、医療費の高騰という認識のもとでその抑制を目指す動きにも組み合わさった。そうしたことでことが収まるのか、またよいのかである。

次に、精神病院についても既にこの頃日本の病床数の多さは質問・答弁でも言われ、退院促進、「地域（移行）」は言われている。その後さらにその言説は一般化した。では大きく進んだかというと、さほど変わったわけではない。

4　引き受けるしかないと言われること

こうした流れを受けて基本的に言えると思うことは、まとめれば幾つかの単純なことである。各々もっともなことが言われてきた数十年を見ていくのだが、その間ずっとあって変わらなさを支えてきたものがまた変わらず、今も言われている。日精協の山崎は、引用した（六七頁）二〇一三年の「正念場」という文章の「頼もしい限りである」の続きを、次のように続けている。

精神科医療は、いまさら繰り返すまでもなく、長年にわたる国の低医療費隔離収容政策の方便に使われ、社会的弱者を支えているにもかかわらず日の目をみることがなかった。それゆえ、国際的に非難されている三六万床の精神科病床を抱え、三〇〇日を超える平均在院日数の現状に甘んじる結果となっている。

二〇一二年、日本精神科病院協会は「我々の描く精神医療の将来ビジョン」を提案し、精神科医療提供者自身の意識改革・挑戦を会員に呼びかけ、大胆に精神科医療改革を推し進めようとしている。まさに、「賽は投げられた」状態である。

国が真摯に改革を行う覚悟があるならば、精神科病床の機能分化に対して大規模な予算付けをし、既存の精神科病床の機能分化と地域移行施設整備を行わなければならない（山崎［2013］）。

つながりのある政治家を臆面もなく列挙するのは皆がすることではないだろうが、この種の文章はいつも右のようなものであってきた。現状はよろしくないとした上で、それは政府が金を出さないからだと言い、だから増やすべきだと言うのである。「地域移行」が進まないのもそのためだと言う。

そしてそれはいくらかは当たっている。世界の趨勢には反対しないが、それは政治・社会のために困難になっている、その間、仕方なく精神病院ががんばらねばならない。現況において、受け入れないのは、あるいは放り出すのは忍びない。こう言うのである。それを言い続けてきた。後で（元）十全会の理事長・赤木孝が三五年前に、井上光晴を前に、同じことを言うのを見ることになる。そして、革新・造反の側も同様であったりすることがしばしばである。

他方、それは単純に間違ってもいる。つまり、病院でない方に金をまわせばよいということだ。であるのに、この文章の終わり方は、さきほどから問題にしている「精神科病床の機能分化」、そして「地域移行施設整備」である。移行に関わる仕事を、あるいは移行「後」としての居住の場の提供も、金を出してくれれば、自分たちがやると言い、やらせてほしいと言っているのである。だが、同じ金を使うにしても、もっとましなところ、やり方は、多々ある。それに尽きると言えば尽きる。

ただそれだけかということだ。それが、さきに二つあると述べたことの二つめ、貧弱なまた乱暴なものであっても人々が受け入れてしまうということだ。それはたしかに――「現場」に自分が実際に関わり知っているかどうか疑わしいのだが――現場を知るという経営者たちが言うように、「きれいごと」ですまない部分ではある。ただそれに居直る、あるいは引き下がることはない。何を言えるか。まず、認知症には高い確率で自分もなる。誰でも複数、関係者にいる。そうひどい扱いはされたくない。それを阻んでいるのがこうした組織であり、そうした組織が（得た利益の中から）使う金であり、力であると言えば言える。その程度のことは言えるだろう。ではそれですむかである。そしてまず、どこがどうなっているかである。

例えばこのことは、医療と福祉という二つの関係として語られたり、駆け引きされてきた。『唯の生』（立岩［2009］）でいくらか記したことだが、「老人病院」は精神病院と同じ動因で増えていったのだが、もっともなことに「過剰医療」――それが増加の要因だった――他を批判され、「医療から福祉へ」という主張がなされた。ただ一つ、ここもきちんとした研究はあまり見当たらないのだが、そう単純にことは運ばなかった。そして、とくに介護保健導入の前辺りから、さきの日精協会長のところもそのようだが、医療法人が別建てで社会福祉法人を作っていったりした。

そして同時に、やはり『唯の生』に書いたが、この標語は「終末期医療」の差し控えの方にも流れていったし、なっている。私たちは結局人を棄ててしまうというのは間違ってはいないが、その前に、同時に、実際どんな正しいことが言われ、実際何が起こってきたか、いるかは見ておく必要がある。

関連してもう一つ加えておく。さきほどの日精協会長は、そんな題の本がかつてあったことを人々が聊か恥ずかしく思い出すことのある本と同じ題名の文章で、日本が一番だと言い、それはさきにあげたような組織他によって、当然にも批判された。ただ、私は「先進諸国」でどうなっているのかわからないので、それらがどの程度まともであるかについて、保留する。ただ単純に日本が特異に「遅れている」ことを指摘すればすむ話だと思っていないことは言っておく。『唯の生』では、「「寝たきり」の人がいない国（々）」について、一方ではたしかに立ったり座ったりして暮らすことに熱心でありつつ、終末期が早めに設定されているようだという文言をいくつか拾った。そしてそれはたんなる風聞の類ではないようだった。精神医療や認知症の人たちについてはどこではどうなっているのか。本書では精神障害であったり認知症に気づいたりした人が死ぬのを助ける動きがあることを紹介する。

単純には、いるものはいるし、いらないものはいらないと言いたいだけだ。ただ、そう言ってすませるためにも、見ておくべきは見ておく必要がある。

5　基本的に何が言えるか

これから過去を振り返り、改善があまりうまくいかなかったわけを考えていくことで、当座の実現可能性はともかく、基本的にどのようにするべきかが出てくる。その各々については、十全会事件の問題化のされ方と対照させながら第2章3節で、加えて第3章2節で、ふたたび以下の論点をより詳しく説明する。ここではまず列挙する。

第一に、何が問題とされるか、また目指されるべきか。はっきりしているのは、病院で起こっていることを刑法的な「加害」という水準で問題にするのでは、すくなくともそれだけではだめだということである。まず一つ、行ない・扱いについて。確認されるべきは、特別な法律など作らなくても、収容し拘束するのは、それで怪我をさせようとさせまいと、あるいはときには怪我をさせないためであっても、原則的には、間違っているという単純なことだ。

そして一つ、いま（まで）よりよい暮らしができるのがよい。病院よりはよい場所がほとんどの場合にあるから、入院者はもちろんもっと減るべきだが、それ自体が目的ではない。出入りが簡単なら――その時点でこの国の病院とはまったく違ったものになるのだが――そこにいることもあってよいし、そのようにいられる場所としてその場所をまともにしていくべきだとなる。

第二に、いま述べたことから、どこがまた誰がすべきかについて。責任と義務を負うのは提供する側であり、その責任と義務を課す責任と義務を負うのは、供給者の行ないに資源を提供しその仕組みを作り、政治権力＝強制力を有している側である。ここから挙証についても逆の見方で見るべきことが言えである。つまり、例外的に強制他が正当化される場合、それを正当化し、それに関わる事実を挙証すべきは、それを行なう側である。私はそれが、過去についてもやってやれなくはなかったことだと考えるが、その過去から今までできなかったのだから、今すべきことまったく当然の、言うまでもないことなのに、そのように議論の場が成立していなかったことを、私たちは本書で確認することになる。

そしてその仕組みを利用者に保障できていないこと自体が問題であり、それを実質的に可能にすることが、社会の側がすべきことになる。それは主張としてありうるとしても、実際問題としてどのように対応すべきかと問われるかもしれない。しかし、過去からも種々の法はあり、憲法はあり、そこに例えば居住についての権利（を政府は護るべきことについて）の規定は存する。さらに障害者権利条約[★05]といったものもある。障害者という括り方がどのような役割をこの社会において果たしているかについては第4章一八六頁に述べるように私は考えているが、それでも使えるものは使えばよい。

第三に、誰が問題にし、仕組みを定め変えることに関わるかについて。

一つに、「現場」に対する、ここでは本人以外の、介入について。例えば一九八五年の改定医療法に規定されたような（→九二頁）政府による監督（だけ）ではだめであり、足りないということである。政府も立ち入るべきだがそれでは足りない。立ち入りたいという人、とくに立ち入ってほしいという人（たち）の主張を受け止める側の立ち入りや質問・申し立てを認めることであり、病院他の施設はそれに応じなければならないことにする。そしてその人たちは中立的である必要はない。むしろ、一人ひとりが構造的に不利な立場に置かれている以上は、はっきりとその一人ひとりの人を支持し、そのためにその人々の置かれる場を問題にする人（たち）がいてよい――「裁定」は裁判などまた別の場でなされる。介入は常に無条件にということにするか、不正の疑いがある場合とするか、分かれるかもしれない。しかし疑いは実際に調べないとわからないのだから、両者はそうは違わない。この国でも民間による調査がなされきたし、私もそれを紹介したことがある（↓三〇二頁）。強制的でない調査であってもそれを拒絶すること自体が社会的に否定的に評価されるなら、応じざるをえないか淘汰されていくという見方にも一理はあるが、常にそううまくことは運ばない。自発的な介入が強制力によって保障されている必要はある。すると（こんな時にだけ、患者の）「プライバシー」が持ち出されるが、もちろんそれを――既にそこにいる職員他よりは――尊重しながらの対応は可能である。

一つに、政策全体の構築・点検・改善の場面。本人の参画は当然のこととされつつあるが、誰がその本人（たち）を代表するのかというくらか厄介な問題は残ることは言っておく。ここでむしろ確認しておくべきは、業界の代表者たち（の影響力）を基本的に排するべきであるということだ。これはその人たちが良い人であるか悪い人であるかと関係がない。このように言う理由・事情の一部は、この後記す第四点、第五点にも関わっている。

以上が基本になる。繰り返す。一つ、何が目指されるか。「普通」が保たれ作られるべきであり、そうでない場合、それでも仕方がないとされる場合、それを正当化せねばならないのは、その例外を作り維持している側である。一つ、誰がその状態を実現すべきか。それが医療の供給に関わるのであれば、まずそれはその供給者であり、そしてそれを実現するための資源を提供し規則を作り実際に遵守させるに際して政治権力の行使が求められる。一つ、現場と政策に介在するべき／すべきでない人たちについて。現場への介入は基本的には誰にでも、そしてとくにその利用者の側に立つ人々に認められるべきであり、その自由は強制力によって担保されるべきである。同時に、供給・経営側の決定力の独占は許容されない。そして政策立案・決定に際して供給者側の影響力は基本的に排されるべきである。たんに当たり前のことに思える。そしてもちろん多くの人はこうした当然のことを思っていたはずである。ただ今もこうした平面で一般に議論はなされていない。このことを以下確認していく。

その上で、また以上を述べた理由でもあるのだが、より具体的に、さきの三つに、二つを加える。

一つ、第四点、どのように供給と金の流れを制御するか。

八五年の改定医療法で政府はより強い監視の権限を有することになった（九四頁）。しかしこの方法では毎日の普通の不当性・不具合を捉えることは難しい。格別に悪辣なことをしているのでなければ問題とされにくい。もう一つ、支払いの方法の変更が検討された。（事実上の）定額払いはすこし、自己負担は簡単に導入された。しかしこれらはいずれも、基本的に供給側にある利益を確保しようとする傾向を利用者側に負荷をかける方法で抑止しようとするもので、支持できない。まず問題は過剰というより加害であることを確認すべきである——ただ医療行為は一般に侵襲行為であるから、過剰な行ないの多くは加害的である。それを除去・軽減することが第一義である。一つに直接的に経営に利害のない人たちが経営に関与することが望ましい。これはなかなかに難しいことではある。現在の審査体制をより独立したものにするとともに、人々が個々の行ないについて知り是正を求めることを拒めないようにすることである。公開を求められることがあるのは、非営利組織であればこそ利益は個人に渡るのだから、個人、少なくとも経営側の個人に渡る部分も含まれる。これらは正当な要求だが、同業者組織によっては賛同を得られない。だからその政治的影響力がこうした場面で行使されてはならない。

もう一つ、第五点、「地域」「地域移行」について、そこでの「支援」や「混乱」について。これらについては主に第3章4節・第4章3節で検討する。移行先の場がないと言われる。たしかに場を作る困難はあるし、その困難には取り除かれるべき部分がある。しかし、場を作ることによって実現されるものだと考える必要は（あまり）ないとあえて言うことにする。特別な場所でなく、今おびただしくあってしまう病院という場所を含め、自由化したうえで使えばよい。

そして、「支援」する人について、いささか複雑な事情もある——それを第3章で説明する——のだが、とくに医療職でない人について、実は宣伝されているほど使える人手はまったく使われておらず、費用もかけられていないことを示す。それを変化させる必要がある。ここでも同業者組織が利を確保しようとする動きはそれを妨げるから、そうした力が作用するところと別の場でものごとが決められるべきだとは言えようが、さらに、どのように税金を使った社会サービスを行なうかについてこれまでと違った構えで対することが求められることを説明する。

基本的に「ケア」と「相談支援」などと分けられている垣根をとることである。「世話」と言ってもよいし「支援」と言ってもなんと言ってもよいが、その仕事は不定形な仕事でよいのであり、そうした仕事をすればよい。きちんと計算できるものにしか金を出さないというやり方をやめるべきことを言う。こうして一つに、「社会サービス」として提供されるものがある。その範囲を緩めにとった方がよいことを述べた。いずれにせよ金はいる。まず金を本人に移し替えればよい、その上でまた同時に、増やすのがよいことを言う。ただ社会サービスを今よりまともな姿のものにしても、それだけで対応しにくい部分は必ず残る。考えていくと、所得保障、加えれば労働政策で対処する割合を大きくした方がよいことが言える。

そしてものごとはいつも円滑に運んだりはしない。摩擦が生じ対立が起こる。今述べた仕組みのもとでどのようにして対立や衝突に対するか。とくにたんなる手段の提供としてのサービスとその範囲を超える支援とは区別されず区別しなくてよいとする私たちの立場からは、対立や衝突をどう扱うかはとても重要なことになる。第4章の終わりにそのことについて考えたことを述べ、本書の本論の部分（第I

部）を終わらせる。

私はこうして「仕組み」について考えることがとても大切なことだと考えている。それはとても大きな影響を与えるものであるのに、そのときどきの力学や事情が働いて妙なもの、効果的でないものが作られてしまう。なにか特別に効果のある（とされる）療法や特別にうまくいっている事例は取り上げられるが（そしてたいがいやがて廃れていく）が、制度について理屈をこねるのは好まれない。好まれないのはわかるが、よいことではないと思う。本書では具体的な制度・規則に至るまでの議論はできない。[★06]ただ、基本的なことは、一つひとつはみな言われたことのないことではないが、これまであってきたことを辿ってみるなら確実に言えると思うから、言う。

そして私は、歴史のごく一部を断片的に記すにすぎない。ようやく後藤基行や安藤道人らによって制度的歴史的な研究が始まってもいるから、今後は研究が進むだろうと思う。私は一次資料にあたったりすることはできないが、それでもどこからでも積み上げていくことは大切だと思うから、幾らかのことを本書で行なう。[★07]また、「本人」たちの行動・発言も、前書に続き、第2章2節1（五九頁）ですこし紹介し、また補章3で幾つか本を紹介する以外、記すことはない――ただ前書でも吉田おさみは紹介した、その後吉田について樋澤［2014］。これは別の人たちの、また別の人たちとの仕事になる。[★08]そして、やはり本書でなされず、ただその必要性は理解されるだろうこととして、各種団体、業界団体が何を言い何をなし、何を言わず何を行なってこなかったかについて、距離をとった研究もまた必要だ。[★09]

こうして本書は、種々の意味で半端なのではあるが、それでも、すくなくとも知っておいてよいことがあると思うから、ある。[★10]歴史のごく一部を見て、そしてそこから言えるごく基本的なところは言ってみようとする。

★ 註

★01　本書執筆時に約六万字。別途掲載している『精神医療』【74】（第四次）七七号（二〇一五、第4章註20・二一〇頁）目次、長谷川利夫［2014a］［2014b］等にリンク。他の頁も含め、随時増補していく。

★02　一九五四〜。ＮＨＫに一九七七年入局、二〇〇一年の『ＥＴＶ２００１』の「戦争をどう裁くか」も担当、その番組改変について東京高裁で証言、以後番組製作から遠くなり（この事件について永田［2010］、arsvi.com→「ＮＨＫ番組改変問題」）、二〇〇九年に早期辞職、現在は武蔵大学の教員をしている。そして文中の『ルポルタージュにっぽん』で十全会が取り上げられた時、永田はＮＨＫ京都放送局にいる。この番組に協力した「前進友の会」【119】の関係者の文章等とともに、後で紹介する。

★03　二〇一〇年から会長、一二年に再選、生年は現在のところ不詳、一九六六年日本大学医学部卒、医療法人山崎会サンピエール病院理事長・院長。

★04　この文章に対して大野萌子【356】、山本眞理【110】――『現代思想』二〇一四年五月号（特集：精神医療のリアル）にインタビュー（大野［2014］、山本［2014］）が掲載された→本にする（註08）――らが属する「全国「精神病」者集団」【118】、「東京都地域精神医療業務研究会」（東京地業研）【72】が抗議文・質問状を発表・送付している（全国「精神病」集団［2012］、東京都地域精神医療業務研究会［2012］）。巻頭言も抗議文もネットで全文を読めるので内容の紹介は略す。

★05　障害者権利条約について長瀬・川島編［2004］、東監修・ＤＰＩ日本会議編［2007］、長瀬・東・川島［2008］、等。もちろん使えるものはなんでも使えればよい、ということはある。ただ、それぞれがどれほどのものかを考えておく必要もある。

★06　法律家による包括的な著作に『精神障害法』（池原毅和［2011］）。障害者差別解消法については『概説 障害者差別解消法』（障害者差別解消法解説編集委員会編［2014］）等。

以下は東大精神科の所謂赤レンガ病棟を「占拠」した側にいた富田三樹夫【107】の著書からだが、他については賛同できるけれども一部に賛否以前に意味のわからない文章を含む書きものもある。「第六に、障害者権利条約での法的能力問題の検討である。有力な当事者団体は、精神障害者の法的能力の共有の原理から非自発的入院の不当性を主張している。それは、近代社会の法的骨格を転換する思想性を持っている。しかし、そこに、社会的公平さを損なう新自由主義的原理主義が潜んでいると私には感受される。法的能力の享受が現実のものとなれば、ポリスパワーによる拘禁が一挙に拡大することにならないだろうか。それでよしとするなら、刑務所は巨大なコミュニティーとなることを覚悟しなければならない。かつての反精神医学の一つの潮流の再来であり、アメリカでの現実の一端である。それは、パターナリズムによる収容主義の反動から、ポリスパワーによる無効な収容へと向かうことになるだろう」（富田［2011：39-40］）。

こうした書籍・文献の紹介・検討は別途行なう。

★07 「歴史もの」の著作は、歴史研究者のものでやはり前著であげなかったものとして、『治療の場所と精神医療史』（橋本編［2010］）、『精神病者と私宅監置──近代日本精神医療史の基礎的研究』（橋本［2011］）があるが、他に、変わらず、医師による、古い時期を、それほど詳しくなく描くといったものが多い。前著にあげなかったものとして、『日本の精神医療史──明治から昭和初期まで』（金川［2012］）、『近代精神医学史研究──東京大学・合衆国・外地の精神医学』（風祭［2012］、著者【65】は元松沢病院院長）には「東大精神科では病棟の不法占拠のために研究室が使用出来なくなり、精神薬理学の基礎・臨床研究はほとんど行われなくなった」（風祭［2012：69］）といった記述（だけ）がある。両者に朝鮮半島・中国での終戦前までの記述がすこし含まれる。『近代日本の精神医学と法──監禁する医療の歴史と未来』（井上［2010］）はごく短いがもっと近い時期まで書かれてはいる。実際に松沢病院他の現場にもおり精神医療の歴史を長く研究し、一九六〇年代前半までの歴史の本は書いているが、その後については──出すとすればこの人なのだが──まだ出していない。岡田靖雄【92】の講演を冊子化したものとして岡田［2005］。造反の側にいた人の新刊として松本雅彦【97】の『日本の精神医学この五〇年』（松本雅彦［2015］、執筆時未見）。

他方、近年の成果として、後藤［2012a］［2012b］、後藤・安藤［2013］［2015］、安藤・後藤［2014］があり、その論文のためにも作成され始めているデータベースとして安藤・後藤［2014］がある。（よく言われる私的監置とともに）戦前から公的監置があり収容策が進められてきたこと、生活保護（の医療扶助）による入院が、多くは同意入院（本人による同意でなく家族の同意による）の手続きを経て、大きな割合を占めていたことが実証的に明らかにされつつある。

日本におけるより全般的な病院化の経緯と脱病院化の展望については猪飼［2010］。経時的で数的な情報を用いた分析の意義を示している。その上で、事態の評価に際しての基準・根拠をどこに置くのかをさらに詰めていく必要があるように思える。また、その書では精神病院はなおすための施設としての病院でない病院として例外的に扱われているのだが、そして精神病院がそうした施設であってきたこと自体は事実だが、では精神疾患・障害でない部分についてはなおすための施設であったと言えるのかという問題も残るように思う。

★08　ただ前書でも吉田おさみのことは紹介した【298】――その後吉田について樋澤［2014］。私たちとしては、註04でも紹介した大野萌子（二〇二三年八月没）と山本眞理へのインタビュー（前者は二〇一一年一〇月一日に偶然の機会を得て、後者は同年同月九日に予め予定された公開インタビューとして行なわれ、それが二〇一四年の『現代思想』に掲載された）他をまとめた本を二〇一六年に刊行する。「本人本」、そして本人たちの本、その集まり、組織の本――友の会編［1981］はその初期のものだ――のリストはＨＰ上に作成・掲載しつつあり（→「精神障害・精神医療……」→「本人の本」）、それもその本に組み込む予定。大学院生やその修了者による聞き取り調査記録として桐原・白田・長谷川編［2013］［2014］。

★09　所謂医療観察法と日本精神保健福祉士協会との関わりについて樋澤［2008］［2011］。日本精神科看護師協会の様々への関わり（の少なさ）について阿部［2015］。

★10　前書を書くにあたって、そこには記すことを忘れたのだが、次のようなこともあった。

「例えば、関東圏の大学に籍を置く大学院生で精神医療のことを調べようという人と、数年前にすこし話をしたことがある。その人は、『精神の管理社会をどう超えるか?』（杉村他編訳［2000］）を読んで、ガタリやフランスの精神病院のこと――でその本に書いてあること――を知っていたりするのだが、この国に起こってきたここ数十年のことは――その本の中にも三脇［2000］が収録されているのだが――まったくごくおおまかにも、知らないのだった。そんなにすばらしいことがその時期にあったとは思わない。それでも、なにも知らないのはあまりよくないことだと思った。そのように思うことがよくある」（立岩［2008a］）。

そこに付した註は以下。「それにもそれなりのわけはあると思う。例えば自分たちの言ってきたことややってきたことに自信がもてなくなったり、あるいは今の自分たちにとって都合が悪くなってしまったら、語らないことにする。そしてそのことと［……］別の時代のことを語ること、別の社会のことを語ることとは結びついている。つまり、自分たちのことを語るのは様々にためらわれるのだが、しかしその自分たちの社会に対する不満であるとか怨念であるとかは絶えているわけではなく、そこで、他所について語ることになるのである」。

前書の書評の一つに三脇［2014］。なお、立岩［2008a］は『みすず』連載の第三回でその大部分は『自閉症連続体の時代』（立岩［2014b］）のもとになったが、この部分はその本には収録されていない。

第2章　京都十全会——告発されたが延命したことから言う

1 発端

1 京都十全会

京都十全会にあった／あることは、あまりに露骨であるために、その病院のことを記すのはかえって不適切であるかもしれない。直接的な暴力の行使においては他に比べてまだ記憶されているだろう宇都宮病院（事件、発覚したのは一九八四年）があって、比べればということはあるにせよ――しかし、比べてなんになろうか――そこでなされたことはあらゆることだった。★01

大量の薬物投与、長期間の拘束、傷害、致死。入院者に対する強制労働、退院者に対する低賃金労働。定員を上回る収容、規定の定員を下回る職員、無資格診療。これを通しての増床。それらすべてによる利益の拡大。関連会社を使った多額の収益の獲得、当初は医療法人による、後にそれを止められると関連会社を介した株式大量購入、土地の取得・土地転がし、等々。ただここでは起こった出来事の詳細を記すことは、そこでなされたことがあまりに多いので、しない（国会議事録を含め、三〇万字程、本書と同じぐらいの文字量のある情報をHP「十全会闘争」の頁に掲載している）。

たしかにここまでのことを徹底的にしたところはそうはない。すると宇都宮病院事件の時にもそうだったように、自分たちのところは「よりまし」であることが、むしろ現状を正当化するかのように言われうる。他の病院や医療者たちがあそこよりはまだよいと居直りそうである。それで紹介にためらわれるものがある。だが、むろん私（たち）はそのような言い訳や開き直りを聞きたいわけではない。

一つにそれは、典型的なそして時代を先取りした仕組みによって膨張していった。（病院は三つだったがそれを合わせれば）その病床数は三〇〇〇に達し、少なくとも一時期日本で一番大きな施設だった。

その多くが老人病棟とされていったから全部が精神病院の病床数には計算されなかったにせよ、京都府全体の病床数の三分の一を占めたという。そして後で朝日俊弘による報告から引用するが（補章2註07・二八八頁）、他府県からも入院者を受け入れた。すると、地域による病床数の分散の具合について、各地における――例えば産業の衰退や人口流出といったことに関わる――需要の差というより、そうした「起業家」がたまたまいるいないによってかなり大きな偏差を生じさせることがあったのではないかとも思える。供給側の動因がより強く働いてきたのではないかということである。

ただその病院の「成功」は同時に、需要を捉え、取り込んだということでもあった。（ほとんどの場合には本人ではない）需要する側、需要に対応せねばならないとされる側、例えば行政の担当者にとって、その存在意義は否定しがたいものになった。そしてその病院の「客層」の取り込み方を見ると、昨今の動向とされるもの――高齢者の取り込み――が約五〇年前からは始まっていたことを示している。

次にそれに対して何がなされたかである。この病院に対する抗議は精神科の領域における組織だった対外的な運動としては最も早くに始まっている。そして政治もまったく無視しようとしたわけではない。メディアも相当に頻繁に大々的に報じた。大臣も憤っている。しかし解決しないまま、すくなくとも二〇年以上が経過した。理事長他が退陣してから二〇年近くたっている九七年においても二〇億円の所得隠しを指摘されるといった具合だから、創設以来なら五〇年はそんな調子でやってきたということである。それはどういうことだったのか。おおざっぱに供給側と需要側の要因があったと繰り返してすませるのではなく、そこにあった社会運動や政治の動きも含めてもう少し細かに見ていく必要があるだろう。

以下ことの次第をまず簡単に記しておく。

2　告発の開始

理事長（後に促されて辞任）の赤木孝（一九二三〜）は岡山医専卒。[★02] 妻の父が結核療養所を経営しており、赤木はそれを手伝っていたが、倒産。京都に移り住み、閉鎖された米軍のダンスホールを買い取って小さな結核専門病院を開設したのがその始まりだという。これが四七年開設の東山高原サナトリウム。双岡（ならびがおか）病院が五五年に精神病院として、そして六五年には老人病棟を置いたピネル病院が開設される。この病院を経営する医療法人十全会（グループ、十全会精神科京都双岡病院と、他の二つをもつ医療法人十全会）は八〇年当時には日本で最大の医療法人となった（高杉廸忠［1983:161-162］、開設年は文献によって違っている、ここでは高杉廸忠に従う）。

その批判・問題化は六七年に始まる。ハンセン病、結核療養者たちの運動が組織だった動きとしてまずあったことを述べたが（立岩［2014-（2）］）、ここでの告発もそれに連続している。つまり最初に告発したのは「京都府患者同盟」であり、今もなくなってはいないらしい（元）結核療養者の団体である。「患者を掃除、給食、おむつ交換、院長宅の雑役などに使っていることにたいし、抗議活動を展開した」（榎本［1975:32］）。

この動きは、『造反有理』に記した精神医療に関わる大学・学会での動きの始まり（六九年あるいは六八年）に先立っている。この時点で東山サナトリウムには結核療養者がいて、患者同盟の副会長はそこに入院していた（『東山高原サナトリウムの実態』というパンフレットが出されたという↓未見）。

そしてその京都府患者同盟は「日本患者同盟」の系列の組織のはずである（その組織が自らの歴史を記したものとして日本患者同盟四〇年史編集委員会編［1991］）。そしてこの日患同盟において、レッドパージなども影響していろいろと方向をめぐっての争いがあったことが青木純一［2011］に記されているが、基本的に政党としては共産党の影響が強い組織であってきた。この京都でのできごとがどれほどそうしたものに関わっていたかはわからない。すくなくとも議会では、後にすこし見るように社会党・共産党の議員が質問するなどしている。

そして六九年「一一月、京都の障害者や福祉関係者の組織している社会福祉問題研究会（略称・社問研）に、ピネル病院の退職者から恐るべき医療の実態が伝えられ、きびすを接して、家族や患者の訴えも持ちこまれてきた」（榎本［1975:32］）という。この年、双岡病院での違法な拘束、極量の薬剤投与で患者死亡も伝えられる。

この「社会福祉問題研究会」がどんな組織であったかはわからない。ただ、それは次に記す「あけぼの会」とすくなくとも一時期ともに行動しており、そこで活動したらしい榎本貴志雄の報告（榎本［1975］）は『精神医療』【74】誌に掲載されている。この時点で「造反」に関わった人たちの関わりが始まっていることがわかる。まず六九年一二月、日本精神神経学会理事会が「精神病院に多発する不祥事件に関連し全会員に訴える」（日本精神神経学会理事会［1969］）を発表する。ここで届けられた文書は右の社会福祉問題研究会に届けられたもの同じか同じようなものであったはずだ。この（さきに二〇一四年に亡くなったと記した台（臺）弘【91】理事長他をすげかえた上でなされた）理事会の声明は『ルポ精神病棟』として刊行されることになる大熊一夫の取材（新聞連載は七一年から）にも関わる。その後の困難はこれから記すにしても、この声明はそれなりの意味を有したものだった。理事会声明は、大阪府の安田病院、栗岡病院、府立中宮病院、神奈川県の相模湖病院、東京都の北野台病院、小林病院、埼玉県の南埼病院、高知県の近藤病院での事件を列挙した後、次のように続けられる。

このように列挙すれば、類似の事故ないし事件は、いまなお全国各地で発生しつつあるのではないかとの危惧を抱かせるのに十分である。事実、理事会がこの問題を取り上げたあと、京都・ピネル病院退職者の会から、同病院の営利主義による患者への著しい人権侵害の事実を訴えた文書が届き、また一一月二〇日、徳島県阿南市藤井精神病院の深夜の火災による多数の死傷者を出した痛ましい事故で、病院管理の手落ちが追及されるという事件も発生している。

そして翌一九七〇年、双岡病院で違法な拘束・極量の薬剤投与で患者が死亡する。また看護職員の水増しが問題にされる。五月「精神障害者家族あけぼの会」が結成され、社問研とともに十全会の問題を府会に訴えた。

『造反有理』では前記した六九年の日本精神学会金沢大会【84】他に深く関わった小澤勲【95】が「「ピネル病院退職者会」によって出されているパンフレットから引用している箇所を（拙著ではもっと長く）引いた（【282】、それは七二年の精神神経学会のシンポジウムで報告され雑誌に掲載され著書に収録された）。「ピネル病院で行なわれている「作業療法」は決して「療法」などの名に価するものではなく、「無給労働」でしかない。……『看護学級』なる名のもとにオムツ交換、洗濯洗面介助、与薬介助、食事介助、病室清掃、ベッド清掃、患者の身のまわりの整理等、朝九時‐夕五時まで追いまくられる」（小澤［1972→1974:93-94］）。

その小澤の京都大学での指導教員であったという高木隆郎【91】（八三年まで京都大学、その後に開業、専門は児童精神医学、関連の訳書等多数、編書に高木編［2009］）も「あけぼの会」の代表として関わっている。そしてこの病院のことは「京大評議会」【112】においても大きな課題ではあった。まず同時期京都大学でそうした動きに関与した中山宏太郎【93】（↓補章3註05・二八八頁）がピネル病院に務めていた医師として高杉晋悟や大熊一夫の文章に登場し、その仕掛けを語っている。

京大精神科助手、中山宏太郎氏は、つぎのように語る。

「東山、双岡、ピネルで一、六〇〇ベッドはありますが、そこから年間粗収入として一五億円はあげとるでしょう。最初昭和二六年に東山サナトリウムが結核病棟として生まれ、昭和三〇年ごろの精神医療ブームの中で双岡に精神病棟ができ、昭和三八年ごろ、ピネルができ、そのころには三病棟とも老人病棟ができた。[……]結核－精神病－老人と新しいマーケットを見つけ出していく[……]。とくにもうけの大きいのは薬でしょう。それもナンバーリング処方と、関西薬品という十全会のトンネル会社（薬卸問屋）の二つがもうけの秘密でしょうか」

[……]K京都府患者同盟副会長[……]が「東山高原サナトリウムの実態」というパンフレットを出したが、その中で次のように記している。／「院内処方（ナンバーリング処方）とは、これまで（昭和四四年一二月まで）医師がそれぞれの診断にもとづいて患者に必要な薬を投与していたものが、一定の薬を組合わせて番号をうち（ナンバーリング）、病名によって投薬する約束処方のシステムに変えられてしまった。一二月以降、院内処方による投薬が始められてから、急激に薬や注射がふえた。別に病状に変化はないと思うのに、である（高杉[1971→1972:134-135]）。

「医師と製薬会社の腐れ縁の中から生れたくすりを使って、医療機関が儲ける手法の一例として――四十五年の暮れ、地元の精神障害者家族会から「患者を死ぬほど虐待した」と告発された京都の医療法人十全会。まともに経営したら大赤字といわれる精神科を中心に、高度成長をとげた〝医療コンビナート〟である。かつて同会に勤めていた中山宏太郎京大精神科助手の語るそのカラクリ。

「系列下の三病院に徹底的に経営を競争させる。トンネル会社をつくって製薬会社からくすりを買いたたき、三病院に卸す。くすりをいろいろ抱合わせたメニューができていて、くすりに病人の方を合わせる。あるとき酸素テントを十基ほど買込んだら〝重病人〟が急にふえた。医師の給与は、募集広告だと「部長年収手取り五~七百万円」。このカネで、経営方針に服従させるのです」。

この十全会傘下、双岡病院の院長は、府下の精神科医でただ一人の社会保険支払基金審査委員をやっていたが、家族会などの追及で四十五年暮れにやめている(大熊[1973:139-140])。

・行政は動かなかったこと・司法は時間がかかったこと

「改革」の最初から大きな問題とされ、そしてその一派に限らず具体的な問題の所在は認識されている。けれどもそう事態は動かない。後でその事情を追える限りにおいて追っていくが、その前にまず地方行政が動かなかったこと、この時期司法のほうへの訴えがなされた(が有効に作用したと言えなかったこと)は記しておく。

この時期に京都府は蜷川革新府政だったのだが、その知事以下は積極的ではなかったという。ただそれはまずは、この時期に他ではよくあった社会党そしてとくに共産党・対・「新左翼」の対立という構図のものではない。両党の議員は議会での質問などでそれなりに動いた。先述した社会福祉問題研究会・あけぼの会による訴えがあった後、「同年七月の府会本会議で三上隆議員(社会党)が質問にたち、灘井五郎議員(共産党)らの努力で、厚生労働委員会が四回も開かれ、同年一〇月、精神医療の充実向上、作業療法の改善、職員の確保、患者の人権擁護などにかんする府会勧告が、全会派一致で決議された。しかし、府衛生部は勧告にもとづく調査すら実施せず医事の内容にメスは入らなかった」(榎本[1975:32-33])。

京都革新府政の大きな支持基盤の一つは「革新医師会」であったと言われる。知事以下、行政が動かなったことにはこのことが関わっているという。七〇年当時には、双岡病院の東昂院長が京都府の精神科医では一人だけ、社会保険支払基金の審査委員だった（後に交代）。「十全会を告発する会」には、府医師会も、府総評も参加しなかった。★03

その「十全会を告発する会」は七一年に末川博立命館大名誉総長、住谷悦治同志社大総長、三浦百重京大名誉教授ら、学界、宗教界、法曹界、社会福祉界の代表的メンバーが発起人となって結成され、同年一二月、しばりつけや薬づけによって傷害や死亡を招いた三例について、十全会の酒井泰一、池田輝彦、国吉政一医師を、監禁致傷罪、監禁・障害罪、障害致死罪で京都地方検察庁に告発する。しかし検察は七二年一二月、証拠不十分で不起訴とする。すると今度は、十全会側が告発する会を「虚偽事実を告発、同時に新聞記者に公表したのは不特定多数にあたかも真実であるかのように伝った」として名誉毀損（誣告罪）のかどで告発する会に三〇〇〇万円の損害賠償を求める民事訴訟を起こす。七七年七月、一審京都地裁（菊池博裁判長）は第三例以外は医療の裁量の範囲として、十全会側の勝訴判決を下す。告発する会は直ちに控訴する。八〇年九月、二審大阪高裁（下出義明裁判長）は、十全会側の医療は「必要性を超えた違法のもの」と認定、「告発には真実性の証明があり、公共の利益を図る目的であり過失はなかった」として一審判決を取り消す。告発する会の逆転勝訴とした。そして、八三年一〇月、最高裁判決（中村治朗裁判長）、二審判決に対する十全会側の上告を棄却。ここでようやく、民事の場においてではあるが、判決が確定する（T [1983]）。

それまでに一三年という時間が経っている。最高裁判決が出たときには七〇年代は終わっている。そして理事長はその判決にまったくひるむ様子はなくますます盛んというところであったという。

・精神神経学会・京大評議会

その間なにがどうなっていたのか。わからないところがある。ただまず、改革派（前書では造反派）

の医師たちが各地の個々の病院で／に対して様々をしていたことは事実であり、それはそれとして認めるべきことではあると考える。そしてその個別の活動・闘争がどんなものであったか多くはわかりがたくなっている。多く過去を回顧する文章にごく短く、例えば以下のように記されている。

更に評議会出身者が、地域の病院に出て、開放化に努力した功績も歴史にのこるものである。スティグマを背負ったとも言える岩倉病院を開放化したことと、収奪の限りをつくした十全会病院に対する反十全会斗争は、京都、関西の精神病院での患者処遇を改善するための象徴的斗いであったと思う（川合［2003:74］）。★04

七五年に刊行された本には以下のように書かれる。

日本精神神経学会はかなりの程度までわれわれの手によって動いてきた。われわれは金沢学会闘争を契機として精神科医全国共闘会議を結成した［……］この委員会はようやく全国的に政治的課題とされ始めていた刑法改悪阻止、保安処分新設粉砕闘争の一つの要として運動を進めてきた。認定医制度はもはや問題にもされなくなり、十全会病院、烏山病院、北全病院をはじめとする精神病院問題、台人体実験問題に対しても、われわれの糾弾、告発闘争は圧倒的多数の支持をうけた。［……］だが、にもかかわらず［……］（小澤編［1975:7］）。★05

この文章は個々の場においては勝っているけれども、全体を動かすまでに至ってはいないことを言う文章になっている。また七五年までについてのまとまった（しかしやはり短い）榎本貴志雄の文章（HP

に全文掲載）は七四年当時を次のように記している。

告発する会は、十全会の実態を明らかにする絶好の機会としてこの告訴をうけとめ、目下法廷闘争が進行中である。

しかし、時がたつにつれて、当初に十全会糾弾を強調していた人たちが姿を消してゆき、糾弾闘争の下火になることが心配されていた。そのとき、日本精神神経学会精神医療問題委員会（略称・学会委員会）が十全会の実態調査の結果を報告し、これを朝日新聞が全国的に報道、ついで毎日新聞、朝日テレビ、関西テレビ、ラジオ大阪、週刊ポスト、潮（公明党系の月刊誌）も取上げ、府会では三上議員が質問にたち、社会党国会議員調査団も派遣され、護憲連合全国大会にも提起された。このようにして、十全会糾弾闘争はもりあがり、告発する会は徹夜の府庁内坐りこみも敢行して、けん命な闘争がつづけられている（榎本［1975］、学会の調査報告書は七四年九月、ＨＰで紹介）。

こうして学会も含め、メディアにも働きかけそれなりのことはしている。継続される。ただその「現地闘争」はなかなか困難なものだったようだ。あるいはそうなっていった。「実働」する部分は「造反派」になっていくのだが、そうした動きの全体と京都の行政との間に対立があり、せいぜい後退を防ぐぐらいのことしかできない。その後なされている報告はより具体的に疲労感の滲んだものになっている。『精神医療』誌【74】は七八年八月の号で「日本の精神病院をめぐる各地の状況」と題するシンポジウムの記録の全部を載せている。その号の前から連載されていたその状況報告を受けその追加報告とともに、三日間の討議がなされた。苛立ちや沈鬱がその全体を覆っているのだが、その「討論」の部分で洛南病院の大越功は次のように語っている。

司会：病院での運動の視点という立場で、大越さん、何かありませんか？
大越（洛南病院）：統計的にみて、在院日数や措置入院が減少したといわれているが、よく分析してみるとちょっとちがうんじゃないか。／［……］こういう状況のなかで、六〇年代末に大学問題で闘った部分がサンドウィッチ構造のなかに入れられ、これから何を軸にして結集してゆくかが見えにくくなっているんだと思う。勿論個々の地域では実際に、現実的、日常的にアンチテーゼを出して闘ってはいるんだが、全体的基軸がみえにくくなっているんだと思う。

京都の例で話すと、精神病院は老人（内科的）を入院させることで、経営を安定させようとする傾向が強くなっている。そのために、老人以外の在院患者が社会生活の保障もないままに、退院させられることが多くなっている。そして、この部分が、大学あるいは府立洛南病院などへまわってくる。そして、この部分が、大学あるいは府立洛南病院の民間では労働過重となるようなケースが公立へまわってくる。こういった動きは、いうなれば経営に重点をおいた病院の再編成の動きであるし、分類収容の方向なんだと思う。一方、行政はどうかというと、社会復帰センターについていえば、運営の人事権を京都精神病院協会系の者が握るならば、事業を開始しようという動きをはっきり出してくる。これは地域精神衛生審議会の討論でもはっきり出てくる。あきらかに、洛南病院、京大評議会がパージされてゆく体制ができてているわけです（山下他［1978:7］）。

また同じシンポジウムでは各地の状況についての報告が続くのだが、「京都レポート」は中山宏太郎が報告し小澤が補足するといった具合になっている。

中山：京都の特徴をいうと、まず十全会病院が老人医療を早くからとり入れ、昭和四五年以降急激に老人医療ベッドが上昇した地区である。現在では、千数百ベッドといわれている。京都の人口構成としては、老齢化はさしてすすんでいないにもかかわらずかかる現象がみられるわけで、その内容は極めて悲惨である。一年間の死亡者数は一〇〇〇名を越している。

精神科一般のベッドが老人ベッドに転換するなかで、本来の精神科が背負わされることになる。ベッド数の不足現象が起きている。全国と同様、中毒者が増加しているわけだが、これをひきうけるところがなかなかない。はみ出したのは大学学や府立病院に来ることになる。

私個人としての考えでは、地域ともっと密接な関係をもつ病院の運営、そこを核とした診療所群の形成が必要なんだろうと思う。今のままの病院中心主義では、開放化、自由化をしても、全体としてのベッド数の減少にはつながらないんだと思う。

大学医局の解体闘争についていえば、京都府立医大では運動の担い手が、すべてパージされ今にいたっている。この間、精医研問題があり、運動上、二年間のブランクがあった。例えばこのために、十全会告発闘争が停滞したり、京都精神科医会も中断してしまったりした。病院協会と府行政が結びついて、われわれを排除しようとしている構造は全国的にみて、同じものだと思う。例えば大越さんがいった社会復帰センターの問題などに見られる現象である。

小沢：中山さんに追加すると、緊急入院制度が精神病院協会を中心にして推進されようとしているが、これを阻止しようとして、現在のところ緊張関係がつづいている。この過程で、医療センター構想が生まれている。大学教授、有力病院長、官僚が中心となり、京都全体の病院の人事権を握ろうという目論見があり、いうならば医局講座制が下からでなく、上から解体され、近代化される方向といってよい。これに対し、各病院、あるいは地城で活動している保健婦、福祉事務所の職員などと、反撃体勢を組もうとしている。

十全会闘争については、京都の八〇〇〇床のうち約一／三が十全会系の病院のものであり、われわれが診た患者も十全会系の病院へいってしまっている。その場合に、医師・保健婦が十全会病院へしつこく訪問するようにしている。十全会病院は、中山さんがいったように、老人医療へと転換していると同時に、精神病者の追い出しを計り、問題をおこすと、公立病院へ送ってくる。結果的に、救急医療体制のようなものを、われわれが背負わされることになる（中山・小澤［1979:18-19］）。

そしてその二年後の八〇年六月、この雑誌の拡大編集会議として「八〇年代精神医療にむけて」という共同討論がなされ、その全体がやはり『精神医療』に掲載される。藤沢敏雄【72】が基調報告を行ない、その基調報告についてまず小澤が話し、その後幾人かの発言が続く。まず小澤の発言より。

総資本と個別の資本、しかも精神病院の二〇〇〇床以上の大精神病院と中小精神病院のせめぎ合いというのは、日精協を中心にしてなおかつ様々な形で起こってくるでしょうし、その辺についての緻密な見通しは必要だと思いますけれども、ただちに精神病院がどんどん少なくなっていくことにはならないだろうというように思います。ただ機能的に例えばどんどん増えている。すでに京都ではそういう現実があるわけですけれども、いわば老人病床化すると、アメリカなんかではすでにそういうことが現れていて、その老人が追い払われて福祉施設に追いやる、そういう二段構えでアメリカの精神病院というのは変わってきている（小澤［1980:80-81］）。

小澤：僕がいいたいのは「精神病院解体」というスローガンであるにせよ、あるいは医療労働運動と他の運動との関連にせよ、そういう問題は今まですでに何回か提起されてきた。しかしここでなぜ再び精神病院解体なり医師運動だけでは駄目だということを提起するかというのは、具体的には患者さんをひとり退院させる時に、福祉から金をとるにしても、アパートを捜すにしても、年金のことでも、どれひとつとってきてもこの一年、状況が非常にむずかしくなってきていると、私は感覚的に思うんですね。

そういう意味では竹村堅次氏がある雑誌で非常にひどいアンケートを作ってますね。「あなたは長い間精神病院にいたいですか、それとも福祉施設ができたら入りたいですか」といって長期在院の患者さんに「福祉施設に入りたいです」と答えさせているわけです。そういう状況というのがうまく作られてきている。／そういう困難性などをまずきちっと討論して、それをただ単に大変だとか、壁があるというのではなくて、どういう形でどう突破するのかという具体的な方針まで含めての討論を是非したいということを提起しておきます（小澤［1980:83］、竹村堅次については【390】）。

わるいところのほうがもうかってもいるし、求められてもいる、受け入れられているという状態があった。これらの病院は周囲にとって手の焼ける人を受け入れた。「営業」に活発で熱心で、積極的に受け入れた。★06 このことはロボトミー手術で最初に裁判が起こった札幌の北全病院についても【163】、宇都宮病院についてもいえる。宇都宮病院では昭和「四二、三年頃には、関東一円の福祉事務所や保健所に「アル中歓迎」と印刷されたビラが郵送されていた」（安井健彦［1986:131］）ことを拙著に引用した【379】。そうして大きくなっていく病院があった。『造反有理』第3章でロボトミーで問題にされた名古屋の守山十全病院は、愛知の他海道・山口・島根に病院を展開、八二年には四〇〇〇床を超え、新しい分については「寝たきり老人」が主な対象とされているという【162・170】（この病院の実態に対しては大野萌子【336】らが属した「0の会」（ぜろのかい）等が抗議行動を行なっている【170】）。

それと同時に、それらはすべての人を受け入れたわけではない。厄介な人は外していくことも行なった。営業して「どんな人でも」と言いはしたが、それは薬や拘束などでおとなしくさせることができる人についてだった。そう簡単にいかない人は、暴力で制圧することができないあるいは得策でないのであれば、病院から出したり、受け入れないこともあった。「アル中」を歓迎するところもあれば放り出すところもあった。するとその人たちは、今発言をした人たちがぼやいているように、別の、経営もよくはないところが引き取ることにもなる。そこでの改革・開放化……はより困難になるといったことが起こる。そしていくらかでもていねいに診ようとすればそう多く受け入れるわけにもいかない。そうした「良心的」な病院の全体における割合は低いままにとどまる。

さらにやはりさきの発言から読み取れるのは、このとき造反派は既にその地の医療行政・医療機構のもとで疎まれていたようであることである。となると、自らが一定の力を有する少数の場にとどまらざるをえないことにもなる。十全会他に抗議には行くとして、それはそれにとどまってしまう。またこの少数派がまとまってことに当たっていられたのか。★07

そして見てきたように、もう六〇年代から高齢者の取り込みは行なわれており、そのことは七〇年前後には知られる人たちには知られている。日本精神科病院協会（日精協）がわざわざ米国に出かけて「脱病院」の結果多くの人がナーシングホームに移されていることを八〇年に報告していることを紹介するが（二七四頁）、同じ年、対峙する立場にいる小澤がそれを知ってかそれと別に知っていてか、同じことを指摘している。

こうして厳しい状況にいて、そのことを語りあう人たちがいるのだが、他にもなされたことはあった。八〇年前後、マスメディアが問題にし、また国会でも取り上げられた。週刊誌、新聞ではその株の買い占め、土地転がしなど「営利体質」がおもに問題にされる。ＮＨＫのテレビ番組「ルポルタージュ日本」では井上光晴が取材した番組が放映される（六五頁）。「水中機能訓練」（医師の直接の指導・監督のもとで行なうものとされ、一日保険点数が五〇点、一点約一〇円）として、一人一分の間隔で次々と「入浴」させていく様子など病院内の様子が映し出される。赤木理事長がまず番組冒頭で堂々と語り、また後述する「前進友の会」の人たちも登場する。

国会で答弁に立つ大臣や官僚もその事態がよいと思っているようではない。厚生大臣他も憤慨はしている。全体として手を打とうとしている、だが打てないといった風情なのだが、それでも理事長たちを退任させるといったことにはなる（しかしそれでも終わらなかった）。

さらに第1章（二四頁）では、その病院に入院せざるをえない（というより、させざるをえない）高齢者のことから（現在の名称では）「認知症の人と家族の会」が始まった部分があることを述べた。また「病者」たちの動きも現れた。この病院を批判する活動をしていた大学生がいて、そこにやってきた人たちがいて、そんなきっかけがあって「一九七六年から、悪徳病院十全会東山高原サナトリウムの非人間的医療、殺人医療を糾弾しながら、命からがら生き抜いてきた病者の患者会でもある」とそのＨＰに記される「前進友の会」ができる。

こうして様々が起こりはする。暗く現状を語り合っていたさきの医療者も含めそれらの意義は否定されないと考える。けれども、この多くの人たちから指弾された（ような）組織は存続してしまう。では他に手はあったのかと考えてみたいのだが、そのためにも起こったことを見ていく。

2　地元での小さな動きとＮＨＫの番組

1　「前進友の会」

赤木孝が始めたその病院・法人の成り立ちについて述べた後、そこでの行ないに対してそれなりに広汎な批判の動きがあったこと、しかし京都府の行政はなかなか動かなかったこと、医療者側の批判勢力として「造反派」と前書（『造反有理』）で述べたような人たちが残ったようなのだが、それはその京都の地においてもなかなか力を行使できる場にいられないことを当人たちが嘆いていることまでを述べた。ただこの病院のことは忘れ去られたというわけではない。株の買い占め等の関係での報道は引き続きあった。一九八〇年にはＮＨＫの番組も放映された。そしてとくに八一年には国会でかなり取り上げられた。本節はその時期について記す。

ただその前に、この病院でのことに（も）関わって起こったできごとが幾つかあって、それはそれとして抑えておくとよいと考えた。第1章で一つ紹介したのは、現在は「認知症の人と家族の会」という名称になっている会の発足と運営に関わった三宅貴夫が双岡病院の近く住んでいて、という回顧の文章だった。十全会のことが記され、このようなことであってはならないこと、それがその会のきっかけにもなったこと、しかし、受け入れる態勢が整わない中で、そうした病院が需要されてしまうことも記されていた。三宅はその後認知症の人たちについての本を何冊も書いている。すべて実用的・実践的な本だが、その中で精神病院にふれている箇所がある。その中で、質はよくないけれども高齢者相手のものが存在することを述べ、嘆いていた。★08

もう一つ、このことに関わる別の動きが生ずる。それはその病院の収容者数に比せば一〇〇分の一に達しないほどの小さな動きではある。ただたしかにすくなくともある人たちについては別の生活の可能性を示し、現実を現われさせるものだった。

一九七六年に結成された「前進友の会」の『キケンな〈なかま〉たち——地を這う二〇年を振り返って』（前進友の会編［1996?］）は幾人かの文章からなっている。小山通子の文章から。

> 私が、日の岡荘に足を踏み入れて早いもので、二〇年になります。／一九七六春　最初は、十全会東山サナトリウムの学生アルバイトの人達とパンフレットの発行作業に、軽い気持ちで来たことがこの長い付き合いの始まりとなったのです。精神病院についての何のイメージもなく、「兄弟だろ」の原稿を手渡されて、一気に世界が変わってしまいました。［……］
>
> その秋に［……］初めてのレクを企画しました。退院したばかりの人、しんどそうな人、アルバイトの学生達。何人で行ったろうか。［……］鉄格子ではなく、友人と共に見る月はどんなに美しく感じられたのだろう。友の会の原点はここから始まったと信じています。
>
> 忘年会、ボーリング大会と幾度となく集まって「前進友の会」という名前をつけることとなりました。（後日談ですが、特定のある政治団体と勘違いされて困ったこともある……）
>
> 最初のころは、学生だけが十全会告発の運動をしており、あくまでも学生主導型の活動でした。そうした中で、お互いに話し込んで行くと、どうしてもしっくりしないものがあり、何度か、逆に「なんで病院のことや、差別のことを隠すのか？」と切り返されることもありました。そして、やっと話をするようになっていったのですが、それが後々には例会という形で残って行きました。／［……］
>
> 日の岡荘に、夜になると、だれかれなくよくだべっていたのを思い出します。［……］
>
> 七八年五月のある日、一大事件が起こってしまった。［……］Aさんが［……］アルコール依存のや

くざやさんに脅されて、院外に酒を買いに行ったのがばれて、強制退院になってしまったのです。それともう一人の人も。二人とも帰るところがないというし、とりあえず、学生の部屋で居候することにしたけど、これがまたすごいことになってしまって［……］。

［……］そんなことがあって、七八年八月に日の岡荘に〝みんなの部屋〟を借りることになったのですが、Tさんが「これみんなのために使って」と一冊の貯金通帳を渡してくれました。［……］病気をおして仕事を続けながら「いつか何か役に立てたい」と集めたものだったそうです。［……］日の岡荘の大家さんもすごく独特の雰囲気のある人で、二つ返事で貸してくれました。この出会いも、後々の友の会にとっては欠かせないものでした。

この年は、五月に「病」者集団の大野さんを招いての講演集会、八月京都での全障連大会、一一月友の会三周年〝もうひとりのアリス〟上演講演集会と、すごくいろいろなことがあって［……］友の会の仲間が、京都市内、洛南病院、遠くは光愛病院まで広まったことです。［……］面会に行ってはまた、友達が増えていく感じで、毎日あっちこっちと飛び回っていました。そして、一番すごいことは、仲間のNくん、Mさんたちが、「病気のことを隠したいという自分の心に反して、忘れることが出来ないという思いを、日常の中で埋め尽くすことができない」と、初めて、自分達の言葉で話しはったことです。これは、病者部会というグループになっています。

〝みんなの部屋〟ができて、ますますみんなよく来たものです。［……］日の岡荘は、二〇室のうち半分以上が、友の会の仲間だったので、月に一回くらい〝日の岡荘会〟という全員集合の会があって、鍋を囲んだりとまるで、大家族のようにみんなが付き合っていました。［……］大家さんのおおらかなやさしさが［……］みんなを包み込んでいてくれたのだと思います。とにかく、楽しかったし、みんな自由にありのままでアパートの中でいれました。

さて、準職員というのは、十全会を退院するときに、働ける状態にある患者さんに「社会で働いたらいろいろたいへんなことがあるから」と差別を逆手にとって、安い賃金で働かされていた人達の事です。早出勤務などは午前四時にはアパートを出て、休息時間などほとんどない状態です。［……］凄く安いのです。アルバイトなら、一四、五万にはなるだろうに、（それも二〇年近くも働いてはったのに）一〇万そこそこだったのです。［……］それが七八年一一月に、十全会の不当強制入院問題が起こって［……］「理事長命令だから、休養のつもりで三ヵ月入院してくれ」と、全く病院の都合で五〇人くらいの準職員の人達が［……］マイクロバスに乗せられて、強制的に入院させられたのです。その勧告を受けられた四人から「なんとかならへんか」と相談があった。とりあえず岩倉病院に診察に行ったんだけど、誰も病気ではなく、十全会の言うような〝休養〟の必要は全くないわけ。すごいなあと感心したのは、堂々と「自由入院で、三ヵ月したら退院で、部屋はみんな一緒」と赤木理事長や医師たちと、彼女等は渡り合って入院したこと。でも、一番私が悔しかったのは、こんな不当なことを目の前にしながら、何一つ彼女たちが十全会から自由になれるもの《職場・金の問題》を用意できなかったことでした。そして唯一できるものとして、〝反十全会市民連合〟を友の会が中心となってやっていくこととなりました。［＊］

［……］そんなある日［……］「個人的に負担がかかっているから、これからみんな自分で飯は食べる」ことが決まったらしく、一方的に言われて何だか気落ちしてしまいました。一緒に飯を食べることは、これ以後少なくなっていくのですが、私の心の中では今だに納得できないものを残してしまいました。楽しかったのになぁ。でも相変わらずの人間模様は、日の岡荘に繰り広げられていきました。巨人が負けると、宇宙語で叫ぶI氏。暑いのは苦手だからと三台もクーラーを付けてしまったGさん。Rさんや、Lちゃんも引っ越してきはった。ともかく、個性の強い人ばかりで夜になるとますますに

ぎやかだった。

八二年［……］まで、いろいろなお世話になった日の岡荘の皆さん。古い建物で、一階はいつも薄暗かったけどみんなの部屋には、いつも懐かしい思い出と、落ち着いて座り込める雰囲気がありました。八五年に改装して今の〝みんなの部屋〟になりました。そして九四年の一一月に、古い部分は壊されてしまいました。［……］日の岡荘として残らはったのは、RさんとKさんと大家さんだったTさんだけです。少し寂しいのですが、私の心の中では、あの頃の古ぼけたガラス窓とか、締まりの悪いトイレの扉、広々とした廊下だとかが、はっきり残っています。それは、何にもかえがたい生身でのぶつかり合いの日々でもありました（小山［1996］）。

まず学生の動きが初めにあったことがわかる。そしてすべてうまく行くというわけではないにしても、暮らし集まる場が作られた。それは大阪でも——そこでは傷害事件が起こり、それを支援していた医師たちがそこを閉鎖するのだが（cf. 桐原［2014］）——その後名古屋でも大野萌子の自宅で起こったことだった（大野［2014］）。また東山サナトリウムの「准職員四一名大量入院問題」は古屋作成の年表（古屋［2008］）にも出てくるし、次に紹介するＮＨＫの番組でも言及される。

ほぼ同じ時期のことについて、著書に江端［2013］がある江端一起の「友の会の歩み、そして今」（江端［1996］）から。

前進友の会は京都市山科区日ノ岡にあります。この近くに［……］東山サナトリウムという「悪徳病院」が存在します。正に『病者』を食い物にして株買い占め・無資格診療・土地転がし等をしていた所です。「薬づけ」「ベッドしばり付け」「電気ショックづけ」で、次々と入院患者を殺し、たとえば初めて外来診察にきた女性にその場で電気ショックをやり、そのまま殺してしまった、たとえば九ヵ月間で八五九名もの死亡者をだしていた［……］等の事件は枚挙にいとまがありません。とうとう国会でも問題となりました。［……］

［……］その十全会病院に入院中、あるいは通院中の『病者』が、病院でアルバイトとして働いていた学生のアパートの一室に、遊びに来たりするようになってきました。そのアパートが日ノ岡荘でした。

「精神科に入院させられたばっかりに仕事がない」「このままでは病院に殺されてしまう」「退院しても家族とうまくいかない」「隠れて薬を飲んで働かないかん、どないしょ」「十全会をいつかつぶしたる」こんな話をしながら、ハイキングに行ったり、ボーリング大会をしたりしました。その時、会の名前でもつけようかとある『病者』が考えたのが、《前進友の会》なのです。［……］段々と会に一〇人二〇人と集まるようにもなり、京都市内の精神病院への面会活動も定期的に行けるようになり、《なかま》の輪はますます広がっていきました。そうしたある日、東山サナトリウムを強制退院させられた『病者』が行き先がなく、友の会を頼って訪ねてくるということがありました。学生の部屋で雑魚寝で毎日を過ごしていたのですが、頼れる家族もなくまして福祉も《なかま》にとっては『強制的に入院を迫る』恐ろしい所で大変な毎日でした。そこで、友の会としてこの際日ノ岡荘に一室を借りることとなりました。なけなしの貯金を「みんなのために」と差し出してくれる《なかま》、カンパも自力更正で集めました。それが、友の会《みんなの部屋》の誕生でした。《みんなの部屋》はみんなの憩いの場、集いの場、共同生活の場、駆け込み寺、そして《前進友の会》の事務局として機能するようになりました（江端［1996］）。

この組織は、引用した文章にもあったように、大野萌子や山本眞理（cf.大野［2014］・山本［2014］）が参加してきた全国「精神病」者集団に当初参加するが、後に離脱し、「病」者集団を強く批判することにもなる。また洛南病院が電気ショックを行なってきたことに対して抗議を行ない、当時院長だった岡江晃他を糾弾するといったできごとも起こす。★09そこで、この組織は「病」者集団よりさらに尖がった組織として一部に知られるのだが、同時に、またその始まり方として、こうしてできて今引用した文章にあるような機能を果たしたのでもある。

2　八〇年『ルポルタージュにっぽん』

ＮＨＫ総合の番組『ルポルタージュにっぽん』の一九八〇年二月一六日放送分が「精神病棟の中で……京都・十全会病院の場合」。作家井上光晴（一九二六～九二）が取材している。永田浩三が、（この八〇年の番組と比べて）二〇一二年の番組のよくないことを述べ、日本精神科病院協会を批判した文章があることを紹介したが（一九頁）、その永田はその当京都放送局にいた。文中の桜井は「戦争をどう裁くか」を永田とともに制作したプロデューサー。

桜井さんが京都放送局に乗りこんできたときのことは、いまもはっきりと覚えている。局の電話を使って、取材先に容赦なくせまるバリトンの声は迫力があった。電話の相手は、京都市右京区の精神科病院、十全会病院。そこで認知症のお年寄りたちに対しておこなわれていた、まるで工場の製造ラインを思わせるような非人間的な看護、介護の内実を、桜井さんたちは明らかにした。入院しているお年寄りの多くは亡くなるまで病院から出られない。現代版の〝姥捨山〟のような実態を、京都府は黙認してきたのだった。お年寄りの集団が一糸乱れず入浴するようすを、病院は胸を張って紹介した。

あからさまに異様な光景だった（永田［2010:69］）。

さきに引用した文章で略した＊（六二頁）の部分には次のようにある。

しばらくして、ＮＨＫの「ドキュメンタリー日本」のスタッフが、日の岡荘を訪ねてきました。それから一ヵ月間の地獄のような合宿体制。進行役の作家井上光晴には、正直言って背筋がゾクゾクしました。みんなの部屋で「やるのか、引くのか」と迫られたときは、脳みそが引きずり出されるみたいでした。ＮくんとＹさんが出演されました。Ｎくんの十全会への恨みを感じさせるものでした。しんどかったですよ（小山［1996］）。

この番組はユー・チューブで今でも見ることができる（中に出てくる言葉はほぼすべてＨＰ上の頁に掲載してある）。この時もその後も（やがて理事長職は辞任させられるのだが）赤木孝は健在であり、自らの行ないが正当であることについて能弁に語っている。

番組は、先生（井上）は長生きするだろうが、それでも数日後に死ぬかもしれない、それは仕方がないのだといったことを元気に語る赤木の言葉の後、「今日もまた一人の老人が死亡退院しました。病院の話では一月の平均死亡率は二〜三％、年間およそ一〇〇〇人が死亡して退院するといいます」というナレーションが入る。そして井上が双岡病院の前で語る。三病院のベッド総数三〇〇〇、「約六〇〇〇人の精神病患者と約三〇〇〇人の老人性痴呆患者」が、定員を超えて、「一般の病院で手に負えなくなった患者手に余った患者がここに送り込まれてきているわけですけども、ちょうど一〇年ぐらい前から約二倍ぐらいの規模になっています。どうして一般の病院で手におえなくなった患者、引き受けなくなった患者を引き受けるのか、内容はどういうことが行われているのか、私たちは今からそれを調べてみたいと考えています」と言う。

そして病院内の映像が流されつつ、その病院の成立と発展について説明がある。「大都市の精神病院のベッド数は最近横ばいないしは下降線をたどっていますが、京都市の場合は逆に増え続けています。十全会三病院の飛躍的なベッド数の増加がその最大の要因になっています。十全会はいわば行政の手の及ばないところを補うというかたちをとりながら大きくなってきた病院です。老人たちは入院後、病状に応じて痴呆症の人、痴呆症でも動きまわる人、寝たきりの人などに分類されます。老人たちの平均年齢は八一歳です。容体が変わると酸素テントのある重症病棟に送られます」。

そして井上。「この病院に足を一歩踏み入れて奇妙に感ずるのは、老人のにおいがまったくしません。とにかくお風呂があちこちにあって、一人二分ないし三分で入れられます。ある補助看護婦の話ではなかには一回の保険請求が五〇〇円になるという特別なお風呂もあり、病棟の間で〔……〕風呂入れ競争〔……〕が起きているそうです。病院のあちこちには「親切清潔」とか「褥瘡ゼロ」とか、つまり床ずれですね、という文字が目につきます。たしかに清潔です。ただ肝心の老人の意志が、つまりその清潔という言葉とバランスをたもっているかどうか、ちょっと異常に感じました」。

「生活保護の患者が五〇％を超える」という字幕が挟まれつつ、ここまでずっと映されているのは病棟とそこに入院している高齢者たちで、裸で並んで入浴に向かう姿、ベッドに移される姿等が映される。そして広い部屋にベッドがひどくたくさん並んでいる感じはわかる。酸素テントの中にいる人も映る。後で、その人たちも風呂入れ競争に加わらせられていたことが国会の質疑の中で取り上げられることを見る（八八頁）。ついで死亡数が多いという元看護婦の証言。そして赤木の発言。

「わたくしどもは末端の医療機関でございましてですね。いわゆる終着駅という言葉がありますね。

終着駅の役目をはたしております。わたくしども臨床家とすれば、そこに患者さんがあるんだから、誰かがしなければならない。たったそれだけのことなんですよ。法律がどうあろうとね」。

赤木以下はこうして自らを正当化し続けた。そして病院を批判する人たちもこのことをわかっていて、受け入れざるをえないとしたから、それは続きもしたのだが、井上はその「病院側が言う、他に受け入れ場のない患者を受け入れているという言葉に私は抵抗を感じます」と述べて、さきの「准職員四一名大量入院問題」をあげる。そして「こういう話を聞くにつれ、いったい十全会という病院はどんな考えと方法で医療をやってきたのか、その基盤となってきた精神科病棟の取材を続けました」と続ける。つまりいくらかここで話はずらされている。その病院は受け入れる機能を果たしてきたのではある。後でも出てくるが三〇〇人程待機者がいたという。★10

「終着駅」であることと対応・処遇がよくないということとは、関係はするのだがまずは別のことだ（例えばホスピスなら死人がたくさんでることは当然のことだとされるだろう）。ただ話は、病院における処遇とくに事故そしてその隠蔽に移っていく。「私は取材の過程で何人もの元患者の人たちの声を聞きました。二〇日間も続けてベッドに拘束されたという人、一日に五、六本の安定剤を打たれて後遺症に悩んでいるという人などに会いました」と井上は語る。先の「友の会」関連の文章に記されていることから受け取る印象といささか異なり、私が見落としていなければ、（元）患者は画像に出てきて発言することはしていない。こうした実態をその人たちから井上が聞き出したということ、そうしたやりとりがずっとあったということなのかもしれない。

番組の大きな部分を占めるのは、元看護助士が七五年から七六年にかけて書いたノートの記載である。四・五人が書いたというが、さきの前進友の会についての記述の中に出てきた「学生アルバイトの人達」として出てきた人たちかもしれないと思わせる（確認はしていない）若い男性三人が語る。事件の一つは、七五年一一月に入院した人が入院直後の電気ショック直後に死亡したというもの。一つは、七六年三月アルコール依存の入院者で酒を飲むとショック状態に陥る薬を服薬中に飲酒したのが原因で死んだこと。この人については遺族と思われる二人が、医師の書き様でなんでも変わってしまうのだと語る。もう一つは入院したての人がベッドから落ちて隣のベッドの間にはまるようにして亡くなっていたというもの。これにも「そんなこと［……］聞いたこともないんどっせ。その場で死んどはるのんさかいに」というごく短い遺族の言葉が入る。

井上はそのノートを読む。書いた元看護助士の思いが語られる。井上はその青年たちの真剣さになにか感じいったのかもしれない。彼らは自らの経験と思いとをかなり語る。むろん実際にはずっと長かったのだろうが、それでもこの場面が長くはない番組の中でずいぶんな部分を占める。そして次に、そのノートに書かれたことに対する赤木ら病院側の応答がなされる。

「どうですかこれ松田（と聞こえる）先生、ようこんなでたらめを書いたもんやねえ」と赤木が語り、「びっくりしました。こんな電気ショックもなにもしてませんから。やればカルテにそう書くんですよね」といった具合に医師が受ける。五年も前のことで記憶にないので病棟日誌、カルテを見ると、書いていないからそれはないと答える。二つめのケースについてＮＨＫが事前に入手したカルテのコピーでは問題の時間の血圧が記載されていないのだが、病院側が持ってきたカルテには書いてあってその数値は正常値の範囲になっている（とすると飲酒と薬の作用によるショック状態はなかったことになる）。両方のカルテのコピーが並べて画面に示される。

そのことが問われるのだが「もしカルテに虚偽の記載をいたしますと私ども監獄やられなきゃならないわけですね」（赤木）と答えられる。そしてカルテに書く必要がないことがあることが、例えば「例えば首つりますね。書く必要ないんです。警察に電話して立ち会っていただいて、検死の要があるかないか判断されて、それで後に残される問題は家族に対する話し合いだけだと。それでなんにも不思議もありませんし」（赤木）といった具合に語られる（この二つめのケースのカルテ改竄については八一年六月二日の参議院・社会労働委員会でも取り上げられた）。そして病院内の画像に戻る。

広い病室にたぶん一つ置かれたテレビにたぶんその病院の看護婦がビデオに出て体操をやってみせその仕方を伝える画像と音声が流れる（番組では「看護婦」と無資格の「看護助士」とが登場し、後者に権限がないことがその人たち自身によって嘆かれている）。そして看護婦の「かごめかごめ」の歌声とそれに合わせて入院者が振っているのだろう鈴の音が流れる。病院が契約している清光寺が映され、「病院を退院しても引き取り手のない人にはこの寺が用意されている」という字幕が入る。

最後のナレーションは「十全会病院では痴呆症の老人が年々増えています。従来の精神病院の考え方は患者を周囲から離して収容するというものでした。その考え方はそのまま老人医療に適用されているように思われます。現在この病院の空きを待つ老人は三〇〇人を超えると言われます」というもの。番組最後にまた元看護助士との会話の場面で井上が話す。「ぼくは病院のあり方、それから十全会だけじゃなくて、そこに送り込む、つまり病院側、家族側、国ですね、国家、それがですね根本を立て直していけば生きている老人を、だんだんだんだんぼけていく死んでいく人間じゃなくてね、これものとしての人間じゃなくて、今から生き返る人間、最期まで死ぬ瞬間までその人がいっしょうけんめい考えるそういう人間として扱えばね、やっぱり病院の仕組みとか行政の考え方が問われるべきで、今のままじゃあだめですよ」。

すくなくとも過半は正しいことが言われて終わる。

3　国会で

1　国会・七〇年代

この番組をはさんだ時期、一九七〇年代末から八〇年代前半にかけてこの病院のことが国会の本会議や委員会で多くとりあげられる。ただその前にもなくはない。

その最初のものは七一年九月の衆議院社会労働委員会。大橋敏雄（一九二五～、公明党、後に除名）がとりあげている。前年に京都地検への告訴がなされ、この年の四月には大熊一夫が後に本になった『朝日新聞』での連載で十全会を取り上げている時期である。ここでは十全会への言及はごく短い。主に昭和大学付属烏丸病院のことが取り上げられている【205】。批判された側によって過激派の策動とされたものが、この時期、それなりに国会で（公明党の議員によって）取り上げられている。

次に七五年二～三月に衆議院の予算委員会で三度取り上げられている。この前年の九月に日本精神神経学会の報告が出されたことが関係しているのかもしれない。まずその報告をまとめている榎本貴志雄の文章から引用する（榎本は八一年三月一〇日の参議院予算委員会で参考人として発言してもいる）。

〇運動や散歩をする場がない。東山高原サナトリウムの病床利用率は一四七％で、ベッドの間隔は三〇センチたらずである。

〇シレランデレート六錠、エンボール三錠、インテルザル三錠、カリナクリン三錠、フィブレート三錠、アデノホリン六錠（七七点）と記したゴム印がつくられていて、同一の薬剤が投与されている。

〇プロピタン三〇〇ｍｇ、クロルプロマジン六〇〇ｍｇ、レボメプロマジン三〇〇ｍｇ、ハロペリドール一三・五mg、クロールジアゼポキサイド六〇mgといったように、上限量をはるかにこえる多量が、重複して投与されている。

○精神患者は一八円で作業をさせられている。

○東山の三病棟では部屋に鍵をかけられており、多数の患者が手をくくられていた。

○医療費が一五万円の人がいる。それ以外におむつ代一万五千円、室料差額一日百—二千円をとられ、入院時には一〇万円を預けねばならない。

○ほとんどの患者がおむつを当てられ、排尿指導などは皆無で、六時から一九時三〇分までの間にかぎって一日六回定時に交換される。

○重症者には食事がはこばれても、二〇分ほどして、そのままさげられる。

○看護婦はパートが多く、三病院兼務になっているという。

○病棟で医師を見かけることは、ほとんどない。

○遠方から集められて、家族から遮断され、独歩部屋、寝たきり部屋、重症室と移動させられて、隣りの老人との会話もたたれ、外出外泊は禁止され、私物の持ちこみも制限される。かくて、生涯かけて形成された他人との連鎖が、短期間のうちに取り去られ、生きる意欲を失なわざるをえない。入院後一ヵ月以内の死亡より、それ以後の死亡が多いのは、死ぬのは重症のためではなく、精神的支持が奪われた結果であることを示す（榎本［1975］）。

七五年二月の衆議院予算委員会に日本精神神経学会の福井東一[★11]理事が呼ばれて話している。質問は小林進（一九一〇〜九六、社会党、八六年に衆議院議員を引退）。福井の発言はかなり長い。ロボトミー事件のあった北全病院【163】についての話もなされる。そしてすでに十全会病院の「ベルトコンベアー式」

の処遇がなされている等々、この後も言われることが種々言われる。

同月の同委員会では小宮武喜（民社党）の質問。全国精神障害者家族連合会（全家連）の「『ぜんかれん』の九十二号がございます。この機関誌を見ますと「革新府政の看板が泣く、この地獄絵」「老人処理工場化した、十全会系三病院の実態」」といった記事があると述べて、質疑を始めている。

そして三月、参議院予算委員会では目黒今朝次郎（一九二二～二〇一二、社会党）が参考人・松本憲一（北九州医療に発言する市民会議代表）[★12]に発言を求めている。松本は使い切りのはずの人工透析の器材が再利用されそれで利益を得ている民間病院があり、被害を受けている人がいることを指摘する。十全会は「衆議院の集中審議におきまして問題になりました京都の十全会の双岡病院あたりでも、たしかこの人工腎臓を扱っているはずであります」という箇所に出てくる。そして「私的な状態に放置しておるがために、われわれの税金である保険の詐取まで招き、さらには患者の被害まで生み出している。早急にこれは国が公的な責任をもって保障すべき」と結ぶ。

その後またしばらくあいて、十全会そして関連会社による株取得が週刊誌や新聞で問題にされた七八年以降また問題にされることになる。七九年三月、衆議院社会労働委員会で、公明党の草川昭三（一九二八～、二〇一三年に議員引退）による質疑でもまず株の買い占めの件が問題にされた後、大部屋にあるテレビの料金をとっているとか洗髪料をとっているといったこと、ベッド数より入院者数の多いこと、一月の診療報酬が一一四万ほどになる人がいるといったことの指摘がなされる。

2　国会・八〇年代

そしてさきに紹介したＮＨＫの番組のあった年でもある八〇年からしばらくこの病院のことが国会の本会議や委員会でかなり頻繁に取り上げられている。とくに八一年は三一回と多い（国会議事録のサイトでは「十分会」となっている記録がかなりあって、集めるのにいくらか手間を要する）。富士見産婦人科病院事件（八〇年発覚、cf. 富士見産婦人科病院被害者同盟他編［2010］）、宇都宮病院事件（八四年発覚）と合わせて語られることがあったり、八五年の（第一次）医療法改正との関わりで言及されたりもする。『唯の生』（立岩［2009］）第3章「有限でもあるから控えることについて——その時代に起こったこと」でこの時期の老人病院の問題化が「医療から福祉」へという標語、医療（費）の適正化につながっていったことを見たが、ここに起こることもその一部をなしている。後述する。

この時期、十全会病院を継続的に問題にしたのは当時社会党国会議員の高杉廸忠（一九二五〜）だった。その著書（高杉［1982］）にその国会での追及をめぐるいきさつについての座談会等が収録されている。そこで（匿名の）二人の新聞記者は七八年秋から十全会が朝日麦酒の株の買い占めを行なっていることが兜町で知られそこから取材を始めたといったことを語っている。[★13]

それから数年の議事録に残っている発言はかなり膨大になる。全文はＨＰに載せ、ごく短くして紹介する。ここでは八〇年一一月二七日の参議院社会労働委員会で高杉が質疑中に読んだ手紙から引用しておく。高裁判決とは、この年の九月二六日、十全会側が「告発する会」を名誉棄損で訴えた民事裁判（地裁では十全会側の主張が認められた）の控訴審、大阪高裁の判決。病院側の加害行為があったことを認めた（八三年十月二〇日、最高裁判決で高裁判決に対する十全会側の上告を棄却）。

私の手元に十一月十五日付で病院の方から書面をいただいております。それにはこういうように記されているわけでありますから、ちょっと読んでみます。

九月の高裁判決で十全会は負けましたが、赤木理事長は平気で、むしろ平素よりきげんがよいくらいです。医師は、「こんな治療が悪いのはわかり切っている。しかし、やめるわけにはいかない。」と言っており、点滴注射はいままでよりふえています。赤木理事長から、毎日二千名、日曜も祝日も入浴させるよう特別命令が出ています。これは水治機能訓練料をかせぐためです。このために、いやがる人も、酸素ベッドに入っている人も、無理やりに引っ張り出され、一列行列でふろおけの前に並ばされています。この仕事をさせられている精神病患者の人はへとへとになって自殺しました。自殺はしょっちゅうです。ベッド拘束は相変わらずで、動き回る人はすぐ縛られます。赤木理事長は、動ける人は退院させよと言っており、「まだ退院させていないのか。」とどなっています。

こういうように私のところへ手紙で来ております。この水治料という水づけ一分間一人五十点、三分間マッサージ料が八十点という話が伝えられております。こういう実態、これは把握をされておりますか。また、こういう行為が医療として点数請求というものができるのかどうか、私はちょっと不思議に思うわけでありますが、この点を明らかにしていただきたいと思います。

4 どうすればよかったか

1 何をする／やめるか

学会、日本精神神経学会は、それなりにやることはやったと思う。それは国会での議論にもつながった。学会理事会はまず精神病院の問題全般に関して一九六九年に会員宛ての勧告を出した。そして十全会の問題についてもこの学会は調査し報告を出している（七四年九月）。前節1（七一頁）にも記したように、あまり大きな動きのないこの時期、この報告書は新聞等にとりあげられ、それは国会での議論にもつながった。理事が参考人として発言していることを紹介した。

それらを過小評価するべきではない。学会といった組織が実際に医療・医療機関のことで動いたのはこの時期のこの領域に限られると言ってよい。[★14] そして医療の目的がその人の状態をよくすることにあるのなら、それは、今どきの動き方に比べて、たいへんもっともなことをやったと言ってよい。そして「市民運動」の水準でも運動は継続された。種々のかたちによる「現地」での闘争が——詳細もさらに概要もわかっていないのだが——継続された。

しかしそれは、もともと当の組織やその代表者を相手にする個別の直接闘争ではまにあわないものだった。相手は話せばわかるような相手ではなかった。相手は実際相手にしなかった。またわるびれずに反論し続けた。むろんそんなことはわかっていたが、それで空しくはありながら、続けるしかなかった。

それと同時期に、司法の場での争いが始まった。しかし刑事告発の見送りはその後の困難に影響を与えたはずである。さらに告発に対する民事訴訟がなされ、その第一審では告発した側は負けている。そしてそれを覆す第二審判決そして最高裁での確定までの間にはずいぶんの時間が経っている。そして医師の三人の入院者に対する行ないの告発でよかったのかということもある。こうした個別の告発がなされること自体が問題だったというのではない。告発する会による告発はそこに告発するべきことがあったのだから、当然のことだった。傷害であったり死に至ったりといった事例があった。

それに対して相手はやるべきことを適切に行なっており、すべきでないことを行なっていることはしていないと言い張った。医療過誤全般についても言えることだが、たしかに「加害」「過失」とその結果との間の因果関係を立証することには構造的な困難がある。それは多くの場合、外部の人がいない場所で起こる。そして例えば死亡事故であればその死因についてまず記すのは医療者である。そこで起こったことの挙証は困難である。むろん困難であったとしても問題にし立証するしかない場合はあるのだが、それでも別様にも戦えなかったかという思いは残る。

もちろん、裁判になった三件だけでなく暴力行為自体は幾度も取り上げられ批判された。拘束の後に身体が動かなくなってしまった事例など多くが問題にされてはいる。テレビでも新聞でも様々がとりあげられた。悪事がなされたのは確実だと思われる。しかし相手方はそれは違うと言う。例えば高裁の判決にしても、医療全般を問題にしてはおり、反省と改善を求めている。[★15]だがそれでは、相手が反省するような人たちであればいくらか効果があるとしても、ここでは直接に争われた事例についても問題はなかったと主張する人たちなのだから、さして効果はない。

他方国会本会議・委員会では、七一年に一度の後は、七五年から七七年にかけ精神神経学会の報告も受けて四回、そして七九年以降、社会党国会議員の高杉廸忠（みちただ、七七年と八三年の参議院選挙に当選、茨城県選挙区）らによって頻回に取り上げられる。ごく短い言及も含め七一年から八七年までに確認できたのは計四七回。八〇年前後のものでは八〇年一一月二七日の参議院社会労働委員会における高杉と厚生大臣・政府委員とのやりとりがまず長い。この時には朝日麦酒の株を四〇〇〇万株ほど買って発行数の約二〇パーセントを占めるといったことが知られ、報道された。この類の話はここではもうよすが、利益追求は人々の関心を引くものではあったから、おおいに報道されたようだ。追及もその株取得の辺りから始まり様々が問題にされるのだが、もちろんここでも拘束等は問題にされる。

それに対する答弁は、それに問題があることを認めながら、一般には不当だがときに必要なこともあるという「精神医療の特殊性」を言うというものである。医師にゆだねるしかない場合があるということになり、その部分で法的な責任を問うのには限界があるとされる。例えばこの日、政府委員としての大谷藤郎が次のように答弁する。大谷（一九二四～二〇一〇）は医系技官として五九年に厚生省に入省。精神医療やハンセン病を巡る政策に関わり、退職後らい予防法の撤廃を提起し、違憲訴訟において原告側の証人となったことで知られる人でもある。[★16]

精神衛生法の三十八条では、精神障害治療の特殊性にかんがみまして、入院患者につきまして、「医療又は保護に欠くことのできない限度」におきまして行動制限を加えるということを認めているわけでございます。しかし、その行動制限の具体的なあり方というものは、患者の病状によりまして精神医療という観点から、医師によって個別的に判断が下されるべきものであると考えております。しかし先生御指摘の、たとえば通信の自由の問題につきましては、これは憲法で信書の検閲を禁じているという趣旨にかんがみまして、従来とも厚生省ではこれは「行動の制限」に当たらないという見解をとっておりまして、そういう指導をいたしているところでございます。

また面会につきましては、これも個別の医師の判断によるものではございますけれども、限られた場面に限ってこれは認められるべきものであって、一般的には軽率にこれを行うべきものではないというふうに考えておりまして、厚生省といたしましては、研修会あるいは鑑定医の協議会等の機会を通じまして、できる限りこの「行動の制限」を加えることについて慎重に取り扱うよう指導しているところでございます。

けれどもこれは、ここでは法の解釈の話は措くが、おかしい。何を侵害とするか。拘束されたり制約されたりすること自体、その全体がまず問題である。つまり、致死、殺人といったことでないとしても、すべきでないことがたくさんなされており、すべきことがなされていない。そのことが問題であり、ならばそれは、大谷が（当時）官僚として行政としての対応を答えるのは当然として、行政による「指導」といった水準の問題なのかである。面談や通信の自由にしても、当時の・現在の法において基本的に制約されるはずのないものであることは言えた・言えるはずであり、行政が（基本的に）認めるようにと「指導」するようなことではないはずだ。これが第一点である。

2　誰が遵守し／させ、抗弁する／させるか

次に、不当な加害行為（そして行為の不在による加害）があると考えられ疑われるとき、相手側はそんなことはないとか自分たちの行ないが正当であると言うのであれば、そうでないことを立証するべきであるということである。これが第二点である（以上二点について第1章・三一頁）。

私は制約・強制をまったく認めないという立場は採らない。その必要性を全面的に否定することはしない。しかし、それは、原則的には禁じること、それを制約する代わりの処置についてその正当性が主張され挙証されねばならないということである。これは法等の規則を制定する側にも、実際の行ないに関わる側にも言える。

ではどのように示したらよいのか。たしかに難しいこともあるように思われる。しかし、その難しいことについて考え、それを提案したり証明したりするのは、第一義的にはそうした行ないをなす側であり、制限されて迷惑を被るかもしれない側ではない。さらにそれは、求められて提出されるその根拠をそのまま受け入れるということ、その人たちに決定権があるといったことではまったくない。権利を制約される側は、自らを制約することについて、提案された案、提出された根拠とされるものを見て、それでは受け入れないなどと言えばよく、そうして議論がなされることになる。

だから、すべき（でない）ことの限界を遵守するのは、そして遵守していることを述べたてる義務を有するのは医療の側であり、それを遵守させるのは社会の側であり、それを実効性をもって実現させるのは政治権力である。

医師が「医療又は保護に欠くことのできない限度」という判断を行ないそれを実行するとして、それが「限度」であることを示さねばならないのは、まずはその医師（側の人たち）ではないか。その人たちが判断しているのだから、本来すべきでないことを、自らの判断で、例外的に行なっているのだから、

その判断と行ないの正当性を立証すべきはそれを行なった側だということである。証拠を自らが提出せねば有罪となるというほど強いことは言っていない。しかし権利制約はその医療者の判断の上のことのはずであり、本来説明可能な行ないのはずであり、自らに問題がないというのであれば説明する必要がある。そのことを言っている。

再度述べるが、自由が制約されるべき場合があることそのすべてを認めないのではない。しかしそのことを認めたうえでも、むしろ認めるから、この主張は成立する。「特別の事情」があることを説明するのは制約される側ではない。制約する理由を挙証すべきは制約を課す側であるのは当然である。そしてそれは、いまでもそのときも不可能なことではなかった。その方向を行くことである。長く得るものの少なかった争いが明らかにしたのはそういうことである。

むろん、何が当然のことであるのか、すくなくとも望ましいかは皆がわかっていたとも言える。しかしその手前で止まってしまう。あるいはそこを通りすぎてしまう。そんな具合になっている。

そこには、そうやって当たり前のことを当たり前に問題にしていくと、問題は一部悪徳病院でなく全般に広がっていってしまうということはあっただろう。例えば拘束ということであれば、どこでもなされてきたことで、全体が批判されてしまうことになってしまう。さらに、この事件を巡って多くの人が「本音」として語ったこと、つまり手に負えない人々はそんな場所にでも行ってもらわねば、(死ぬまで)いてもらわねば仕方がないのだという、この病院をつぶしてしまったら——宇都宮病院事件の時にはその要求がなされた——収拾がつかないという事情があった。だから告発はそんなところに及ぶことはなかったのだとも言える。

しかし一つ、たしかにその時すぐ全部というわけにはいなかったにせよ、不当な利益を得させることと引き換えに収容してもらうというのではない、もっと普通にまともなやり方で代替できたはずである。

これはつまりは金をどこに使うかということだ。このことについては後述する。もう一つ、よくはないと知りつつも全体を維持していくためにいくらかについては目をつぶるというやり方はやはり違う。全体を問題にすることは、全体を破壊したい人たちにとっては残念なことに、全体をすぐに破壊することにはならない。それは維持されながら問題にされ、問題にされながらいくらかずつましになっていくことができる。やむをえないところがあるという論法はやはり回避・逃避の方便なのである。

3 誰が提起し介入するか

告発したのは元入院者であったり退職者であったりした。そして当初はかなり広範な層の人たちだった。医療者たちの一部もそこにいた。ただ現地にあって実際にその闘争に関わってきた人たちは、広範な協力が得られないこと、さらに動きにくくなっていることを嘆いていることを見た。

七〇年に抗議を受けて辞任するまで京都府で一人だけ精神科の社会保険支払基金審査委員を務めていたのが十全会三病院の一つ双岡病院の院長であったことを前に記した（四九頁）。そして京都の医師会、そして保険医協会も「革新府政」の長い間の強力な支持母体だった。と同時にその組織は、行政からの独立を主張し、それを維持させた。審査委員会についてもこのことをずっと主張して譲っていない。高杉晋吾の著書によれば、おそらく同じ七〇年に出た『保険医協会二〇年史』★17に「審査委員会の運営が全国一民主的であり、監査の前に行なわれる患者調査に保険医協会、医師会が立会って保険課などに勝手なまねはさせない」と記されているという。また六四年に医師会と知事の間に結ばれた「覚書・京都府における社会保険医療担当者指導実施要領」では病院の指導・監査などにあたって、府は医師会との協議のうえでなければ指導・監査できないとされたという（高杉晋吾［1972:139］）。

そして革新的であり患者のために自律性を主張するこれら団体は、十全会について何も言っていないわけではないが、積極的に関与してはいない。そしてこのことは当時の府政や市政を（今みたような場面では独立性を主張しつつ、またそれを維持するためにも）全面的に支持する側だけでない人たちについても言える。中野［1976］［1996］には堀川病院の最初の院長を務めた竹沢徳敬――早川一光がその人を紹介し称賛している文章を早川・立岩・西沢［2015］所収の立岩［2015b］でいくつか引いた――がその府政への支持についていくらかの自由度を認めようという立場で七二年の京都府医師会長選挙に出て敗れる経緯が書かれているのだが（著者の中野進はその竹沢の側に付いた）、例えばその選挙にはこの事件は出てこないし中野の著書でも触れられることはない。★18

たんになすべき医療行為をしたことについて行政・財政側から「濃厚医療」だと非難され、早川らが憤り抗議したことをやはり以前に紹介した。そうしたところから政治・権力からの自律が主張される。そしてそれは、例えば京都の人・組織については、国家・中央への抵抗であってきたという言い分にももっともなところはある。だから厄介なのではある。ただ総じて業界団体は業界を守るためにある。これは当然の実際のことである。そしてそれは正義を掲げることと多くの場合には相反しない。さらに悪質な部分を非難・排除して「自浄作用」を示すことも、ときには――実際にはあまりなかったが――ある。この時にももっとありえたように思うがさしたる動きはない。既述したように、「終着駅」として相当の部分をこの病院に依存しているということがあったかもしれない。問題をただしく一般化すれば自らに及ぶという現実的な危機感はあまりあったように感じられないが、保険審査の問題も含め既成の体制が問題化されることを回避する傾向があった可能性はある。

すると、批判を続けることに決めている「コア」な部分、そしてその結果でもその背景でもあるが大きな組織の運営の実質にはあまり関与しない部分だけが残ることになる。そんなことが七〇年代後半以降には起こっていたようだ。それは十全会闘争の困難をもたらしていると言われ、嘆かれている（五一頁）。そしてそれは「地域移行」の局面にも関わっている。

私は愚痴を言っている人たちがこの事業に関われた方がまだよかったとは思う。しかし業界の人たちが力を持つのであれば、業界を守ろうとする人たちが力を持つのは当然のことでもある。同業者（の自律）をあてにできないとしよう。そこで法が持ち出される。医療法に基づく医療監視のことが国会の質疑に幾度か出てくる。七九年三月一日の衆議院社会労働委員会での草川昭三（公明党・国民会議）の定員以上の収容に関する質疑に対して佐分利政輝彦政府委員（医務局長）。

四十九年当時もこの二段ベッドが医学的に非常に問題になりましたので、強力な指導を行いまして、二段ベッドは取りやめてもらったわけでございます。その後毎年一度は医療監視を医療法に基づいて行っておりますが、五十三年度の医療監視のときも、われわれは二段ベッドは確認しておりません。指導どおり普通のベッドになっているという報告を受けております。

そしてこの年から翌年にかけてさらに幾度か、七八年、七九年から八〇年になされた医療監視の結果が報告され、医師・看護師の数が規定数を満たしていないこと等について指導を行なった、行なっていると答弁される。また草川が八〇年二月一九日の衆議院予算委員会で「老年病入院専門病院」と書かれたパンフレットを福祉事務所に配っている病院があること（そして「無料ですから」「七十万、八十万という収入」が入ること）を指摘し田中明夫政府委員が医療法の広告制限違反に当たると述べ、指導する旨答弁している。それに続け十全会では年に一〇〇〇人が死んでいること、厚生省に調査を求めても「京都府から厚生省にUターンで戻ってくるわけ」で、七九年に予算化された「監査指導官制度」を使う気はないかと問い、野呂恭一厚生大臣が「徹底した指導監査を行いたい」と述べる。その後質疑応答は朝日麦酒の株買い占め事件へと移っていく。

さらに同年九月富士見産婦人科病院事件が露見する。翌一〇月二一日の参議院社会労働委員会で高杉廸忠が株の買い占めから始まり、超過収容について質疑を行い田中委員が医療監視の結果と指導について答弁。その後に園田直厚生大臣。

一言つけ加えますが、収容人員の超過は違法であります。これがかつまた長期化することは大した違法でありますが、残念ながら事務当局の答弁を聞けば、これを指摘し、京都府の衛生部を通じて指導、監督を徹底するようにし逐次改善していくと。こういうことでないと、再び富士見病院のような事態が起きないとは限らぬわけであります。残念ながら罰則がありません。そこで、警察と大蔵省と私と三者一体になって、そういう脱法行為を平気でやるところは徹底的に取り締まろうと、こういう決意をしておるわけでございます。

高杉がベッド拘束について「本人の意に反した専断的治療行為であり、違法」とした高裁判決をとりあげ、それに大谷がさきに引用した同年翌月のと同主旨のより短い答弁をし、高杉が医療監視について質問し、田中明夫政府委員（医務局長）が答弁する。

医療監視につきましては、医療法によりまして、監視すべき事項、病院の設備が適切であるか、あるいは医療関係者の数が確保されているか、あるいは診療録等の書類が的確に記入されているかどうかというような点を監視するということになっておりまして、診療内容につきましては法律では監視すべき事項の中に入っていないわけでございます。したがいまして、われわれ医療監視を行いまして、この十全会の傘下の病院につきましても、先ほど来申し上げておりますように、患者がよけいに入っている、あるいは看護婦等の数が足りないということにつきましてはその都度厳重に忠告し改善を図っておるわけでございますが、医療の内容につきましてはなかなか踏み込んで調査ができないというのが現状でございます。

翌一一月二七日、参議院社会労働委員会での政府委員の答弁の後の園田大臣と高杉議員とのやりとり。

高杉「大臣ね、私は、具体的にここでひとつ問題を提起いたしたいと思うんです。現行の医療法第六十三条では、都道府県知事の医療法人に対する権限としては、まあ法人の業務または会計の状況に関する報告徴収権のみしか認められておりません。このようなことでは十全会の資金の流れを徹底的に解明することは困難であると思えるんです。私は、この際医療法を改正をして、都道府県知事に医療法人に対する立入調査権及び関係書類の押収権を与えるなど、思い切って監督権限の強化を図るべきであると考えますが、大臣、この際御決意はありませんか。」

園田「医療法人に対する監督権限の強化、これは［……］できるならば私は各医療機関、医師の良心に従ってやりたいと思うものでありますけれども、今日のようにモラルがなくなり各所に事件が起これば、この監督権を強化をし、医療法を改正するなどもまじめに検討しなければやむを得ない状態になってきたと考えます。」

高杉「ぜひ、私がいま提起をいたしました医療法改正についても、ひとつ前向きに決断をいただきたいと思います。大臣、決断をいただきたいと思いますが、再度いかがでしょう。」

園田「御意見は十分拝承しまして、具体的に検討をいたします。」

この後幾度か別の議員・別の大臣との間のやりとりがある。そして八五年一二月に医療法の改定がなされる（八六年六月施行）――この改定に至る政治過程については西岡［2002a］［2006］で詳しく記述されており有益。それはまず都道府県に地域医療計画の作成を求めた。また監督権限を拡大し、従来報告させることだけを義務化していたのに対して調査権を付与した。また理事長を原則として医師又は歯科医師に限定した。その代わりに、医師が一人の医療法人、いわゆる一人法人を認めた。

まずその法律についての通達――ウェブで全文が読めるから医療法人に関わるところだけ引用する★19――は「高齢化社会の到来に伴う医療需要の増大、多様化や医学医術の進歩などに対応して、国民に適正な医療をあまねく確保する観点から」と――結局このような位置づけになるのは、こうした文書を出す側になればわかるのではあるが――始まる。このような流れの帰結が何であったかである。またこのようなところに流れていく話が何であったかである。これは、第一点・第二点（三二一・三二二頁）に続く第三点、誰がまたどこが、個々の機関の制御に、また個々の機関への対応のあり方も含む制度に関わるか介入するかということである（第1章・三二二頁）。

まず地域計画といったものが機能したことがどれほどどのようにあるのかということもある。その中身は私には判断できないからここではしない。ただ、それ以前から以後にいたるまで、医師会自体が新規参入等に対する規制の機能を果たしてきた。長くその会長を務めた武見太郎は反対したそうだが、事実上内部規制は行われていたし、また彼自身すくなくとも医師の養成数の規制は主張したのだから実際にはそれほど自由を大切にしていたわけではない。そして業界はその計画に関わる権限を自らも有することにしたうえで、それを受け入れた。それは業界にとってわるいことではない。

次に医師が一人の組織が法人であってわるい理由はない。ただこれが実質的に減税を帰結したことは事実であり、政府はいくらか介入の権限を強めるとともに、この部分において優遇を受けいれたとも言える。そして理事長を医師に限ることがどれほどよいかである。それは医療の非営利性を保つ上でよいという考えがあることを紹介したが（註02・一〇三頁）はたしてそうか。このことは国会でも指摘される（五〇頁）。そして理事会に監査を置くその他が実質的にどれほどのことをもたらすかも誰もが知っていることだ。そして立ち入りはよほどのことが疑われる場合ということになる。

これでは「効かない」。八一年、調査に基づき十全会に出された勧告の紹介も含め、次節でこのことを示し、第三点についての案（第1章・三二頁）を説明する。そして第1章で三点の次に二つあげた一つとくに医療費を巡る統制のあり方について当時なされた議論を紹介し、別の方法を示す。二つのもう一つ、地域（移行）を巡り、やはりいかほどのこともなされてこなかった所以については第3章で述べる。

5　違うところにいったこと・どうすればよかったか

1　計画と法人組織の話に流れていったこと

京都十全会病院に多くの不正があり、取り締まらねばならないことになった。大臣他は怒っている。事務方は善処を言いつつ現行法では限界があると答弁する。いくらかのことはなされた。まず調査に基づいて一九八一年に十全会に対して勧告が出された。[★20] それでも限界があるからとして、それ以前から計画はあったのだが、この事件も一つの促進要因となって八五年に第一次医療法改定があった（宇都宮病院事件の発覚は八四年で、この時には法改正はほぼ決まっていた）。その一部を紹介した。結局それでは「効かない」ということだけを言いたいのだが、それは問題の収拾のされ方が効かないものになってしまった事情を追うことでもあり、では別の方向はどこにあるのかを言うことにもなる。

前節で、本人が益を得られることによって本来は侵襲行為であることが例外的に許容されているのだから、それが許容されることを正当化すべきはその行為をなす側であり、それに成功しないのであればそれはなされるべきでないと考えるのが当然で、本来は、閉鎖空間でなされた極端な加害行為の存在を証明できなければ責任を問えないとするという筋で問題にすることはないと述べた。そしてその実態は幾度も述べられている。例えば八〇年二月一九日衆議院予算委員会における草川昭三（公明党）の質疑。

涙を流さぬと見れぬような話があるのです。酸素テントに二十五日間入っておるわけです。一カ月近い。その人が水中機能訓練といって、ふろの中に入れさせられる［……］。手を挙げて立ってふろの中に入っていく［……］それを二回やられる［……］そして片一方では［……］注射を打つわけです、連続して二十何回とかね。

それは風呂というよりは洗い場であり、なされるのは短時間で保険点数を得るためにそこを列になって行進させるといったことで、そのさま自体はＮＨＫの番組で放映されてもおり、病院側によっても隠されてはいない。そして裁判でも「安直」な行ないについての言及はあり、それも紹介されている。[★21]現実は知られている。問題はその扱い方だ。それをなお行なうならその正当性を言わねばならない、でなければそれは、ただけしからぬことであることだと指摘されるのでなく、実際に禁止されるべき不当な行ないとして対応するのが当然である。前節でこのことを第一点として述べた。そしてここから当然に帰結する第二点として、それが医療者の「裁量」によってなされたとして、その裁量の妥当性を証さねばならないのはその裁量を行なった側だと述べた。以下、第三点とした、では誰がどのように問題を問題とするのか、それをどのように可能にするかについて述べたことを続ける。そしてその次に二つあげた一つ、とくに医療費を巡る統制のあり方について当時なされた議論を紹介し、別の方法を確認する。

八五年に改定された医療法では一つに都道府県単位での医療計画の策定が規定された。とくに人が少ないなどの事情で参入がなくあるいは撤退があり、医療が整備されていない地域・領域についてそうしたものが必要であることを認めないわけではない。しかし、まずどんな領域にせよ、計画を策定せよという種類の法がまともに機能したことはあまりない。近年では、面倒なことだと思われている場合、市町村単位でそんなことに人手をかける余裕がないとされる場合には実質的な作業は民間のシンクタンクに投げられることがある。また計画は——後で見るように、個々人に対してもこのところ金がつくことになっているのは「プランの作成」であり、提供されるのはそのプランを実現するための手立てではないのと同じで——計画であるだけである限りは実現されることにはならない。

同時に、それは新規参入に対する規制としても作用する。日本医師会、その会長を長く務めた武見太郎自身は「自由」を主張し行政による規制に反対し、医療法改定にも反対した（西岡［2002a:204-206］他）。ただ、実際にはそれまでも各地域の医師会は新規参入・競合の実質的な制限をし自己防衛を行なってきた。[★22] 武見はそれを批判したというが、実際には行なわれていた。自由を掲げ、そのための自治・自律の理想を言い、同業者団体が実質的にそれに反したことをすると批判はするが、その現実は続いていき、そして政府の介入は防がれる。そうした構図になっていたということだ。ただ、病床数の抑制を図ろうという政府側と自らの位置を護ろうとする側の利害とは背反しない。七〇年代からあった医療法改定の動きにずっと反対してきた日本医師会は、八〇年代の初め法改定が富士見産婦人科病院事件や十全会事件をきっかけに浮上した時にも強く反対するが、八二年四月の武見引退の前後から武見やその流れの人たちの影響力は減退し、従来の路線は徐々に変更されていく（西岡［2002b:65-67］）。そしてこの計画を作るについては、医療者というより医療経営者たちの参与が、この件に限られずいつもそうなのだが——そしてそれがおかしなことだと言おうとしているのだが——認められたのだから、必ずしも評判のよくない「自主規制」より医療経営者にとってはその方がむしろよかったとも言える。

そして、それは精神病院についてはなにごとも起こさなかった。公立病院を増やすべきだといったことは以前から言われこの時も言われたが、それが目に見えるほど実行されたわけでもないし、実現したとしてどれほどのことが起こったかということもある。それ以前に、後でも見るように、一方では不足――過剰収容や医療者の過少が問題だという指摘は、単純にはその方向に行く――を言い、他方では入院者数を減らすべきことを言っているのだから、その枠内で考える限りは、計画を立てるにも方向が定まらないことになる。そしてその「計画」は、既にあって普通になされていることをどうかするというものでなく、日常様々に起こっていることがどうかなるというものではない。

次に組織について。改定医療法では理事長を医師にすることにはなった。八〇年に発覚した富士見産婦人科病院の理事長は（その妻の院長は医師だったが）医師ではなかった――その人が医師にだけ認められたことを行なったことが問題にされた（他方、以下の質疑でもそのように言われているが、その十全会の理事長が赤木孝のことだとすれば、彼はやはり医師だったようだ（註02・一〇三頁））。

このことについての疑問はすでに出されている。一つには、法律が変わるとこれまで理事長をしてきた医師でない人が理事長を続けられないのがかわいそうだといった類の発言であり、それに対しては移行措置を構ずるといった答弁がなされる。一つには、それで問題が解決するわけではなかろうということである。八三年五月一九日、衆議院社会労働委員会での大原亨（社会党）の質疑はそのような主旨のものだ。ちなみに「あれ」は富士見産婦人科病院事件。

医者が理事長であったならばいいという問題ではない。あのときだれかそういうことを言いましたけれども。あれ医者でなかったからああいう悪いことをしたのだと。そうじゃない。奥さんが理事長になったって、主人がそのほかの常務理事か何かやっておりましても、同じような問題が起きるわけです。

このことは法改正が決まった頃になっても言われる。八五年一一月二八日衆議院社会労働委員会での森田景一（公明党）の質疑。

［……］今回の医療法の改正のきっかけになったのが富士見産婦人科病院の乱診乱療事件だったと聞いておりますけれども、ここは確かに理事長はお医者さんではありませんでした。また［……］十全会グループについては理事長はお医者さんではありませんでした。お医者さんでない理事長がいろいろと目的外の事業に走る、こういうことは非常に残念なことでございますが、それではお医者さんが理事長なら大丈夫かといいますと、そうとも言い切れない事例がある［……］例えば北九州病院グループの問題［……］

八三年の質問には竹中浩治（厚生省環境衛生局長）が答えている。

竹中「これまで起こりましたいろいろの案件、事件を考えてみますと、その医療法人において医学的な知識が欠落をしておって、それによって問題が起こったというような場合が多いわけでございます。そういった点を勘案をいたしまして、今後の医療の適正な提供を確保するために、医療法人の管理運営をつかさどる責任者である理事長は原則として医師、歯科医師から選出をするというふうにいたしたわけでございます。」

医師がもっている（はずである）のはある分野の知識と技術なのだから、医師の属性と経営者である要件という、つなげられないものを無理につなげようとするなら、このように、つまり医師の属性とされるものをもって答えるしかないのだろうし、そのような言われ方は他の場面でも繰り返しなされる。しかし言うまでもなく一つ、この職種以外の人を原則排除することを基本的に正当化できるかといえば、それはできないはずである。次に、医師が医師でない人たち――「高利貸しでも暴力団でも」などと言われる（八一年三月二五日・衆議院大蔵委員会、社会党の堀昌雄の質疑）――がよりよい人かどうかについては留保しよう。ただ経営の継承を考えて、自らの子孫を医師にしようとするなら、そのためには費用がかかる。その費用は回収されねばならず、すくなくともそのための金がいることにはなり、そのように金をかけたりかけられりする人たちが経営を担当した場合にどんなことになるか、想像できなくはない。だから、すくなくともそれほどの効果は期待できない（早川・立岩［2014→2015:112］、立岩［2015b:162］）。

それに加えて紹介したように、医師一人の所謂「一人法人」を認めさせること――そのこと自体に反対する理由はないことは述べた――で、法人・経営者は払う税を少なくすることができる。この部分で医師・経営側の利害は通された。そしてそれはむろん、精神医療の現状にはとくになにごとも生じさせるものではなかった。

2 監視・監督

こうして規定がいくらか変わってもその組織でなにごとが起きることはなさそうだ。とすると外部から監視・監督ということになる。十全会事件のときにも経営の監視が求められる。そして努力はしたが限界があると言われる。権限としてどこまでのことができたかということがある。八〇年一一月二七日、参議院社会労働委員会。十全会事件が頻繁に取り上げられるようになった年の高杉廸忠（社会党）と園田直厚生大臣とのやり取り。

園田「一般の医療機関に対する指導、監査という問題から考えましても、これでいいかどうか疑問を持つわけでありますが、特にいま御質問の問題は、これは相当前から評判になっているところでございます。私が就任してからすぐ、これを具体的に指示したところであります。それがなお、いまのようなことでやってもわからないと［……］なると、いままでどおりにやっておったんではだめだと［……］いうことになりますので、急襲的に監査をやるか、あるいは移動的な監査班をつくるか、現行制度の中でももっとやるべきことはあるんじゃないかと［……］思うわけでありますが、具体的に一つ一つを解明をして、これに対する対応策を講じてまいります。」

高杉「大臣ね、私は、具体的にここでひとつ問題を提起いたしたいと思うんです。現行の医療法第六十三条では、都道府県知事の医療法人に対する権限としては［……］法人の業務または会計の状況に関する報告徴収権のみしか認められておりません。このようなことでは十全会の資金の流れを徹底的に解明することは困難であると思えるんです。私は、この際医療法を改正をして、都道府県知事に医療法人に対する立入調査権及び関係書類の押収権を与えるなど、思い切って監督権限の強化を図るべきであると考えますが、大臣、この際御決意はありませんか。」

園田「医療法人に対する監督権限の強化、これは［……］できるならば私は各医療機関、医師の良心に従ってやりたいと思うものでありますけれども、今日のようにモラルがなくなり各所に事件が起これば、この監督権を強化をし、医療法を改正するなどもまじめに検討しなければやむを得ない状態になってきたと考えます。」

高杉「ぜひ、私がいま提起をいたしました医療法改正についても、ひとつ前向きに決断をいただきたいと思います。大臣、決断をいただきたいと思いますが、再度いかがでしょう。」
園田「御意見は十分拝承しまして、具体的に検討をいたします。」

この前後、幾度か病院の調査はしたこと、京都府に勧告はさせたこと、現行法では例えば関連会社の行動にまでは立ち入れない等々の答弁がなされている。それで医療法改正が必要ではないかと問われ、前向きの答弁がなされる。それは法改定の流れにいくらかは寄与したはずであり、法は改定され、管理監督の権限が強められることになった。それまでは報告を求める以上のことはできなかったが、改定後の医療法では立ち入りを認めることになった。

その方がよかったとは言えよう。しかしそれにどれほどの効果があったのかである。非常に野蛮なところであったり過度におかしな経営をしている場合にはいくらか効果があったかもしれないが、多くはそこまでではない。精神病院の状態全般に効く策はここには出ていない。結果さほどのことはなかった。

その代わりの唯一効果的な方法といったものはない。しかし他にもできることはあると述べた。中にいる人自身がものを言えるようにするのがまずは正しい。だが、それだけで足りないから厄介なのではある。だから、中にいる人に関係をもつ人が、誰でも、関心をもつ人が誰でも入れるようにすればよい。すると（こんな時に限って）「プライバシー」云々が言われるに違いない。けれども多くの病院以上にその大切なものを大切にしながら立ち入ったり様子を聞くこと、問題を示し、行政や司法に持ち込むことは十分に可能なはずである。

そうした試みの結果として、私の知るところでは、精神病院への調査とその結果を知らせる報告書がある。東京では東京都精神医療人権センターと東京都地域精神医療業務研究会の『東京精神病院ありのまま』、大阪では大阪医療人権センターの『大阪精神病院事情ありのまま』が出されている。私は一〇一回続いた本を紹介する連載の第二回（立岩［2001-2009（2）］）でこの二つの当時出ていた版を紹介している（補章3・三〇二頁）[★23]。そうした活動はその後も続いている。

ここでは調査の申し出を断るような病院はなにかよくないことをしているところだ（と受け止められるに違いない）から、受け入れを断ることによって評判がわるくなることを恐れる側は受け入れざるをえないといったことも書いている。そうしたことが実現する場合はある。だがいつもではない。自身で欲しいものを選べる、居たいところを選べる、その選好に応えざるをえないような仕組みになっていなければ、自発性をあてにする仕組みは十分に機能しない。それは「完全情報の欠如」「情報の非対象性」といった消費者保護の理由としてよくあげられる理由によるだけではない――この場合には先述の民間による情報開示に応じざるをえないといった条件がある場合には民間の活動だけで足りる[★24]。それとは別の事情で消費者たちの自発性に委ねることができないということである。だから自由な立ち入りや異議申し立ての自由が強制力によって支持されるようにすることである。これをなにか自由の制約であると捉えるべきではない。前節で述べたように、起こってきたことを逆に、しかし普通に捉えるべきなのである。本来は、人々は、孤独でいられる空間も保持しながら、それ以外の部分では様々な人が立ち入ったり通り過ぎたりしていく空間にいるし、いてよいことになっている。述べたように、そうでない場合は特別の場合なのであり、そのような空間であらねばならないとすれば――例えばその人の健康状態を悪化させる可能性があり、そこに生ずる不利益が利益を確実に上回るといったように――それを正当化する特別の理由を示さねばならないということである。このことは、組織経営自体についても言えることだが、そのことは以下、医療費の問題について言われなされてきたことをいったん押さえてから述べることにする。

例えば十全会は、費用を過度に節約したこと、なされるべき供給が不足していることによって、問題にされた。同時に他方で、過度に供給したこと、過剰が指摘され、そのことによって得た不当で過大な利益が問題にされた。まずここで問題は供給側にあるとはされている。このことを議員も当然にも指摘し、大臣も憤慨している。ただそれは、なだらかに「過剰」という問題把握につながっていく。その時期から顕在化する医療費の膨張への危機感、医療費の適正使用という論理に順接しうるし、実際に接続した。ほぼ同じ時期、悪徳老人病院批判がそちらに流れていったのと同じく（cf. 立岩［2009］）、医療費の「適正化」に流れていく。

そしてここで精神科医療にかかる金のことはあまり表には出てこない。「地域（移行）」についての展望は語られるが、他方ではかけるべき金が病院にかけられていないことが指摘されているからでもある。そして非自発的で「社会的要請」による入院が多いという事情もある。まず老人医療――実質的には十全会病院は大部分老人病院だったのだが――が名指され、そして医療全般に話は移される。

そしてそのための処方として自己負担と定額制の導入が言われる。簡単に実現していくのは自己負担の設定・増額だったが、そのことは多くの人が知っているから略す。この当時、過剰を防ぐ方策として言われるのは出来高払いの見直しである。八二年四月二七日、参議院社会労働委員会における高杉廸忠（社会党）と森下元晴厚生大臣とのやりとり。

高杉「制度の矛盾を是正するためにも、思い切って人頭払い方式の採用、こういうことが具体的に検討されるべきだと思うんです。たとえば都道府県別の一件当たりの給付について見ても、いわゆる西高東低が言われたり、大臣も御存じのように、富士見産婦人科病院、さらに京都の十全会等々に象徴される医療の荒廃、これをめぐる諸問題は、支払い方式を変更すればかなり改善が期待されると考えるんです。大臣いかがでしょう。」〔……〕
高杉「注目される老人医療費の支払い方式、これについては、大臣も御承知のとおりに、さきの通常国会で、外国の制度も参考にして新しい方式を考えたい〔……〕前厚相の意欲的な答弁もありまして注目されたことは記憶に新しいところなんです。厚生省として老人保健審議会にたたき台を提示して審議してもらうという意向のようでありますが、厚生省としてはどのような腹案を持っているのか、またたたき台としてそれはどのような案というものを用意されているのか、それぞれの方式についての長所、短所、この際私は示していただきたいと思うんですが、いかがでしょう。」
森下「富士見病院とか三郷病院、その他新聞をにぎわした、不正請求したり、また老人を食い物にしたような例がございまして、まことに遺憾きわまりないことでございまして、そういう点だけを見ました場合に、そういう制度も一つの方法であると思いますけれども、ほとんどの医師の方は私はそうでないと実は信じておりまして、出来高払い制度は、必ず裏には医の倫理という一つの精神的な、高度な聖職としての精神的な背景がある、医師としての裏づけのある出来高払い方式という——私は人間の性は善であるという考え方の上に立ってやっていきたい。ただ一部そういうまことにけしからぬ、法を悪用する、出来高払い制度という制度を悪用する医者のあることは、またあったことは事実でございまして、そういう点は別の方法で是正できると思っております。」

つまり大臣は医師の良心を言う。これもまた（後でも一つ見るが）幾度も繰り返されてきたことであり、繰り返されていくことだ。技術と精神（医道……）と、他に言うことはない。そしてそれは同業者組合が言うことでもあった。とくに武見はそのことを言い、信じていたようでもあり、その点において同業者たちがなっていないことを強く指弾しもする。しかしそれは結果として、自由のもとで実際に行なわれていることを許容するということでもある。

この後、吉原健二（厚生大臣官房審議官）はイギリス・ドイツの制度について開業医と病院の分化のもとで開業医・かかりつけ医の担当部分に限って対応していることを述べ、しくみが異なる日本では難しいと答弁している。そして翌八三年二月二日、衆議院予算委員会での川俣健二郎の質疑。「検討する旨を発言」の箇所は前節に引用した。答弁は林義郎厚生大臣。

川俣「［……］いよいよ日本の医療法、この大改正が、何年かぶりで改正するという意思表示が国会になされております。そこで、いままでなぜ改正案を出す出すと言って出せなかったんだろうか［……］予算委員会の場でも、十全会病院、都病院、そして去年、おととしあたりは富士見病院［……］、いわゆる悪徳医療、医師ということで大騒ぎになったわけですが、そういうものも踏まえて医療法というのを改正するつもりだろうと思うのですが［……］。」

林「［……］今国会に改正案を出すとなると、それから約三十年ぶりの改正をいたしたい、こういうふうに考えておるところでございます。／［……］園田厚生大臣が五十五年の一一月に検討する旨を発言いたしましてから、鋭意関係方面と意見の調整に努力をしてきたところでございますが、医療関係団体との調整など残された問題があったことから、残念なことに、昨年までの国会に改正法案を提出するに至っておらないのが実情でございます。

御指摘の富士見病院、十全会病院、都病院等悪徳医の事件がたびたび国会でも御議論いただいておりますけれども、そういったものを十分に踏まえてこの改正案を出さなければならない、こういうふうに考えておるところでございます。」

川俣「〝薬づけ〟ますます」という見出しもいまだに新聞から消えていない。「半分は薬と一部検査料」、いまやもうすでに国民総医療費が年間十三兆円から十四兆円近くなっております。そこで、こういった問題を、この医療費を医療法の改正でかなり大胆に積極的にやるつもりがあるかということ［……］／［……］薬漬け等々で医療費が十三兆円以上になってきたという問題は、この場でも論議になりましたが、診療報酬の立て方にも問題があるのじゃないだろうか。［……］日本の国はいま単純出来高払い制といいまして、とにかく治ろうが治るまいがと言っては失礼だが、どなたに注射しても、これさえ打てば何点、この薬をやれば何点という単純出来高払い制で［……］この診療報酬体系というのをもう少し検討してみたらどうか、各国を研究してみたらどうか、諸外国に研究員を派遣して検討しろ、こういうことを言った記憶があるのですが、それをなさったのかどうか［……］／［……］。」

林「［……］医療法の改正で［……］非常に悪徳の医師に対する処分、その他医療法人に対する処分を厳格にするということだけでは、私はなかなかこの問題の解決にならないと思うわけでありまして、広く国民医療費の適正化対策というものを各方面にわたりましてやっていかなければならないと思いますし、厚生省の中におきましても、そういった対策本部を設けまして鋭意努力しているところでございます。／［……］諸外国の例はどうなっているか、研究に行ったかというお話でございますが、実は先生から五十六年二月二十八日、当予算委員会の分科会で御指摘がございまして、五十六年の九月西ドイツ、フランス、五十七年の一月に西ドイツ、フランス、イギリス、五十七年一月にフランス、イタリア、オランダ、五十七年十月にカナダ、アメリカ等に担当官を派遣いたしまして、また五十六年度には厚生科学研究費補助として主要国における診療報酬に関する研究を病院管理研究者に委託をいたしましてやっておるところでございます。この報告は、五十七年の四月二十一日に、衆議院の社会労働委員会に高齢者に関する基本問題小委員会というのがございますが、それに対しまして「諸外国の診療報酬支払方式」ということで御提出を申し上げておるところでございます。
出来高払いの問題でございますが、診療報酬体系を一昨年五十六年六月の改正で、技術料重視の診療報酬体系の確立を目指して大幅な見直しを行ったところでございますし、同時に、老人診療報酬につきましては、老人の心身の特殊性を踏まえた新たな診療報酬を設定をしてやるということにしたわけでございます。／一般診療の見直しをしろという御指摘でございますが、これは省内に設置しました国民医療費適正化対策本部の診療報酬部会におきまして検討中でございますし、中医協でも審議が進められる予定になっております。こうした審議状況を踏まえまして対応をいたしたい［……］。」

定額制の導入に対して大臣や医師会は反対する。大臣は性善説をもって、というのが言い過ぎであれば、それを期待すると応える。そして基本的には出来高払いはその後も維持されているとされる。ただ、実質的な供給・支出の制限は、高齢者医療——この部分についてはこの時期に公言され実施される——から始まり、徐々に実現されることになる。

この方法に一定の効果のある場合があることは認めよう。しかし基本的には話がずらされている。医療（を含む福祉サービスのかなりの部分）について利用者の側が——他の財であればともかく、それには効果・効用がある限りにおいて必要であり、それ以上はかえって迷惑なのだから——より多くを求めることはないことは立岩［2000a］以来幾度か述べた。問題が生ずるとすれば、まずその要因は供給側にある。だが、定額制も自己負担も、いずれの方法もそのことに原因も責任もない利用者に不利に働く。自己（家族）負担については略す。定額制は、とくにそれが費用の抑制の手段として設定される時、もっと多くをかけてよい場合にそれを抑制するように作用することになる。多くの費用が予想され医療保険から医療者側に支払われる額を考慮した時、わりにあわない利用（者）は避けられ、そもそも医療を受けられないか、あるところで終わりにされる。そしてそれを超えて供給しようとするまじめな医療者・医療機関は不利益を被り、そうでない組織の方が得をすることになる。だから基本的には上限を設定しない方がよい[★25]。

ここでも、よい方向に行こうとするところが不利にならない制度設計が求められる。提供者側もそれを主張するのであれば、そのような自分たちが不利にならない方法を是認するべきである。それはどんな方法か。ここでも一つには別の人たちの介入である。

まず確認しておく。たしかに無駄はよいことではない。ただ、無益であることは、それだけなら特段に悪いことではない。とくに人そしてモノが足りている場合には無駄であるかもしれない働きであっても、それをあまり詮索しない方がよいことは既に幾度か述べた。問題は過剰というよりむしろ個別の加害的な行ないである。ただ医療は基本的に侵襲的な行ないであり、費用負担を別にしても手間もとられる。居る場所を制限されもする。だから無益な行ないはほぼ加害的な行ないでもあるということだ。

だからまずそうした加害的な行ないが指摘され指弾されるべきであり、そのための仕掛みが作られること、権力を行使する側は直接に介入するとともに、人々が問題を問題化することを保障するべきだと述べた。それはまずその効果云々と別に当然のこととして認められるべきだと述べた。次にその効用について。政府自身による監視監督も必要な場合はあるが、それに限界はある。その監督が行き届きそうにないというからだけではない。その当局は、税収の不足を所与とし歳出を気にかけ、自己負担や定額制を取り入れようとし、抑制的になる傾向のあるその同じ機関だからでもある。

その一部として、とくに出来高払いの制度のもとでは、医療と称される行ないが加害的であるほどよけいになされているとすれば、そこに経済的な要因があると考えられるから、その部分への関与が正当化される。加害となる可能性も考えずにやれる限りのことを行なってしまうのが医療者の本質であるなどと言われることもないではないが、それは多分に戯画化されている。それより、利益のためにあるいは経営を維持していくために――この二者は確かに異なるにしても連続的である――ことはなされる。だから経営を調べ勧告し改善を求めることができるようにすることだ。むろん十全会の精神科医療についての保険請求審査がかつてそうであったように、自らの病院の分をその病院の医師が見るといったことは認められない。

具体的には大きく二つある。一つは、経営に経済的利害を有さない人が関与するようにすることである。それは現実とはひどく距離がある。実質的に機能するかどうかも難しそうではある。しかし堀川病院がいっときそれを追求したように、まったく非現実的な方向というわけではない（立岩［2015b］）。

もう一つ、同時に外部から知り介入することかできるようにすることだ。すべてのあるいはすくなくとも問題が疑われる組織についてば公表が求められ、組織はそれに応じるべきである。そして政府は人々の立ち入り、情報の公開請求全般を認めることの一部として、それを拒めないとするべきである。出来高に応じて支払いがなされることを認め、認める限り供給側が過剰〜加害的な供給をする可能性は否定できないのだから、それには合理的な根拠がある。そして非営利組織では資金提供者に配当がなされるわけでなく、組織に内部留保されるのでなければ、利益は個人に流れる。非営利組織であるからこそ、経営について、個人に入る分もすくなくとも経営関係者レベルでは公表されてよい。

★註

★01　十全会事件について言及しているものはいくつもあるが、七〇年頃について最も詳しく書かれているのは高杉［1971］（高杉［1972］）に収録。それよりずっと売れた大熊［1973:101 → 1981］でもこの病院のことは取り上げられている。ちなみに『現代思想』五月号（特集：精神医療のリアル）に掲載された文章で大熊は、当時について、「いま思い返してみれば、精神病院のほぼすべての患者虐待は「精神科医に与えられた特別な権限」の度外れた乱用の結果である。しかし、恥ずかしいことに当時の私は、この権限が精神保健スキャンダルの核心部分だとは気がつかなかった。地獄の病棟は天国の病棟に変わればいいのではないか、と単純に考えた。精神病院は、嫌なところだけど社会には必要なのではないか、とまで思った」（大熊［2014:52］）と記している。

そして七四年までの流れを追っているものとしては『精神医療』に掲載された榎本［1975］が、簡潔だが、他に比べて詳しい。そして一九八〇年前後の国会での追及についてはこの問題に取り組んだ高杉廸忠（当時社会党国会議員）の著書に国会の議事録や新聞記者らの座談などが掲載されている（高杉［1982:159-219］）。また七六年、反十全会から始まった「前進友の会」のこと、そこに一時期生活の場ができて維持されたことについては小山通子［1996?］、江端一起［1996?］（その近刊に江端［2013］）。他に増子［1985:76］等々に簡単な言及がある。ウェブで全文が読めるものに桐原尚之・長谷川唯［2013］があり、概要を知ることができる。こちらのサイトには約三〇万字の情報がある（「十全会病院事件」等で検索すると最初に出てくる）。

ＨＰに「精神病院不祥事件」（仲［2009-］）がある。宇都宮病院事件についても情報がある。書籍等については別の機会に紹介する。ここでは宇都宮病院事件があって精神保健法が変わった（八七年）という了解が妥当しないことを主張している桐原［2015a］［2015b］だけを挙げる。

★02　二木立は本格的に医療政策を研究し発言し続けている数少ない研究者の一人だが、彼は医療の非営利性について論ずる文章の中で、「理事長を原則として医師又は歯科医師に限定している第四六条の三［……］は一九八五年の第一次医療法改正で新設された規定ですが、その直接の契機は一九八〇年に相次いで社会問題化した埼玉県・富士見産婦人科病院事件と京都府・十全会グループ事件でした。両事件では、医療法人の暴走が医師ではない理事長主導で行われたことが問題視され」（二木［2011］）とある。実際同時期にこの二つの事件が問題にされ、それは法改正にも関わったのだろう。ただ赤木は岡山医専を出た医師のようだ。『岡山医学会雑誌』に二つの論文（大森・赤木［1953］、赤木［1959］）があり、『京都大學結核研究所紀要』掲載の前川他［1961］［1962］に赤木の名前があった（所属は東山サナトリウムになっている）。二〇一四年一〇月の第五七回日本病院・地域精神医学会総会での記念講演（立岩［2014d］）――本書のもとになった原稿の一部を配布して話をした――の後での質疑応答でも質疑の中で会場から発言してくれた方（医師）は赤木は医師だったと述べた。

★03　立岩［2015b:173］にも記したが東昂はこの件が問題にされた後も、共著の論文を京都市医師会の雑誌などに発表している。

★04　京大評議会については【112】。七〇年前後、医学部関係では——京都にはそもそもその二つしかないのだが——京都大学と京都府立医科大学で紛争が起こった。当時の文章・資料（京都府立医科大学全学共闘会議［1969］）からは、地方政治とまったくどうにも折り合いのつきそうのない様子がわかる。

★05　このような把握が「反精神医学」の人たちを外国から学会の大会に呼んだりしたことにつながったという理解もある（阿部［2010］［2015］）。そんなことも思った人たちもいないことはなかっただろう。ただ、小澤たちの理解はそのようなものではなかったと思う。

★06　現在の双岡病院のHPには以下のようにある。過去に問題にされたことにはむろんふれず、宣伝の要点は伝えている。

「京都双岡病院は一九五四年（昭和二九年）科学的で適切な医療を普及する目的で開院。翌年医療法人を設立、長年にわたって高齢者の総合医療と看護・介護に従事してまいりました。

ごく軽度の方から重度の方の六五歳以上の痴呆性疾患にも重点をおき、徘徊や失禁などといった症状に応じて専門のスタッフが看護させて頂きます。また、自立の方から寝たきりの方までの病棟によって最適な看護・介護機能を備えております」。

★07　別の年表では（他には出てこない情報として）、七一年「一一月二八日　関西精神医療研究会・十全会系病院解体・患者虐殺糾弾行動。精神障害者解放同盟『比叡』が結成」（下司（げし）［2013］）といった記述がある。これらはどんな組織であって何をしたのか。様々わからないことについて直接うかがったらよいとの助言をもらった。まったく仰せのとおりで、語っていただけるのであればうかがう。

★08　「最近「老人病院」という言葉をよく耳にしますが、どのような病院をいうのか、明らかでないようです。私は、いわゆる老人病院とは、もっぱら老人を入院させる終末施設としての機能をもっている病院であり、多くは外来診療を行っていない、きわめて閉鎖的な病院であると考えています」として次のように続ける。

「呆け老人は、精神障害をもった老人です。しかし多くは、治療の対象にならないと、精神病完への入院を拒まれます。家族が家で看れないという理由だけで入院されては困るといいます。精神分裂病などの患者が多く、常時満床の状態で、これらの患者を治療し社会復帰させていかなければならないのに、手間がかかり、治りにくく、「おもしろくない」呆け老人を入院させることは、好みません。

患者の社会復帰を目指している積極的で開放的な精神病院が、呆け老人を拒むのは理解できます。しかしながら、「老人病院」と同じように、呆け老人を収容させて画一的、管理的畑遇が行われている精神病院も少なくありません。

精神病院も、老人が長期に入院し、生活すべき場所ではありません。老人呆けの要因についての検査・評価のためか、幻覚・妄想や精神的不穏・混乱がつづいたときなど、限られた目的で、しかも短期間の入院に限るべきです。しかし、精神病院の医師・看護婦でさえ、老人呆けの理解が乏しく、ケアーに積極的に取り組んでいるとはいえません。老人への治療的ニヒリズムが一般的なうえに、身体的疾患をもっていることが多い老人患者のため、内科的対応が必要にもかかわらず、精神科医がその臨床を苦手として、パートの内科医で穴埋めしているのが現状です」（三宅［1983a:187］）。

「精神病院の大半が民間にたより、医師や看護婦が少なく、精神障害者への社会の理解がまだ乏しいなかで、人権無視の事件も絶えず、精神障害者の置かれている状況に大きな変化はないとも言われている。ぼけ老人など高齢期の精神障害者の入院が増加傾向にある」（三宅［1995:109］）。

★09　そのことを記した本として『懲りない精神医療　電パチはあかん‼』（前進友の会編［2005］、cf.【119】）。そのことや京都大学でのこと【112】等について岡江の弟でやはり精神科医の岡江正純（京都市いわくら病院勤務）が書いて『飢餓陣営』に掲載された文章（岡江正純［2014］）に、ごく短いものではあるが、言及がある。

岡江は一九七二年から洛南病院に勤務、九八年に副院長、二〇〇三年から二〇一一年まで院長。二〇一三年一〇月二八日に亡くなった。亡くなった二年、（池田小学校事件の）宅間守の精神鑑定を行なったその鑑定書に基づく本が刊行された（岡江［2013a］、この年にもう一冊、岡江［2013b］）。『飢餓陣営』を編集発行している佐藤幹夫が世話人をする研究会で、その本を取り上げようということになり、著者本人を呼ぶことができ、二〇一三年八月一一日に行なわれたその研究会での講演（岡江［2014］）とその後の討議（香月他［2014］）その他が『飢餓陣営』四〇号に掲載された。

犯罪を行なった人の責任能力や情状酌量の問題と、再犯可能性の前提の上での処遇（保安処分）とはもちろん別のことではあるが、関係はする。この本を読んだ様々な人たちがその感想を書いたり話したりしている。その受け止め方の差異も含めて、意義のある特集になっている。この雑誌は四一号でも関連する特集を組んでいる。なお、私は佐藤の著書『自閉症裁判――レッサーパンダ帽男の「罪と罰」』（佐藤［2005］）の書評を書かせてもらっている（立岩［2005b］→本書補章3・二五八頁）。そのことについて【370】。

★10　ただ加えれば、前書でも【162】等で述べたようにこうした病院は積極的に営業もしていたという。「この病院は患者狩りと称して、何か病院では十五台ほどの白い十全会パトロール車というものをお持ちになっていて、頻々に、府内はもちろん、府外、近郷近隣、広域地域にこのパトロール車を出動せしめて、そうして新しい患者を集めている」（一九七五年二月の衆議院予算委員会における小林の質問より）。「黄色い救急車」が実在したものでないことははっきりした事実のようだが、この種のものはあったということだ（cf. 補章2註06・二八八頁）。

★11　当時初音荘病院院長。この病院は現在青山会福井記念病院となっておりそのHPの次のようにある。「青山会の源流は、昭和三〇年代の初めに遡ります。青山会の創設者である故福井東一先生が葉山診療所において、心の病を持った人たちと、一緒に生活しながら治療するという壮大なロマンを描きました。やがて葉山診療所は、現在地において初声荘病院に発展し、日本の開放的精神医療の先駆者としての役割を果たしてまいりました」。

福井の当時の文章に朝日新聞社編［1973a］所収の「混乱の中から生れたもの——精神神経学会」（福井［1983］）。朝日新聞社編のシリーズについては立岩［2015a:237］［2015c］でも言及している。

烏丸病院の運営・生活療法を批判して解雇された野村満【206】が烏山病院を解雇された後、この病院に勤めている。次のような記述もある。一九七七年発足の地域医療「懇談会には精神科の病院も来てました。［……］青山会「初音荘」病院。でも精神病院の系統は地域医療研究会のなかではすっぽり抜け落ちるんです。精神科医師連合の連中が結局、学会攻撃に熱心になって、そっちでは学会主流を取っても、民間の病院団体、日本精神病院協会のほうに食い込めなかったことが大きい。しかも改革派の精神医科病院連合を作らなかった。いくつか良い仕事をしていた病院があったんですがね」（市田・石井［2010:226-227］、石井の発言）。

★12　高橋晄正【157】らが関わった『薬の広場』に文章を寄せている。『薬の広場』・高橋晄正については松枝［2013］［2014］。「北九州医療に発言する市民会議」を取材した文章に平沢［1971］。『看護学雑誌』といった媒体にもいっときはこのような文章が掲載されていた。

★13　記者A「当時の買い占め株数は四〇〇〇万株で、朝日麦酒発行株数の約二〇％になっていました。／京都府衛生部にあたってみると、密かに内知していて、医療法四二条の「医療法人の業務範囲」に抵触するのではないかという見方を示したので、取材を始めたわけです」。

記者B「私が厚生省担当になったのは五三年の秋でした。当時十全会については、朝日麦酒の株買い占め事件を見て、変な病院があるなという程度の関心しかもっていませんでした。／その後、衆議院で公明党の議員が十全会の質問をしたとき、取材に行きました。[……] 少しずつ資料を集めていくうち、かなり根の深い話であることがわかってきました」(高杉[1982]収録の座談会「十全会を追って」より、高杉[1982:203-204])。

★14 他には日本臨床心理学会(後にその一部が日本社会臨床学会)の一時期の動きがある【368】。堀[2014]で記述・検討がなされている。

★15 次のように紹介されている。

「「保護室が不足している場合や医師看護人などの人手不足等人的物的施設の不備を補うため、扱い難い患者につき自傷他害のおそれがあるものとたやすく決め付け、むしろ他の治療・保護措置の簡易な代替手段として安直にベッド拘束を用いていたことが確認できる」と高等裁判所から厳しく批判されている」(第二東京弁護士会人権擁護委員会編[1987:17])。

★16 自身の関わりも含むらい予防法廃止の経緯については大谷[1996]等。また大谷[2009]には小林提樹、武見太郎…他、多くの人たちとの関わりが記されている。九二年までの厚生大臣以下の役職者・(ときに初期は非常に少ない)国家上級職試験採用者一覧は水巻[1993]にある。ただし技官については記されていない。

★17 この書籍は未確認だが京都府保険医協会二〇年史編集企画委員会[1970]であるかもしれない。入手できていない。

★18 著者(一九二三〜)も京都市内の開業医であり、題名から受ける印象とすこし異なり、この二冊の本によってまずよくわかるのは京都における医師たちの世界、その動きである。一九五〇年代から七〇年代のとくに西陣地区の医療実践・運動について記す西沢いづみの論文も竹沢にふれている(西沢[2105:223-224])。

★19 八五年一二月二七日各都道府県知事あて厚生事務次官通知「医療法の一部改正について」(発健政第一一二号)。

「医療法人に係る規定について次のように整備がなされたこと。

(1)医師又は歯科医師が常時一人又は二人勤務する診療所について、医療法人の設立を認めるものとすること。

(2)医療法人の資産要件を明確化することとし、資産要件に関し必要な事項は、その開設する医療機関の規模等に応じ、厚生省令で定めるものとすること。

(3)医療法人には、役員として、理事三人以上及び監事一人以上を置かなければならないものとすること。ただし、理事については、都道府県知事の認可を受けた場合は、三人未満の理事で足りるものとすること。
（4）役員の欠格事由について定めること。
（5）理事のうち一人は、理事長とし、医師又は歯科医師である理事のうちから選出するものとすること。ただし、都道府県知事の認可を受けた場合は、この限りでないものとすること。
（6）医療法人は、その開設するすべての病院又は診療所の管理者を理事に加えなければならないものとすること。ただし、都道府県知事の認可を受けた場合は、この限りでないものとすること。
（7）［……］
（8）都道府県知事は、医療法人の業務若しくは会計が法令、法令に基づく都道府県知事の処分、定款若しくは寄附行為に違反している疑いがあり、又はその運営が著しく適正を欠く疑いがあると認めるときは、当該吏員に、医療法人の事務所に立ち入り、業務又は会計の状況を検査させることができるものとすること。
（9）都道府県知事は、医療法人の業務若しくは会計が法令、法令に基づく都道府県知事の処分、定款若しくは寄附行為に違反し、又はその運営が著しく適正を欠くと認めるときは、当該医療法人に対し、期限を定めて、必要な措置をとるべき旨を命ずることができるものとし、当該医療法人がその命令に従わないときは、あらかじめ、都道府県医療審議会の意見を聴いて、期限を定めて業務の全部若しくは一部の停止を命じ、又は役員の解任を勧告することができるものとすること。
（10）都道府県知事は、医療法人が法令の規定等に違反した場合において、当該医療法人の設立の認可を取り消すに当たっては、あらかじめ、都道府県医療審議会の意見を聴かなければならないものとすること。
（11）［……］医療法人のうち、二以上の都道府県において病院又は診療所を開設するものの設立等に当たっては、厚生大臣の認可を受けなければならないこと等とすること」。

★20　八一年三月一七日参議院社会労働委員会での高杉廸忠の質問を受けての山本純男（厚生省医務局次長）による京都府による勧告の報告が以下。
「第一点は、「病院の運営の適正化について」で［……］五十五年十二月一日及び二日に実施した医療監視の結果に基づきまして幾つかの改善事項を指摘し、その改善の実施方を勧告いたしました。

医師及び看護婦の不足の解消を計画的に図ること。

非常勤医師の占める割合が高いので、常勤化を計画的に図ること。

初診時の精神症状に照らして、保護義務者の同意を必要と認められるものがあるので、点検精査した上で必要なものについては、同意書を徴収すること。

精神病床に精神障害以外の症状を主とする患者を入院させていたが、患者の症状に応じた適正な病床に収容すること。

ピネル病院におけるエックス線防護設備を整備すること。

次に、医療法人の財務の運営の適正化についても勧告をいたしております。
（1）医療法第六十八条におい準用する民法第五十七条の規定に違反した無権代理行為による契約については、直ちに赤木孝から売買代金の返還を求めること。
（2）国土利用計画法違反に係る土地取得において、多額の契約が長期にわたる返還期間で簡単に解消されているが、速やかに当該法人に売買代金に利息を付して返還させること。
（3）法人の剰余金は、安全、確実に内部留保するとともに、施設、設備の改善、増員等医療サービスの向上等に適正に使用すること。
（4）医療法人の不動産を関連会社の事務所等に使用させることなく、当該法人の定款に定める業務遂行のため使用すること。
その他に、「医療法人の役員の刷新等」ということで
（1）社会的に種々の批判を受けていることを反省し、この際、信頼を回復するため、両法人の理事長は、その職を退くこと。
（2）赤木理事長の親族及び姻族は、理事及び監事の職を退くこと。
（3）両法人とも、定款変更を行い、社員理事以外の学識経験理事一名を置くこととし、京都府医師会の推薦する者を当てること。
（4）両法人とも、監事二名のうち、一名は、府の推薦する税理士をもって当てること。
（5）関連会社等の株の取得については、両法人の資金が流用されているという疑惑をもたれているので、当該株について、可及的速やかに処分を行うこと。
（6）医療法人と関連会社との関係は、社会通念に照らし、適正な取引関係を確立すること」。

★21　例えば民事の高裁判決が次のように紹介されている。

「「保護室が不足している場合や医師看護人などの人手不足等人的物的施設の不備を補うため、扱い難い患者につき自傷他害のおそれがあるものとたやすく決め付け、むしろ他の治療・保護措置の簡易な代替手段として安直にベッド拘束を用いていたことが確認できる」と高等裁判所から厳しく批判されている」(第二東京弁護士会人権擁護委員会編 [1987:17])。

★22 この構図のもとでは、徳田虎雄【38】が始め、いっとき日本一病床のあった十全会をしのいで日本最大の医療法人になっていく徳洲会病院は「革新的」「破壊的」でもある。一九八二年に島成郎から徳田を紹介され唐牛健太郎(一九三七～一九八四、六〇年安保闘争時の全学連委員長)がその選挙活動や医療広報活動にあたったことがあるといったことは前著でも紹介した【38】。初期の著作に徳田 [1979]。小林 [1979] には進出しようとする地域での地元医師会との軋轢や武見太郎についての言及もある。比較的近年の書籍として徳田の側にいて自民党国会議員も務めた石井一二の石井 [2009]、ジャーナリスト青木理が取材した青木 [2011]、徳洲会相手に医療過誤裁判を起こした人の著作に真鍋 [2014]。

★23 大阪医療人権センター [2000]、東京都精神医療人権センター・東京都地域精神医療業務研究会 [2000]。その後も、手元にあるものでは東京都精神医療人権センター・東京都地域精神医療業務研究会 [2005]、大阪医療人権センター編 [2006] 等の報告書が出ていて、その一部はウェブでも読むことができる。なお本の紹介の連載のこの回(→二九九頁)を私は Inlander et. al. [1988 = 1997] の紹介から始めている。そこには「消費者が同僚審査の過程に含まれるべき [……] 連邦政府との契約によるどんな同僚医療審査機構も、理事会の少なくとも五〇%は消費者代表が占めるべきだ [……] より進んで、同僚審査チームのメンバーの少なくとも五〇%——そのグループは実際に医療を審査する——が消費者であるべきだ」(Inlander et. al. [1988 = 1997:250])といった記述がある。

他にも一部職員・労働組合も関与しつつ、入居者たちが施設での生活に関わるガイドラインを作り、それに照らして現状を評価し、改善しようとする動きがあってきた。身体障害者の入居施設である療護施設に関わって私の手元にあるのは、全国療護施設生活調査委員会編 [1996]、療護施設自治会全国ネットワーク編 [2007]。

★24 完全情報の欠如から「市場の失敗」を言い、そこに政府の役割があるとするのは経済学の標準的な議論である。さらにそこでも「政府の失敗」が起こるとしてNPOの意義を言うといった議論がある。本文に記した消費者運動の可能性もそうした文脈に置くことができる。所謂NPO法の成立前後にそれらが日本でも紹介された。立岩・成井 [1996] でその幾つかを紹介し検討している。

★25　ただどんな制約もしないことは難しい。例えば公費で賄われるものとそうでないものとの区分は求められることになる。だが市場ではそのような制約はないのと比べるなら、それは自由を制約することにならないか。しかしこの社会の所有についての規則のもとでは、自由もその公平もない。では同じだけを配分したうえでその所得の使途を自由とすればよいか。けれどもそれでは個々人が被る境遇の差異に対応することにならない。こうして話は最初に戻ってくる。差異に対する差異化された配分がなされるべきことになる（立岩・堀田［2012］収録の立岩［2012a］）。その上で、基本的な所得の差を少なくすることによって各人の「恣意」における自由を確保するのがよいと考える。第4章3節で再説する。

第3章　地域移行・相談支援

1　相談支援的なもの：いきさつ

1　五つの繰り返しから五番目へ

京都十全会病院事件がどんな事件にされたか／されなかったかを見ることから、どのように対するべきか基本的なこと三つ、加えて現実を規定している二つについて述べるとした。本章ではその五つめの「地域移行」について。その前に五つを簡単に振り返っておく。★01

第一に、何が問題とされ目指されるべきか。例えば病院での行ない・扱いについて、刑罰の対象となる加害という水準だけで問題にするのは間違っている。収容・拘束は、それで怪我をさせようとさせまいと、ときには怪我をさせないためであっても、原則的には間違っている。そして今（まで）よりよい暮らしができるのがよい。

このことから第二に、どこがまた誰がすべきか。例外的に強制他が正当化される場合、それを正当化し、それに関わる事実を挙証すべきは、それを行なう側である。責任と義務を負うのは、医療の供給に関わるのであれば、まず提供する側であり、そして資源を提供しその仕組みを作っている側である。規則を作り実際に遵守させるに際し政治権力の行使が求められる。その仕組みを利用者に保障できていないこと自体が問題であり、それを実質的に可能にすることが社会の側のすべきことになる。当然の言うまでもないことなのに、そのように議論の場が成立していなかったことを確認してきた。

第三に、現場と政策――この双方――に介在するべき／すべきでない人たちについて。誰が問題にし、仕組みを定め変えることに関わるか。現場への介入は基本的には誰にでも、そしてとくにその利用者の側に立つ人々に認められるべきであり、その自由は強制力によって担保されるべきである。同時に、供給・経営側の決定力の独占は許容されず、政策立案・決定に際して供給者側の影響力は基本的に排されるべきである。

たんに当たり前のことに思える。だが今もこうした平面で一般に議論はなされていないし、現実もここにはない。だから述べた。その上で、より具体的に、二点加えた。また以上のように言う理由・事情の一部はこの二点にも関わっている。

一つ、どのように供給と金の流れを制御するか。八五年の改定医療法で政府はより強い監視の権限を有することになったとされる。しかしこの方法では毎日の普通の不当性・不具合を捉えるのは難しい。格別に悪辣なことをしているのでなければ問題とされにくい。もう一つ、支払いの方法の変更が検討された。（事実上の）定額払いは少し、自己負担は簡単に導入された。しかしこれらはいずれも、基本的に供給側にある利益を確保しようとする傾向を利用者側に負荷をかける方法で抑止しようとするもので、支持できない。まず問題は過剰より加害であり、それを除去・軽減することが第一である。一つに直接的に経営に利害のない人たちが経営に関与することが望ましい。これはなかなか難しいことではある。現在の審査体制をより独立したものにするとともに、人々が個々の行ないについて知り是正を求めることを拒めないようにする。非営利組織の利益は個人に渡る。公開を求められるのは経営側の個人に渡る部分も含まれる。これらは正当な要求だが、同業者組織によっては賛同を得られない。だからその政治的影響力がこうした場面で行使されてはならない。

もう一つ、「地域」「地域移行」について。移行先の場がないと言われる。たしかに場を作る困難はあり、その困難には取り除かれるべき部分がある。しかし一つ、場を作ることによって「復帰」や「移行」が実現されるものと考える必要は（あまり）ないとあえて言う。一つ、金はいる。まず金を本人に移し替えればよい、その上でまた同時に、増やすのがよいことを言う。「支援」の体制について、これから述べるいささか複雑な事情もあって、とくに医療職でない人について、実は宣伝されているほど使える人手は使われておらず費用もかけられていない。それを変える必要がある。ここでも同業者組織が利を確保しようとする動きはそれを妨げるから、その介入を防ぐのがよい。

本章ではこの最後の点に関わることを記す。なぜ「地域移行」は進まなかったのか。医療・病院の側から見れば、できてしまったものが前提になり、そのもとで需要が満たされ、供給側がそれを手放さなかった。それでも自然減は起こるが、新たな客として認知症の人が取り込まれつつある。そうした中で精神病院という名のものがどのぐらい残るか。そんな将来像が描かれる。ただその前に、現状の膠着に関わる「福祉」「地域」の側の事情には、わかりにくく細かな部分——けれど考えていくとこの社会の基本的な部分に関わるもの——もある。ここではその一つの現場として、具体的には「相談支援」に関わる制度・仕組みの推移をみる。

2 「精神」における「相談支援」的なものの始まり

相談支援という今の業界ではごく普通の言葉が最初から使われていたわけではないが、「社会復帰」という方向での営みの開始は「精神」の方が先だったと言ってよいだろう。他の分野ではようやく入所施設を作ろうとしていた時、おおむね一九六〇年代、既に精神病院にいる人たちはたくさんいて、一方ではそれでも足りないと言われながらも、「社会復帰」を促そうという動きもそれなりに早くから行なわれてはいた。良心的な人たちによっていくつかの精神病院や大学を中心とする試みがあった。「生活臨床」を標榜した群馬大学等では——これから記す「相談支援」に携わる人たちが辿った道筋に似ているのだが、今では現場に出て行くことができにくくなってしまっている——保健師たちと共に行なわれたことがあった【195】。「やどかりの里」等も知られている。

そして「地域」「社会復帰」を制度に乗せようという動きも現われ出てはいた。六五年の精神衛生法改定によって「保健所精神衛生相談員」が設置された。六七年、精神保健法成立を受けて、入院治療の終了した精神障害者の社会復帰の促進を図るため「精神障害者社会復帰施設」が法定事業化され、通所授産施設が設置されていった。そのどれだけが「地域移行」につながったかといえば疑問ではある。例えば猪俣は宗像［1979］の「保健所の精神衛生被訪問延人員は、精神病床数・新入院患者数との相関がみられ、在院日数との相関は低い。すなわち保健所の訪問を主とした精神衛生活動は、社会復帰より入院ルートにのせる活動が中心になっているとも考えられる」という記述を引いている（猪俣［1985:202］）。そしてこうした活動は――この問題は今日まで持ち越されるのだが――誰が担うかによってもおおいに変わってくる。京都の造反派の人たちが、そうした仕事が地域で力をもっている組織・医師たちに取られてしまい、自分たちに回してもらえないことについて不平を言っていることも第2章で見た。

その仕事に関わってきたのは医療系の人たちに限らない。福祉系の人たちもいる。その業界の人によるその業界についての報告はあるだろう。外向けにその仕事を知らせる当の人たちによる苦労話、もっと制度を整備するべきだといった短文はいくつかあるようだ。だが、どこでどれだけの人が何をしていたのか、本格的な研究が多くあるとは知らない。[★02] 知らないで言うのだが、社会変革がすくなくともその任務の一つだという「ソーシャルワーク」の「本義」からすれば、精神科ソーシャルワーカー（ＭＳＷ）たちがどれほどのことができてきたかと問われて仕方がないところはあると思う。

それでも、種々の「現実」があって、熱心に仕事してきた、せざるをえないでいた人たちもいた。その労働条件・環境が十分だとは誰も思っていなかっただろうが、その割にあわない仕事をしてきた人は、ときにはずいぶんな時間その他を費消し、人に関わることになった（吉村［2009:223-226］）。そんなところから見たとき、後述する「相談支援」に括られる現状は、過去に比してむしろ悪化しているという思いが抱かれることがある。私もいくらかその思いを共有してこの文章を書いている。

他方、精神障害の本人たちも自助的な支援活動を行なってきた。その流れを私は知らないから、「全国「精神病」者集団」に関わってきた人にインタビューを行なったのでもある（第1章註08・三八頁）。その活動は、医師たちの入れ知恵もあってのことだったが、七〇年代の中盤には始まっている。そして、この組織にもいっとき関わり、やがて袂を分かちもする京都の「前進友の会」は十全会病院から退院したり、させられたり、そこでの看護（助手）の仕事を辞めたりした人たちから始まったこと、その人々が生活を共にし支えていたことがあったことを前章で紹介した。他にも大きくない、あるいは大きな組織ができる。★03 さらに遡っても、現在でも、例えば病院の中で生きていくすべについての知識の伝達・伝承等があったはずだ。ただ、その人たちにとっては、それを収入を得られる仕事にすることは、現実的な想定の範囲内の話ではなかったはずだ。「本人」「民間」の活動、「ピアサポート」を仕事にすること、それで（政府から出る）金を得ることについて、その是非について議論がなされるのは、もっと後のこと、いくらかの実現可能性が現れた時になる。次項からは別のところから始まった動きを見る。

3　基金による対応／市町村障害者生活支援事業

「精神」の関係の話をしようとしているのだが、そのためにもひとたびは全般的な流れにふれておく必要がある。身体障害について相談の制度自体は前項に述べた動きと同時期に始まっている。

六七年、身体障害者福祉法改定により「身体障害者相談員」制度が創設された。私は「在宅の障害者への施策は、高齢者に対する施策の後を追って六〇年代からなくはないが、極めて限られた範囲での補助という性格が強い。専ら物の支給、あるいは相談員の設置といった制度でしかなく、直接に生活を支えるという方向は希薄なのである」（立岩［1990→2012:262］）と述べ、そこへの註でこの年の身体障害者相談員制度と身体障害者家庭奉仕員制度の創設について記している（立岩［1990→2012:334］）。
ただそれは、少なくともある人たちにとってよく機能しているとは思われなかった。自分たちが行なっていることの方が優れていると後で言われる。私が原稿のとりまとめの仕事をした「ピアカウンセリング」についての報告書（ヒューマンケア協会［1992］）で野上温子（共著に安積・野上編［1999］）は次のように記している。

わが国で制度化されているピア・カウンセラーに近いものとしては身体障害者相談員があげられようが、この制度がうまく機能しているかというと必ずしもそうといえないようだ。全国都道府県や各市に障害者センターがあり（一部は市役所内）、そこに行政から任命された身体障害者相談員が配置されている。障害種別によって各相談員がおり、この相談員の多くは自らも障害を持つ人であるが、一部健常者で学識経験豊かな人もいるようである。［……］障害を持つ相談員が相談に当たる場合であっても、ピアという視点は薄いようである。個々の相談員がどのような人達で構成されているかわからないが、おおむね相談件数が少ないようで、気軽に相談に行きにくい理由があるのではないだろうか。相談員が地域の名士であって、相談しにくい雰囲気がある、場所が遠い、お役所の感じが強い、等といった理由が考えられる（野上［1992］）。★04

こうして六〇年代にいったん始まり機能していないと評されたのと別の仕組み、民間・「当事者」による活動とそれへの政府による支出・助成の要求と実現は、おもに身体障害の人たちの方から八〇年代に始まる。それには政治の側の事情、政策の変化もある。

とくに高齢化に伴う福祉サービスとその費用の需要・支出の拡大予測を受け、「在宅」「地域」への移行が、どれだけ実現されたかはともかく、進むべき方向とされた。そして実際の供給については、民間、民間組織によるのがよいことを言った。中年以降の主婦層を主な担い手とする在宅福祉の「有償ボランティア団体」が現われてもいた。そのことにもよって支出の（増大の）抑制が可能になることを掲げることになるのだが、そのためにも、その活動に政府はなにがしかの支援をしようとした。そして金のことを考えている政策の側にしても、もちろん節約を第一の目標としては掲げない。すると「当事者」の側と「ノーマライゼーション」の理念においては一致することになる。例えば九五年一二月に「障害者プラン——ノーマライゼーション七ヵ年戦略」が発表される。それより前から施策はそんな方向のものになっている。

他方、有償ボランティア団体のやり方も学んで、介助者派遣・調整の仕事をしつつ——ただ介助の費用そのものは、他の有償ボランティア団体のように会員の支払いでなく、障害者が使える当時あった制度が利用された——相談やプログラムといった仕事を、理念としてはむしろそれを中心に、行なう組織が現れてくる。「自立生活センター」と名乗るその組織に金はなく、支援を求めた。それは支援を職とする人たちの活動と別の流れ、それに対抗しようという流れでもあったが、自らもまたこれを「事業」として捉えた。「障害種別を超えて」を標語としては掲げつつ実質的に身体障害の人が（とくに初期には）多かったその「自立生活センター」（立岩［1995b］）——「事業」する組織として始まったのは八六年★05——では自立生活プログラムやピア・カウンセリングに重要な位置が与えられた（岡原・立岩［1990］、立岩［1992a］［1994b］、ヒューマンケア協会［1992］）。「相談」はそれ以前から制度としてあったが、さきに見たように、その人たちは、これまでのものが実際には機能していない、むしろ抑圧的であると捉え、だから自らが関わるべきだと主張した。そして仲間内でなされてきたものに名称を与え、パッケージにし、テキストを作り（安積編［1989］、東京都自立生活センター協議会自立生活プログラム小委員会［1992］、安積他編［1999］）、仕事にし、助成の対象になりうるような「事業」にした。むろんその仕事をし、助成を求める側は、公的支出を節約するためにといったことは考えていなかった。まったく逆のことを主張した。むしろ「行政に（安く）使われている」という把握は当人たちにもあった。それでもとにかくくれるものはもらおうということもあった。公金から支出されることが（さらに本来は十分に得られることが）正しいのだという認識もあった。

政府のほうでの民間への関わり方はすぐには定まらなかった。高齢者の介助（介護）については公的保険である程度をというのがやがて一つの落としどころになっていくのだが、その手前、「有償ボランティア団体」が現われ期待されていた時期、その運営を政府がいくらか補助するというのがまずなされたことだった。もとを辿れば、公私の癒着が戦争翼賛体制に関わったとして、敗戦後占領軍が政府による私的組織への支出に厳しい態度をとったということもあった。施設を経営する社会福祉法人への事業委託は既になされてきたが、個別の法律に委託が認められていない事業についてどうするかということがあった。この種の仕事に関わる民間団体に対する公金の支出についていくらかのためらい、あるいはあまり支出をせずにすむことへの期待、経営への一定の助成程度でなんとかなればという思いもあったのかもしれない。基金を設定し、その運用益——というものがまだ出た時期でもあった——から助成するという仕組みがまずは取られた。そうした形態から事業について個々の供給について直接税・公的保険を使うようになるのはその後になる。★06

まず東京都独自のものとして八七年に「東京都地域福祉振興基金」が設置された。八三年に都の社会福祉審議会に諮問がなされ八六年に答申・条例制定、委員会（三浦文夫会長）が設置され報告が出された。「先駆的、開拓的、実験的プログラムを促進し、地域の特性に即した在宅福祉サービスを質・量共に向上させていく」のが主旨だと書かれるその報告では法人格を持たない団体にも助成を行なうことも記された（特定非営利活動法人、所謂ＮＰＯ法人を認めた「特定非営利活動促進法」の交付は九八年）。

そして助成対象事業として「自立生活プログラム」等も含まれることになった。この基金に関わる委員や都の担当部局の職員にこの活動に注目する人がいたり、ヒューマンケア協会の中西正司（当時事務局長、近刊に中西［2014］）がその検討委員会に招かれ、その必要性を強調したのでもある。人件費五〇〇万円、事業費二〇〇万円、計七〇〇万円が基準額で、その四分の三、年間五二五円までが助成された。介助者派遣を行っている場合にはこれについても助成がなされたから、合計すると一〇〇〇万ほどになる。これは当時としては相当の額だった（立岩［1992b］）。

そして国では「高齢者保健福祉促進十か年戦略（ゴールドプラン）」が八九年一二月に発表された。この「戦略」を受けて、九一年度から厚生省と自治省が「高齢者保健福祉推進特別事業」を実施することにし、「地域福祉振興基金」が設置され、そこから「地域福祉振興事業助成金」の支出がなされた（立岩［1992b］）。短い間のことだったからそう知られていない。私もそのまとめに関わった大野他［1994］にその助成の実際のいくらかが記載されている（立岩［1994a］も含めＨＰに全文掲載★07）。

こうして始まったものの一部が取り出され、国の事業としての「市町村障害者生活支援事業」が始まったのが九六年だった。(1)「ホームヘルパー、デイサービス、ショートステイの利用援助」（直接のサービス提供ではなく情報の提供、助言、相談）、(2)「社会資源を利用するための支援」（作業所、機器、住宅改造、住宅等についての情報提供等）、(3)「社会生活力を高めるための支援」、(4)「ピア・カウンセリング」、(5)「専門機関の紹介」を行なう組織に、年一五〇〇万円がつくことになった。

この額なら何人かは雇える。★08九八年に「市町村障害者生活支援事業全国連絡協議会」が結成され、その刊行物からいくらかがわかる。それを見ると、その事業を行なった組織の中でＣＩＬの類の割合はそう大きくはない。ただそうした組織にとってはこの事業の受託は大きな意味をもった。そして協議会の理事長には（九〇年設立のＣＩＬ「町田ヒューマンネットワーク」等で活動してきた）近藤秀夫が就任した。そしてその時期、仕事らしい仕事はしなかったが私もこの協議会に少し関わっていて、この事業を受託することを勧める話をしたり文章を書いたりしている。立岩［1997a］が立岩［1997c］として文章化されている。「一五〇〇万円というお金［……］があって、仮に一年に十人そういう人だけサポートするのに使ったとしたら一人一五〇万円になります。もちろんそんな人ばかりがお客さんであるわけではなくて、他にもいろんな仕事をするのだからそんな単純な計算にはならないのだけれども。でも一五〇万円かかったらそれでいいんだ［……］。今までやってきたことにお金がつくんだって［……］思う、それが一つのポイントだと思います」（立岩［1997c］）といったことを話している。

そしてこの頃は、同時期に横並びに制度の設置・改定がなされていくのだが、それまでの経緯や実際に存在する体制にも関わり、「身体」と（「知的」と）「精神」に関わる制度とはそれぞれ分かれていた——予めこのことに反対する立場に私は立たないことをまずは言うだけ言っておく。精神の方面では九六年五月に「精神障害者地域生活支援事業要綱」が出され、同年「精神障害者地域生活支援センター」が予算化された（cf. 全国精神障害者社会復帰施設協会編［1996］、「やどかりの里」の谷中輝雄がかなりの部分を書いている）。ただこれがこの領域について「前進」であったと言えるか。萩原浩史は「これまで公的機関や医療機関では提供できなかったサービスがきめ細かに示された反面、職員配置が常勤職員二名、非常勤職員二名の計四名、設備は社会復帰施設との兼用とされただけでなく、年間約一五〇〇万円の補助金では人件費の掛かるベテラン職員を置くことが難しく、運営の実情は脆弱なものであった」（萩原［2012］）と振り返っている。既に一定の実績のあるところがあったところでは、これは前進と言えるものではなかった。そしてそれがその後さらに後退していくこと、つまり喧伝されていたのと異なり「地域移行」「地域生活」のための支出がさしてなされなかったこととそのことに関わる事情を見ていくことになる。ただその前にこのことにも関わるもう一つの動きを見ておく必要がある。

4　ケアマネジメント

もう長いことすっかり業界では馴染みの言葉になっている「ケアマネジメント」——はじめは「ケースマネジメント」の語が使われもした——は、ここまで述べてきた時期以降想定されている供給の構造に関わっているから、近接する部分はあるが、すこし別のところから現われ、すこし後に、おもには九〇年中盤から広がっていく。この時期から、実際にいかほどのことがなされたかと別に、おびただしい数の書籍が出され、講演や研修が行われていく。

その（変更が想定された）構造について。まず、施設で一括して様々が供給されるのではなく在宅で暮らすことが想定される。そこでは複数のサービスが必要とされ、また実際にそうしたメニューが並べられる。そしてそれを直接に供給するのは民間組織となる。申請を受けて役所が決めて、そして供給するというのでなくなる。こうした機構のもとでは利用者と供給とを「つなぐ」役割が必要になるという筋の話はたしかに通りやすくはある。こうした仕事として「ケアマネジメント」が位置づくことになる。

そして政治・行政の側としては、「民間」を想定しそれに期待しつつも、その統御の役割を果たすところがあったらよいというところもある。措置制度のもとでは役所が直接に差配することになっていたが、今度は直接の供給については役所の直接の管轄から離れる。「公平性」、少し後の時期に使われる用語では「透明性」「説明可能性」といった言葉が指す領域が気にされる。たんにつなぐのでなく、調整し状態を把握する役が必要だとなる。そしてさらに、量の規制が課題となる。実際のところは、介護保険においてはケアマネジメントではなく要介護認定によって枠が設定されることにはなったのだが、そのような機能が紹介され、また期待された（政府側に期待させた）こと自体は事実だ。例えば、後述する英国の「実践ガイド」に収録された文章で、ケアマネジメントを告知し宣伝する人として最もよく活動した白澤正和は次のように述べる。

［……］ケアマネジメントの本質を心にとめて実施していくことにより、場合によっては医療や介護のコストコントロールに貢献することになるともいえる。すなわちケアマネジメントを行い、ケアマネジメント、ケアプランを作成実施することで、医療や介護サービスが効率よく利用され、ひいては社会保障給付費の抑制となることができれば、ケアマネジメントもコストコントロールに貢献することになる（白澤［1997:141］）。

そしてそれは専門職の側にとってはどうか。「現場」の仕事とは異なる知識——を得るための教育課程——を要する仕事として、専門職やその養成者の業界においては自分たちが関与し引き受ける職域と目されたかもしれない。実際にはとくに介護保険におけるケアマネージャーにはそうたいした役割（も金も）を与えられなかったのだが、（当初は）もっと大きな仕事ができるはずだ、そうした職種になってほしいという思惑もあったのかもしれない。

その展開、流れについてはやはり誰かの本格的な研究に譲ることになるが、以下まず記すのはこの動きに対する一部の反応の方だ。市町村障害者生活支援事業などで経営資金を調達しようともしてきたCIL系の人たちがこれを警戒した。このこともたぶんほぼ知られてはいないから書いておく。私自身が、ほぼ忘れかけていたのだが、それにいくらかの期間関係していたということもある。精神障害者のことと何の関係があるかと思われるかもしれないが、実は関係はあるから記しておく。

これに反応しなければならないといった話を私が聞かされたのは九七年あたりだったと思う。読むように渡されたのは、まずその前年に出た白澤編［1996］、他に「イギリス保健省原著　訳・著　白澤政和・広井良典・西村淳」と記されている本 Department of Health Social Services…［1991 = 1997］といった本だったようだ。さきに引用したのはそこに収録されている白澤の文章からであり、そこでは英国ではケアマネジメントが予算抑制の意図のもとで実施され、ケアマネージャーが必要を査定（アセスメント）する者として機能していると書かれ、また日本でも、要介護判定の仕組みのように違いはあるとされつつも、同じ機能を果たしうるものとされていた。第一にこのことに関わる危機感があった。第二に、それとともに「管理（マネージ）」されることについての単純な抵抗感があった。むろんそれは人を管理するのでなく、「ケア」あるいは「ケース」――この言葉も嫌いな人は嫌いだが、その職に関わる人は「中立的」に使っていると言うだろう――を管理するのだとは再三言われる。しかし、とくに第一点を考えるなら、そう言いふくめられてすむものなのか。

そんなことがあってこの年、高橋修・中西正司・中西由起子・山田昭義が八月末から九月の初めに英国に行った――その間にダイアナ妃が亡くなった。それに私も付いていった。次節はその後のことから記していく。そして、曖昧に等値されたりされなかったりしてきた「相談支援」と「ケアマネジメント」を巡って起こってきたことが、たいへん細かなことでありながら、実は相当に大きく現実を規定していること、そして「精神」の領域は他に比してもそのことから大きく影響を受けていることを示す。

2　後退

1　「相談支援」他概略の復唱から

「地域移行」「相談支援」といった言葉が使われる領域のだいぶ細かなことを記している。しかし実際にはそれは現実に大きく関わっているし、そしてその細々したことは結局この社会の基本的なところにも関係していると思う。そしてそれらは、実務に関わったり社会運動に関わる人たちのそのまた一部にしか知られていない。そしてその知っている人たちも、なぜこんなになっているのか測りかねていると思う。そんなこともあって書いている。

現在精神病院の顧客になりつつあるのは認知症の人たちであり、ただそれは今に始まったことではない。第2章で見た京都十全会病院が日本一の巨大病院になったのは、既に五〇年ほど前からそうした人たちを積極的に受け入れてきたからでもある。

まず前節に記したことを振り返る。ソーシャルワークと言えるほどのことをしているのかと——まともに仕事をしている人たちならそうした人ほど——思いながら、話を聞き、助言をし、もめごとが起こると間に入る仕事、細々と生活を支援する仕事は、以前からいくらかはなされてきた。「精神」の領域で厄介なことはより多く起こり、「社会復帰」が言われるようになる中で、おおむね一九七〇年代からそれがいくらかは政策に乗せられるようになった。

それらと違うところから、しかしその「本旨」としてはそう違わない——地域で生活しようとする人を支援しようとする——ところから、「障害当事者」——「本人」等でよいと思うがこのごろの慣例に従う——による支援が現れた。以前から「身体（障害）」の方でも「相談」はあったのだが、それが有効に働いていないことを指摘しつつ、自分たちが相談に乗ったりプログラムを行なったりするとよいと主張し、実際にそれを事業として始めた。

それに対する公的支援は、一九八〇年代に盛んになった非営利民間組織による在宅福祉への援助の枠の中で始まった。「当事者」たちは同じ相談をするのでも自分たちの方がよいと主張するのだが、かといって排他的な優越性を証し説得できるほど強いことは言えない。他の組織と共存することになった。そして後に「相談支援」と呼ばれるようになるこうした仕事が取り出され、制度化された。それが九三年からの「市町村障害者生活支援事業」ということになる。

言葉の意味自体がはっきりないから正確に言いようもないのだが、「ケアマネジメント」はそれとはいくらか別の文脈から、ただここまで述べた仕事が制度に乗せられたその背景については共通性をもつところから、出てきた。仕事の大きな部分を民間が行なう。組織は複数が併存することがある。そしてその仕事がなされる場は「地域」であり、提供されるメニューもいくらか増える。こうした中で、情報を提供する役割、紹介・媒介・仲介の役割を果たしつつ、供給・利用の調整・統制を行なうことが期待された。そしてそれは、知識を生かし、そして調整・統制の役割を果たす仕事だから、社会福祉の専門職にとってよい仕事だとその職の拡大を担う人に思われた。

一義的には利用者である当事者・本人たちは、量を規定することについては反対した。その反対があったからとは言えないが、サービス量の規定・判定は介護保険の場合、別の仕組みのもとに組み込まれた。またこちらは運動が寄与した部分がより大きかったはずだが、介護保険以外の制度においては、規準〜上限を設定させない状態が、枠を設定しようとする力に抗していちおうは続いてきた。こちらについては別に記したこともあり（立岩［2012f］）、ここではこれ以上ふれない。

この部分を外せば、ケアマネジメントと相談・支援とは連続したものになる。まず情報提供を否定する理由はない。介入はたしかに余計なことがあり、自分で済ませられる場合もある。いらないものを付加させないためにも、自分たちが関わった。こうして介入を忌避しながらも、しかし自分たち自身による積極的な介入はよしとし、そうした仕事が自分たちの仕事であると主張し、さらにそれに公金が使われることを正当とし、望んだ。独占は認められないが、「地域」「自立」は否定されないから、参入は認められる。そんな成り行きの前半をみた。以下、今簡略に述べたことの後半について。

2　ケアマネジメントと生活支援事業

一九九〇年代後半、私が知る狭い範囲の障害者の側（の一部）にはケアマネジメントへの警戒感があった。そのような仕掛けを歓迎しなかった。そして私自身も九七年頃から数年、そちらの側にいた。まず、それは供給を必要を下回るところに抑え込むものとして作用するだろうという懸念があった。実際私たちが読んだ英国の当時のその職について記されている書籍には、その役割を果たしていることがはっきり記されていた。もう一つ、生活を管理（マネージ）されてしまうことに対する警戒もあった。

それで一九九七年に高橋修・中西正司・中西由起子・山田昭義らが英国に行き、私も付いていったことは前節末に述べた。ヴィック・フィンケルシュタインといった障害学・障害者運動に関わる人たちの講義やケアマネジメントの仕事につく人たちの話を聞いた。そして翌九八年一月『障害者当事者が提案する地域ケアシステム——英国コミュニティケアへの当事者の挑戦』（ヒューマンケア協会ケアマネジメント研究委員会［1998］）が刊行された（その英国行きと報告書について立岩［1998a］［1998c］）。それは英国の仕組みと現状を報告し対案と考えられるものを提起する報告書だった。

英国のケアマネージャーは受給決定に関わる人たちで、結局は利用者の必要を制約する側に置かれていた。★09 それはその人たちにとっても——利用者のためになりたいと考えているなら——よくないことだと思われた。実際話を聞いた人はそのことを語った。これは受け入れられないと考えた。量の決定はその人たちのすることではないとした。さらに進めれば、仕事の量を規定する仕事は不要だと主張した[★10]。ただ、誰もが今は自身の身近な人のことから知っているように、この部分は日本の介護保険については「要介護認定」によってなされることになり、ケアマネージャーは決まった枠の中で働く仕事になった。それは運動があったからではない。それ以前に決まっていた。「客観的な基準」が必要だという言い分を受け入れれば、マネージャー個々人の裁量よりも審査基準があった方がよいということになる。規準がもっぱら身体的な状態に関わるものであること、医療関係者がその判定を担うことに対する反対はなされ、福祉業界がもっと参与すべきだという主張はなされたが、基本的なところから反対はなされなかった。福祉の業界としても、量の決定を自らの（個々の）権限とすることは、たしかにその権力を大きくすることにはなっただろうが、正当性も実現可能性も、そして自らに降りかかるだろう厄介ごとを予想しても、支持されるものではなかったはずである。

他方、障害者側はこの大きな制度に実質的な関与はできなかった。当初は介護保険にいくらかの期待もあったが、使えそうにないものであることがわかった時、それをよくするという、労多くして得るものが少ないことが確実に思われる方向を行くより、それと別の制度について、判定・規定がなく、より多くの時間を得られる状態を維持し、実質的にその拡大がなされる方向に力を注いだ——それもなかなかに厄介ではあってきたことについては立岩［2012f］。

こうして、介護保険以外についての量の規定の問題はさきに残されながらも、この部分をケアマネージャーの権限とするという仕組みは採用されなかった。するとそれ以外の「支援」が残る。

この部分について、管理・介入をできるだけ排そうとした。人ではなくあくまで「ケア」をマネジすることだとは再三言われたが、それで納得できるものではない。それで、一つには自分でやればよいではないか、本人が計画を立てるならそれでよいとした。「セルフマネジ(ド・ケア)」といった言葉を持ち出した。一つには「管理する」より「手伝う」といった性格のものがよいだろうとした。「セルフマネジメント」でない場合、本人の傍で相談に応じる「ケアコンサルタント」とでもいうような仕事をする人を置けばよいとした。そのような筋で中西正司そして私はさきに記した報告書における報告を書いた(中西・立岩[1998])。また『セルフマネジドケアハンドブック』(ヒューマンケア協会[2000])が刊行された。私はその紹介の短文も書いている(立岩[2002c])。

そして「委託研究」「試行事業」といったものがいくつかの自治体で行われることになり、それを自立生活センター、「当事者団体」が受けることになった。自分たちがやってきたこと、そして資金がほしい仕事と重なってはいる。それで中に入っていくことになる。私が関係のあったところでは、「自立生活センター・立川」が九六年度厚生省委託研究の試行事業を行なった。その報告書として高橋・圓山監修[1997]、自立生活センター・立川[1998]がある。東京都でも「東京都障害者ケア・サービス体制整備検討委員会」があった。それは私がこれまで唯一関わった行政関連の委員会で、委員としていくつか報告をしている(立岩[1998d][1998e])。その東京都での委員会に身体障害と知的障害の代表者は入っていたが、精神障害はこの時の検討対象になっていなかった。「障害種別をこえて」という標語は既にあったが、仕事の中身も担い手もそしてそうした仕事や仕事に関わる制度の経緯も異なるなかで、すぐにいっしょにとはならないという状態で推移したのだろう。

述べたように、介護保険のケアマネージャーの職務は人々が今知る程度のもの、決まった額を何に使うかの相談を受けその計画を作り、そして事業所を紹介するといった仕事となった。専門職の側から見れば、それは「高度の専門性」を主張できる仕事ではない。実際のその仕事より広義でケアマネジメントという同じ言葉は保存されその意義は主張され続けられはする。「市町村障害者生活支援事業」における仕事はそんな仕事に位置づけられなくはないが、全体としてさほどの数の人が配置されるわけでもない。それ以外については政策はさして動かないまま、ずっとケアマネジメントは言われ続けることにはなるのだが、制度における位置づけといったものはないまま、それを紹介する書籍や文章は出続けるといった時期が続いたと思う。研修を受けた人に受講修了書を出すといったことはあったようだが、それがなにかに結びつくということはなかった。

他方、財政基盤が脆弱な組織にとっては、市町村障害者生活支援事業の受託で得られる一五〇〇万円は小さな額ではなかった。そして、量の決定の問題は別にされたその残りの部分について、本人たちも「相談」「カウンセリング」の有用性・有効性を認めた。つぶすのではなく、望む方向に使われることを求めた。そして「当事者」は一定の発言力をもつようになっていた。その意見は聞かれはするし、実際のその事業の受託に際して——実際にはそれはなかなか困難ではあったのだが——その人たち自身も参入していった。同じではない部分を有しながら、なくそうというのではない。重なる部分もあり異なる部分もある。ケアマネジメントについての書籍・文献は大量にあって紹介していったらきりがないが、例えば厚生省大臣官房障害保険福祉部企画課監修［1999］(何度か改訂された)には中西の担当した部分があったりもする。

3　後退

そうしてしばらく続いてはいったこの事業が所謂「一般財源化」されることが、二〇〇三年初めに突然知らされた。つまりこの事業自体に対する国の補助金は出さず、自治体が行なうのであれば、国からの分は地方に渡る交付金全体から支出されるものとするということにされた。

この時には、同時に(国の財源から手当される)介助サービスの提供時間を一日四時間とするという上限が提示された。両方が問題にされたが、当然のことながら後者がより大きな問題とされた。利用者・運動側の反発を受けることが明らかなことがなぜ示されたのか。単純には財務省との関係において予算をとれなかったということだろう。そして年度末の短い時間の間にやってしまうということだったとしても、この案の提示にどんな反応が起こるかを予想できなかった無知が、厚労省でも障害者福祉を直接に担当し、直接に団体他とやりとりをしてきた人たちからいくらか離れたところにはあったのだろう。実際には強い反対運動があって、上限案は撤回された。ただ、この支援事業の一般財源化は、反対はなされたものの、二〇〇三年度から実施された。

そしてまず一月続いたこの騒動の後、現状サービスは原則確保、今後のことは利用当事者を入れた「障害者（児）の地域生活支援の在り方に関する検討会」で再検討といった線が示され、その検討会が立ち上げられ、続けられた。この事業は所謂「障害者自立支援法」に規定されることになる（その時期の種々を集めたものとして立岩・小林編［2005］、経緯の概略について立岩［2012f］）。この二〇〇六年の法でもまた法の制定に際しても、地域移行・生活のための（相談）支援が必要であることは言われ、積極的になされるべきことは唱えられたが、実際にはかける予算について前進はなかった。いっとき政権が代わったことがあった時、その法の見直しが行われることにいったんなった。つまり「障がい者制度改革推進会議」が設置され、二〇一一年八月、その「総合福祉部会」による所謂「骨格提言」では制度の改善が提言されたが、さらに政権交代があって、結局は実現されていない（→HP「地域生活／地域移行／生活支援／相談支援」）。★11

この仕事は、基本的に、時間あたりで支払われるのでさえなく、一件いくらという定額の仕事になる。そして、その主要な仕事とされるのが「プランの作成」である。実際には予め計画など立てられないし、立てること自体が愚かであるように思えることがある。しかしその「プラン」を作ることが担うべき仕事だとされ、それがもっぱらの収入源になる「相談支援」というものになった。

ここで「精神」の領域はどうなったか。二〇〇三年の時には一般財源化の対象にならなかった。その事情もはっきりしたところはわからない。より長い歴史を有するものでもあり、専門職がそれなりに張り付いている仕事でもあり、また「退院促進」が他に比べても重要だとはされていたということかもしれない。[★12]だが二〇〇六年の自立支援法においては、区別がまったくなくなったわけではないが、基本的には相談支援事業は障害別の事業でなくなる。そうした改変の中で「精神」の領域にあった「生活支援センター」はなくなる。そして実際にはサービスがない中でプランも作りようがなく、そこでたんなる情報提供以外・以上のことをしようとするなら、あるいはせざるをえないならそれは持ち出しということになる。後述する事情もあって、その予算的な制約は「精神」の領域により強く作用している。こうした具合で、私はその様子を前にあげた萩原浩史らの論文を読む、むしろ直接に話を聞く中で知ったのだが、支援・相談の仕事はやりにくくなっている。後退している。

4　要因

地域移行は「流れ」にはなっているのであり、取り組むべきであることはわかっているはずだ。厚生行政の政府関係の委員会や担当者はこの仕事は大切だとずっと言ってきた。一般にもすこしずつではあっても支援が多くなっていると思われているのかもしれない。しかしこれは実態とは違っている。かえって困難になっている。全体が影響を受けているのだが、それはとくに「精神」の分野で顕著だった。なぜそんなことになってしまったのか。

まず、施策側の無知があり、こうした場面に限らず制度の変更においてしばしば起こるいくつもの拙速や配慮のなさがあったのは事実ではある。「現場」の人たちは、その場をある程度知っているのであればでてこないような無知、そして／あるいは顧慮しない姿勢を感じる。だがその乱暴さがどこから来るのかとさらに問える。

結局、治政の側、税金を集めて使い道を決める側がそんなことに関心がない、金は別のことに使った方がよいとしているということではあるだろう。なんでもこの分野では削れるものは削られるのだと言ってしまって、おおまかには間違いではない。言葉はともかく実際にするつもりがないということだと言えばそれまでのことではある。官庁としても、厚労省というよりは財務の方の意向があったということなのだろう。そしてその制約のもとで、必要性は否定しないながら、この程度のものでやっていけると思った、あるいは思おうとした、見ないことにしたということだろう。このように言ってしまえば、またそれだけのことである。ただここでも、やはりもう少し見ていくことはできる。

まずことを困難にし、しようとすることをできなくしたのは単純に予算の配分の既成事実、そして配分を巡って存在する力関係であってきたし、今もそうであるはずである。つまり、看護を含む医療については、従来を基本的に踏襲して金は出ている。「在宅」については貧弱なものだったが、それでもいくらかは進展があった。実際には在宅診療に特化しても経営が可能になっているという。もともとの支払いの仕組みが――自明のものとも気づかれないほど――保存されていて、そしてその仕組みを維持しようとする側の政治力は、他の業界に比べれば大きい。★13 他方、「（地域）福祉」は、基本的には今までの枠組みのもとで、新たな事業がわずかな予算とともに設けられる程度のこととしてなされ、その水準も維持されないといったことが起こった。こうして配分の関係ができあがって時間が経って、それは自明のものとされている、むしろそのことに気づかれないといった具合だ。予算配分としては、医療が九七パーセント、福祉の方には残りの三パーセントという配分になっていると言われる（第4章・一九三頁）。

そのことを確認したうえで――つまり依然として金が動いているところでなにほどのことができてい

るわけではなく「成果」が上がっているわけではないのに、相対的に金が動いていることを忘れないようにしたうえで、ということである——この領域ではなかなか「実績」が見えないということが関わっているかもしれない。そこには、近頃さらに強く言われるようになった「説明責任」とか「透明性」といった言葉が付着している。はっきりとしないものに出しにくい、予算を出すところから取ってきにくい。そう言われる。

それに応じて、以前からずっとなされてきたことは「形」を作ろうとすることだった。センターであったり作業所であったりという「場」を作ろうとする。それはただこの国が土建国家であるというだけのことではない。収容型の施設以外に金を出すといったことはまずなされてこなかった。せいぜいくらかの助成をするといったぐらいのことしかなされなかった。それでも、人が個別にいるところでなく、人が集まるあるいは集める場にいくらか金が出された。

だがそれはときに逆に作用する。それはわざと作ったものだから、わざとらしいものであり、さほど機能しない。あるいはそのように見える。「ただの居場所」であると割り切ってしまえば、そのように機能している場合でも、その看板は違うから、その看板の方を基準に評価すれば、機能していないということになる。仕方なく作った形や看板がかえって評価を落とすことになることもある。

さらに「形」ができると、そこには（事実上）責任者がいるとされる。するとグループホームの入居者や作業所の利用者の挙動についての近隣からの苦情への対応といった仕事がふりかかることになる。それに時間と手間が費やされる。それ以外のことはできにくくなる。それ以前にそんな厄介な仕事を引き受ける人材が得にくくなる。すると、それはできにくくなる。もちろんそれ以前に、また同時に、「地元住民」の反対等に遭ってそうした場を作ること自体の困難があり、その困難は、「受け入れ態勢の不足」ということになり、実際に「移行」が進まないということになる。

たしかに、もともと実際になされることの多くは、不定形な、「成果」の確実でない仕事だ。目に見えるものが現われにくいということはある。何がよいか、何が達成なのかについても評価が分かれる。すると事業としての「相談支援」がさほど機能していないところがあるとも判断されうる。それでそうした部分を捨てていくと、今度は書類の作成（だけ）ということになる。さらにこうした「地域」のことはしりとりのように地方政治・財源によるものであるとされてしまう流れ（cf. 立岩［2012f］）も、この事業に国税を直接に使わなくてよいことにされたことにいくらかの関わりはあるかもしれない。

加えて、こうした事業の拡大を強く押せないところは利用者にもまた供給側にもあった。情報提供という限りは――実際にはその仕事も満足にできないということがあったのだか――それだけのことである。一度知ればそれですむという場合はたしかにある。そして実際多くの人たちはさほどの量の「マネジメント」を必要としない。その時はそれでよいし、それ以上・以外のことをされたら不快である。そしてソーシャルワークの仕事についての批判、それを受けた自省も関係がなくはない。専門職の側にしても「介入」に否定的な意味があることぐらいはわかるようになる（cf. 三島［2007］）。そしてその批判も反省もまちがっているのではない。

次にこの仕事を、ときに「専門職」を批判しつつ、行なってきた「当事者」の方も、よい仕事を自分たちはしているすくなくともしたいと思っているのだが、そのことをただ「当事者」がやっているというだけで正当化しようとすれば、それはなかなかに苦しい。自らの優位性を主張はするが、そのことを説得することは難しいのだ。適格性を云々すれば、その仕事をする人の資格や事業の受託を巡る要件をめぐって、厄介なことになる可能性もないではなかった。それは「当事者」外の人たちとの競合の可能性のある場合にも起こりうることだったが、それだけではない。一時「ピア・カウンセラー」の資格化を巡る動き、議論があった（cf. 立岩［1997b］）。資格化、さらに「名称独占」さらに「業務独占」を求めることは自らが批判してきたことでもある。他の組織・人たちに委ねることに警戒的であり、しかしそのことをうまく主張しまた実現できないのであれば、その事業（に対する政府からの支出）の拡大にそう全面的に熱心になれないという事情がある。

そうした中で、とくに「身体」の場合、二〇〇〇年前後から徐々にということになるが、別の事業、具体的には介助（介護）者派遣の事業の方でそこそこの収入を得ることができるようになり、その収益を他の活動にまわすことができるところが出てきた。これ自体は望ましいことではないとして、厳しいところはかなり厳しいのではあるが、なんとかはなる——あるいはなんとかはしているが厳しい（白杉［2012］［2013］）。

そして以上は合わさっている。資格、適格性をめぐる面倒な問題が起こることは歓迎されない。自分たち（だけ）が、と思ったとしてもそれを実現できる見込みはない。そして別の事業でそこそこの収入が得られる。するとこの「相談支援」事業の拡大をたしかに求めるのではあるが、例えば介助制度についての要求のようには強くそれを主張することにならない。二〇〇〇年頃から現在までをこのように解釈することもできると思う。

それでやりくりできればそれでよかったのかしれない。たしかに情報や相談は、多くの場合にそれほどたくさん必要であるわけではない。ただ、その手間、あるいはそうして括れないような手間がかかる場合はある。それで実際に困る人たちがいる。

多くの手間が必要とされることがあるのは、私が知る限り、まず所謂「難病」の人たちの一部である。医療と福祉の関係も含めてややこしいことになる場合がある。徹底的に動かない身体と交信の困難によるところも大きい。そして人間関係でも難しいことがよく生ずる。介護保険のことしか知らないケアマネージャーが制度でできることを知らず、かえって生活を阻害することがある（前節にあげた西田や長谷川の文献)。この人たちの一部は多くの介助を必要とする最重度の身体障害者だから、さきに記した組織と同様、その人たちに介助を提供している組織であれば、その事業収入の一部を充てることができる場合もなくはないが、それが実現しているところは多くはない、というより少ない。厄介ごとが多く起こることが予想されるために事業所が介助派遣も敬遠することがある。それでも受け入れる場合、より手間がかかる分については「持ち出し」ということになる場合もある。

そして「精神」の人の場合、法律が変わり、精神障害者も障害者福祉の枠組みに入りはして、例えばホームヘルプサービスといったものも利用できることにはなったが、その利用量は多くはない。必要だと主張しても実際に認められる分は少ない。するとそれを供給する組織に入る収入は多くはなく、他に様々にかかる手間仕事にかけることも難しくなる。そして、この領域で「相談支援」の業務を担う組織は、歴史的な経緯もあって「身体」に関わる組織とはだいぶ違う形態の組織・施設であってきた。「相談」に特化した組織の場合には他から予算を回すといったことは困難になる(そうした組織が病院に付随しているといった場合には事情が違うとしても、それはそれで問題だ)。障害種別に捉えず「統合」の方向を向くのは大きくは間違っていないだろう。しかし「精神」の場合、そこに格別の意図はなかったとしても、「社会復帰」のために設置されしばらくは続いたものと比べた場合の後退は他より大きい。

3 代わりに

1 代わりに、なくせるものをなくす

いったい何を間違えたのか。同じことだが、どうすればよかったのか。どうしたらよいか。

まず一つ、基本的に逆に考えるべきだと幾度か言ってきたが、どこを基軸に置くのかをはっきりさせ

ておくことに意味はある。逆にというより、普通に考えればそうなるはずなのだが、第一に、出て暮らすことを妨げないこと、妨げないためのことを積極的にするべきだということである。

行く場がないから今いる病院・施設にいてしまっているというのが事実だとしよう。しかしそれ以前に、不要なところに留め置いてはならない、「受け皿」を用意をしてからということではなく、仕方なくでも出ることを妨げられないということである（三野［2015］）。ならば、なにかより望ましいことであるからでなく、仕方なくせねばならないこととして、それを「その都度」可能にすることがなされるべきだとなる。それは、「移行」が実際に容易あるいは困難だということと基本的には別のことである。容易な人から出すということは、容易の度合いによって序列化し容易な方に向けて統制するということでもある。用意ができてから、という順序は間違っている。

するとすぐに、それは無責任だということになるだろう。実際、例えば米国の場合、精神病院から出された人たちの多くがホームレスになった、あるいは処遇条件のよくないナーシングホームに入っているといったことが――後者については精神病院体制を存続させたい側がわざわざその国に調べに行って、その調査結果として――指摘された。実現可能性がないことを言っても仕方がないことはたしかにある。しかしそれは不可能あるいはとても困難なのか。そうでもなかったと言おう。まずは単純なことで、金があって生活が可能であればよい。実際、わずかだったが、そうして十全会病院から出て暮らし始めた人もいたことも見た。措置入院＋（病院における）医療扶助が、実質的に家族の扶養・負担を解くことで病院化を進めたと捉える研究成果も紹介した。それより、家族の扶養義務を解除し生活保護を容易に取って病院の外で暮らせるようにすればよい。

それは空想的なことではない。わざわざ場所を作るというならたしかにそれは遅々として進まないが、実際に国中に空き部屋はたくさんある。特別に受け入れる場を作ることがときにあってよいとしても、入居を拒絶されることをなくすことが、先に、また同時に、なされるべきことだ。そうすれば金を出せば借りることができることになる。すると必要なのは金である。生活保護がもっと容易にそして多くとれる、そして／あるいは（障害基礎）年金[★14]がまともになることである――実際には障害基礎年金を得ている人が更新時に支給を打ち切られたり、金額を減らされることが二〇一〇～一三年度の四年間で六割増えた（二〇一五年一月四日報道）というのだが。

それを困難にし、できなくしてきたのは単純に予算の配分であってきたし、今もそうだ。同じ費用の使い道を変えれば多くが変わるとはずっと言われてきたことだ。そしてさらに、現在の水準がとても低いことも認められている。より多くをかければよい。

すると、「まずは」「その分だけ」、手間のかかる仕事をしなくてすむようになる。そもそも、例えば住居を確保することができないように、またはとても難しいことになっていて、その上でそのできないあるいは難しいことに関わらざるをえず、その結果当然に成果があがらず、それでその仕事（のための予算）が切られるあるいは削られるという仕組みになっている。しかし、述べてきたように、よほどの理由――という「よほど」がどれだけを指すかを決めることが難しいことは認めよう[★15]――がない限り拒否できないという状態が実現すれば、住む場所が見つからずそれを探すのに苦労するといったことは少なくなり、そのことに関わる仕事は少なくてすむことになる。こうして、そう簡単にこの現実はなくならないから、しなくてよい仕事を減らした「上で」仕事するということには残念ながらならないのだが、別のところで手を打つべきだ（った）というのが基本的な答にはなる。

減らせるものは個々の介入によってというのとは別に減らすことができるしそうするべきである。次に、そうしてしなくてもよい仕事を首尾よくしなくすむようになったとしても、仕事はなくなりきることはないだろうし、また新たに生じることもある。むしろ増える部分もあるだろう。そこで次に、いつもなくならない仕事について。

2 代わりに、いつもなくならない仕事の仕方

基本的には、「プラン」を作るなどというときに無意味でときには有害でありさえすることにだけ公金を支出するといったことはやめること、「情報提供」や「相談」にも限らないものとすること、「ケア」の仕事全般からこの仕事を区別すべき特別の理由はないから、この手伝う仕事を、基本的には細かに区別せず、広く認めること――対立が生じている場面をどうするかという厄介な問題については後述する――、そして基本的にはかかった手間、その最も単純で不正確な尺度としては時間に応じて払うようにすることである。

まずその仕事はかなり多様であり不定形だということ、そしてその多様性に合わせようとして細分化はあまりしない方がよい。不定形なそしてときに手間がかかる雑用の類をすることが自分の仕事だと自らの仕事を思い定めるということだ。そしてその仕事の多くは介護・介助といった仕事から本来は区別されない。その区別はたぶんに便宜的なものでしかない。種々の雑用の仕事がむしろ本来のソーシャルワークであって、別に建てる必要が特別にない場合、とくに「ケアワーク」との違いを設ける必要はない、基本的には分けなくてよいということである。そのためにはどうするか。広げることである。知識や習熟や、仕事の面倒さに応じた差異化はあってよいにしても、「ケア」の一般的・全般的な仕事を最初から区別する必要はないし、報酬等の条件を格別に違わせる必要もない。

その中の一部をしめる情報提供の類はときに大切である。まちがった情報を伝えないこと、そしてあるものはあると伝えることである。残念ながら、実際には無知が多々ある。知識をもっていない者がもっていないのはただそれだけのことだが、知識をもっているとされている人がもっていないのは有害

である。制度上実際に存在するケアマネージャーは介護保険のことは（よく）知っているがそれ以外についてほとんど知らないことが多い。医療側の職の人も、その人が（医療）ソーシャルワーカー（ＭＳＷ）等と呼ばれていても、知らないことがたくさんある。それは困る。だから、このことを言ってきたし、ここでも言っておく。

それ以上はいらない、あるいは、自分で調べた方が早くて正確だからそれでよいという人たちはいる。ただ、それだけで足りない場合があるのも実際のところだ。制度のどれを使うかといった類の相談は必要なものの一部でしかない。必要なものはそんなものではない。それ以上のことをする、せざるをえないとなるとどうなるか。

そして支払いのこと。医療と福祉に分けるなら、前者が後者より優遇されており、前者の方により多くの金が行っていること自体は知られている。ただその額の差は人が思うよりも大きいというだけでなく、支払う仕組み自体が違う。そして、その違いがあることが気づかれず、その違いがあるのが不思議であることが気づかれもせず、それもあって不思議に思われていない。

医療では、とくに外来の診療の多くはより定型的で短時間だが、その人が何回来ようと一回きり同額といったことにはなっていない。その行ないや時間、保険点数に応じたものになっている。このことはときに問題にされた――「十全会病院問題」に関わる国会質疑などでも「定額制」の提案がなされたことを見た――ものの、それでも大きな部分がこのやり方で推移してきた。他方で、「福祉」の方への払いがどのように推移してきたのかは述べたとおりだ。

こうして歴史的に形成され続いてきた格差が、縮小というよりむしろ拡大していることがここまで述べてきたことだ。この仕事を一件いくらの仕事とすべき理由はない。むしろ逆であり、この仕事はそうした計算法に最も適していない。出来高払い、とりあえず働いた時間に応じた支払いにするべきである。

するとそうした支払いの形は「高度の専門性」がある場合に限られるといったことが頻繁に言われる。公的介護保険導入の際、上野千鶴子との対談の中で香取照幸（当時厚生省大臣官房政策課企画官）がそれを繰り返していることを立岩［2000a→2000c］で紹介した。

十全会に関わる議論の時のように、医療が聖職であり、医療者にそうした自覚があることを信じるとか信じないといった話はここでは不要だろう。ただ、その職に付与されている報酬や何かしらの「名誉」の類を含めた「役得」（があり、それを失う可能性があること）が、それを失うかもしれない架空請求等の不正な行為を抑制することがないではないだろう。しかしそうなのであれば、今検討している仕事をする人についても、不正を行なって失うものがあるようにするべきだ、つまりもっときちんとその仕事の待遇をよくすればよいということになる。★16

註

★01　「生存学」（内を検索）↓「地域生活／地域移行／生活支援／相談支援」（あるいはそのいずれか）で検索すると年表風の資料と文献表がある。本書文献表に※印のあるものはウェブ上で全文を読めるもの。

★02　精神障害の分野での相談支援については、その仕事に関わってきた人によるものとしてようやく萩原浩史［2012］［2014］［2015］［2016］といった論文が書かれ始めている。その活動を紹介する短文としては天野［1997］等。「身体」の方面では森［2008］。他に研究としては、おもに知的障害の人たちに関わる相談支援の歴史について中野・成田・淺沼［2012］、中野［2013］［2014］。次節にも記すように「精神」の方面について考えるためにも他の領域でどうであったかを知り、比べて考えてみることが大切だと考えている。また、以下に列挙するような文章が書かれるのに私が立ち会うことがあって、そこにある差異と共通性とがともに大切だと思うようになった。

障害者自立支援法における相談支援事業について長谷川・桐原［2013］。それ以前からについて白杉［2016］。白杉［2012］［2013］

では現在の（おもに身体障害者の）相談支援を実際に行なう中での制度の不具合と、その不具合のために不採算部門になっているこの事業を介助者派遣からのあがりで運営していることが記されている。また「難病支援相談員」に関わる報告として渡邉・北村［2007］、「難病相談・支援センター」について長谷川［2012a］。ＡＬＳの人の「移行」の困難について、そしてその困難に関わる「移行支援」の不在そして（あってしかるべき知識の不在などの）「相談」の人材・体制の不備については西田［2009］［2010］［2011］［2013］、長谷川［2009］［2010］［2011a］［2011b］そしてそれらがまとめられた博士論文（長谷川［2012b］）、堀田［2009］、山本晋輔［2009］等。

★03　山本深雪（山本［1991］他）らが関わる大阪医療人権センターについては九五頁。東京都台東区の「こらーるたいとう」が設立されたのは九八年。関連する書籍に加藤真規子［2009］。山本や加藤らは「全国精神障害者団体連合会」（全精連、九三年結成）にも関わっている（山本［1993］、加藤［2001］、等）。

もう一つ見ておくべきは家族会だ。精神障害の関係で最も大きな組織は経営上の不正・失敗から二〇〇七年に消滅することになった「全国精神障害者家族会連合会（全家連）」だった。その組織が行なった調査――その幾つかは貴重なものだ――はあるが、その組織（の消滅）について書いたものを吉村［2008］以外知らないと記したことがある。知的障害児や重度の心身障害児の親の会も含めそれらの組織がどんな事業を委託され何をしてきたか、そうしたことも調べておく必要はある。

★04　同じ報告書で中西正司は次のように記している。

「自立生活運動の一翼を担うピア・カウンセリングとよく対比される相談員制度を例にとってみても医療機関から地域福祉行政へ、地域福祉行政から民生委員へ、そしてそれを補完するものとしての相談員という位置付けで医療モデルを脱していない」（中西［1992］）。

同じ人の、後述する「市町村障害者生活支援事業」が始まった後、その事業を主題にした日本社会事業大学の学内学会の大会での発言。

「〔市町村障害者生活支援事業の〕実施団体によっては、基本事業であるピアカウンセリングすらほとんど実施できていない、ピアカウンセラーと身体障害者相談員制度を混同している、当事者の視点を持たない専門家主導のプログラムが実施されている等の問題点もある。また、地域で活動を行ってきた多くの当事者団体が受託を要望しているが、既存の社福法人等に委託されることも多く、この事業の本来の役割が果たせていない」（中西［2000］）。

「この〔市町村障害者生活支援事業の〕事業の本意が浸透していない市町村も多い。基本事業であるピアカウンセリングをほとんど実施できていない受託団体やピアカウンセラーと身体障害者相談員制度を混同している所がある。また、「社会生活力を高めるための支援」も「社会リハビリテーション」に読み替えられ、当事者の視点をもたない専門家主導のプログラムが実施されているという問題点もある。／この事業の創設以来、地域での活動を行ってきた多くの当事者団体が受託を要望し行政に働きかけてきた。にもかかわらず、地域支援に実績のない社福法人等に委託されることも多く、この事業の本来の役割が果たせず、事業内容には地域間格差が大きい」(中西［2000］)。

その催に「助言者」として出席もしている私は、このように言う人たちに加担してきた。ただその上で、次のようにも記している。それは現在に至っても、あるいはいつまでも残ってしまう問題であり、そしてそのこととそれに対する根本的な解法がないこともまたこの仕事の厄介さに関わっていると考える。ただそれに対する対応の仕方はある。そのことを第2章で述べた。

「当事者と言おうが本人と言おうが、「供給側」に位置するようになれば、そこには固有の利害が生ずる。かつて「相談員」といったものを、大きな障害者団体(の傘下にあるところの地方組織)が実質請け負ってなにがしかの予算がついた(が、たいして機能しなかった)といったことがあった。つまりいったん供給側に立つ(立てる)なら、そしてその金は政府から出るなら、その行動パターンは、従来、「当事者」側が批判したものに近づいていくことになりうる。CILにもその可能性は十分にある」(立岩［2012e:538］)。

★05 この年に「ヒューマンケア協会」(八王子市)が設立された。ただ組織の名称に「自立生活」がある組織としては八四年設立の「静岡障害者自立生活センター」(その設立に関わった渡辺正直——筋ジストロフィー、二〇一二年逝去——の文章に渡辺［1988］、八五年設立の「日本自立生活センター」(JCIL、京都市、設立後二五年ほど経ってそこで働くようになった人の著作に渡邉［2011］)。

自立生活センターが精神障害者の退院促進事業に関わった報告書として——その苦闘の具体的なところは読み取りにくいのだが——自立生活センター・立川［2008］。

★06 私は『季刊福祉労働』に九二年から九六年にかけて一五回、「自立生活運動の現在」という題の連載をさせてもらっていたが、その第三回で「東京都地域福祉振興基金」を第八回で「地域福祉振興基金」を取り上げた(立岩［1992b］［1994a］)。

★07　九三年度に千葉大学の社会学科の学生たちの社会調査実習に関わってその報告書が刊行された（千葉大学文学部社会学研究室編［1994］、品切れだが全文をHPで読める）。その中にその当時の行政からの助成について報告している梁井・原田［1994］がある。

★08　市町村障害者生活支援事業全国連絡協議会による事業運営マニュアル、ガイドブック、事業報告書として手元に残っていたのは市町村障害者生活支援事業全国連絡協議会編［2001］［2004a］［2004b］。他にもあるはずだが、この組織がなくなっていることもあり入手できていない。

★09　二〇一四年秋に来日したサイモン・プリドー（Simon Prideaux）氏によれば、この仕事が民間の会社に委託されて問題が生じているとのことだ。ただこのことについての確認はできていない。

★10　こうした流れの中で、基準・審査が不要であることを主張することは一貫して大切なことであってきた。このことを言う人が他にいなかったということもある。それで立岩［2000a→2000c:293-297］［2012e］［2012f］（第6節）等でそのことを述べてきた。その趣旨は――数少なくこのことについて述べている――中西正司の論と同じであり、その財についてはより多く提供されることが消費者・利用者によって歓迎されるわけではないというところにある。他方供給者にとっては事情が異なる――多く供給するほど利益になることがある。そのことへの対処について本書と立岩［2015b］で述べている。

★11　「相談支援」について文献が少ないことは述べた。「拡大する相談・支援事業の実相」を特集した『季刊福祉労働』一三一号（二〇一一年六月）はあり、障害者に関わる文章として篠原［2011］、木村［2011］。論文としては、註2で紹介したものとその文献にあげられているものを除けば木全［2007］等。あとはやはり制度と実際の仕事を簡単に紹介したものが多い。「身体障害者相談員」について竹内［1997］等。自立支援法批判の本・文章はかなりあるがここでは略す。

★12　北野誠一は、精神医療については医療側の影響力がより強いことが関係しているだろうと述べている（北野［2003］）。そうだったのかもしれない。ただこの種のできごとのいきさつを実際の文章や発言から辿ろうとしてもほとんど辿りようがない。またなにか発言の類があったとしても、それをそのままに受け取るわけにもいかないというところがある。

★13　「精神」の「福祉」の領域での仕事の担い手たちは例えば「精神保健福祉士」であるはずだが、その人たちがどれほどまじめに考えて対処したのかはわからない。誰か調べるとよいと思う。

★14　障害基礎年金について、まずはその成立についての研究もとても少ない。高阪［2015］［2016］で研究が始められている。

★15　こうして問題は、結局は「他害」「社会防衛」を巡っている。それにたいしてたいしたことが言えないのは『造反有理』の時と変わらない。立岩［2014.］でいくらかのことが言えればと思う。

★16　他に支払いの形を区別する理由があるだろうか。一つ、医療・治療の場合にはなおる、すっかりなおらなくても改善される可能性があると言われるかもしれない。だが、精神疾患に限らず、医療によってすっかりなおることはそう多くはない。そして身体がなおらなくても生活が楽になることはあり、後者に金は使うべきでないという理由はない。もう一つ、そこでは命が関わっているから、もし実際にはなおる可能性が高くなくとも、やれるだけのことを行なうことが許容されるという主張があるかもしれない。だが医療も生き死に関わる場合だけなされているわけでないし、生き死にに関わる場合が優先されることは認めるとして、それ以外に資源を使ってはならないということにもならない。そしてすくなくとも「精神」については、医療がより多く人の命を救っているわけでもない。

第４章　認知症→精神病院＆安楽死、から逃れる

1　認知症→精神病院＆安楽死

1　認知症が最初から関わっていたこと

『現代思想』二〇一五年三月号の特集は「認知症新時代」だった。本書では京都十全会病院のことを長く記してきたのだが、いっとき約三〇〇〇床と全国一の規模であったその病院が積極的に受け入れ、その入院者の大部分を占めたのが、高齢者、今で言う認知症の高齢者だった。精神病院には「精神科特例」として許容されている入院者数あたり他より少なくてよいとされる人員をさらに少なくして、拘束する人は拘束しつつ、許諾など関係なく様々な「医療」をなし、節約しつつ、おおいに保険点数を稼いだ。その処遇・経営は、一九七〇年代から八〇年代、批判がなされ、大きく報道されもし、国会における論議もあり当時の大臣等も非難し、それは八五年の医療法改定にも関わったとされる。その糾弾の運動は評価されようし、それでいくらかはましになった部分もあった。しかし全体としては大きくは変わらなかった。どうしてか、代わりにどうすればよかったのか。それを考えようとしてきた。そして、これまで幾度か触れてきた部分も含め、認知症に関係する昨今の動きについてやはり書いておいた方がよいと思った。

認知症の人に何が起こってきたか起こっているか。一つには、精神病院への取り込みである。一つは安楽死尊厳死の勧めである。この二つについてわりあい最近のことを紹介する（以下、情報を圧縮せざるをえないので、「認知症／安楽死尊厳死／精神病院／……」という頁を作った——「生存学」→「認知症」で検索）。

精神病院にいる人が多いのはその通りだ。日本だけ異常に精神病院の入院者数が多いことが指摘され、その「遅れ」が指摘される。にもかかわらず、むしろ減少させるべきことが言われ、その傾向が予想されるがゆえに、認知症が精神病院の客として期待され、実際に取り込みが積極的になされていることを紹介する。このことについてはこれまでにいくらかはふれた。

入院者が多いこと、長期間の入院者が多いことには当然批判がなされるし、私も批判されるべきだと考える。ただ精神病院でなければよいというものでもないと思う。精神病院に起こったことは日本に特殊で、いったんできた構造がそれを維持させた。他の国でどうなっているのか。私は知らないから比較はできない。認知症の人にせよそれ以外の人にせよ「精神の人」――いかにも変だがそのように言うことにする――はおおまかに世界中にだいたい同じぐらいの割合でいるのだろうが、どうやって暮らしているか、生きて死んでいるのかわからない。ただ精神病院という名前のものでなくても、ナーシングホームにという人がたくさんいることを――脱精神病院化がうまくいっていないことを言いたい日精協の人たちによってだったが――記していたことを補章2・第9節（二七四頁）で紹介する。また、『唯の生』（立岩［2009］）では、北欧・西欧の福祉の先進国で、動けなくなったら、とくに自分で食べられなくなったら生きる（生きさせる）のを終わりにするという流れがあることが、八〇年代、「福祉のターミナルケア」といったことが言われた頃、日本の一部に紹介されたことを紹介した。さらに事態は進んでいるようだ。幇助自殺、積極的安楽死の主体・対象になっている。近いところでは、児玉真美が、事前に餓死を選び行なう（行なわせる）こと（VSED・一六七頁）を正当とする人・組織が米国にあり、実際にそうした行ないがなされていることを報告している（児玉［2014］［2015a］［2015b］）★01。

他方、日本で主張されているのは「尊厳死」で、それは「終末期」に限るものとされるから――実際にはそれを主張している人たちも言うことは一定でないのだが――より穏健であるとは言えるかもしれない。ただ「前もっての」意思表示により栄養や水分の補給が止められるという点では変わりはない。

そして、変わりはないからより早く行なってもかまわないというなかなかにもっともな主張がなされ、既に日本で言う「尊厳死」は「先進国」では認められている状況下で、それに反対する主張もなかなか厳しい状況に置かれている。

踏みとどまることをよしとすれば、この国は「持ちこたえている」とも言える。ただ、幾度も述べてきたが、控えることと積極的に死ぬことの間に距離はそうないのでもある。そして日本でも認知症の人たちのことがもう四〇年以上は前から安楽死尊厳死を巡る論議で大きな論点であってきたことはたぶんあまり知られていない。「先進国」での様子とこの国での経緯の両方を一度はおさえておく必要がある。

2 新オレンジプラン・日本精神科病院協会

精神病院の病床数に「自然減」の要因はある。世界でも突出した数の入院数はなかなか減らないが、それでも新しく入院する人の入院期間は以前に比べれば短くなっている。他方、ずっと入院していた人も年をとって亡くなる。するとその分が「自然減」になる。めでたい話ではむろんない。減る中の大きな部分は、多くの人たちが結局その場で死ぬということだからである。出られる機会はあったはずだが、入院が長くなればなるほど難しいとされる。本人も面倒に思うところがある。京都十全会病院では一時、年一〇〇〇人の人が「死亡退院」したというが、手荒さの度合いをいったん別にすれば、そしてそこまでの規模でなくても、同じことが起こっている。

ともかく減るには減るその一方で、認知症の人たちは増加している。普通に考えればその人たちに（まじめに）対するのは厄介なことではあるから、仕方なくでも漸次的な規模の縮小を受け入れるのであれば、今まで通りの仕事をし事態の推移を静観していればよいということになるかもしれない。現場の個々の医療者・看護者にはそう思っている人がかなりいるだろう。しかし公立施設も客層を変えて生き延びてきた。★02 民間精神病院の経営側が存在・経営を維持しようとする中で認知症の人が客として期待されることになる。

実際、第1章（一九頁）に述べたように、民間精神病院の集まりである「日本精神科病院協会（日精協）」、その政治組織「日本精神科病院協会政治連盟」はずっと政治に働きかけてきた（その組織、医療観察法制定前後の政治献金については二一頁に紹介した安原［2003］、七瀬［2006］）。そして今の日精協の会長は山崎學という人だが、素直な人であるらしく、協会の雑誌『日本精神科病院協会雑誌』のウェブで誰でも読めるその巻頭言に、日本の精神医療は世界一だと自ら（たち）を礼賛する文章を書いたり、献金をした議員が当選し、その政党が政権を取り、議員が要職に就いたことを素直に寿ぐ文章を書いたりもしていることも紹介した（二一頁）。そしてその人は、認知症者の増大への対応のために精神病院病床数を「拙速」に減少させない方がよいといったことを頻繁に述べている。例えば医療経営に関する情報等を提供する『CBnews』二〇一四年一二月八日の「精神科病院の今後、人口推計から判断を――日精協・山崎会長」という記事では、「地域移行が進めば、結果として精神病床が減るとされるが、日本精神科病院協会（日精協）の山崎學会長は「慌てて病床削減しない方がいい」と警鐘を鳴らし」したむね記される。四六二万人と言われる認知症の少なくとも五パーセントの四五万人は精神病院が必要で、「慌てて」削減をしなくてよいと精神科病院経営者に呼びかけている。その人が経営する群馬県の医療法人山崎会サンピエール病院の新規入院の六割が認知症の人だという。既に現実は既成のことになっている。

政治献金は（団体によるものも）かまわないという立場もあるだろう。より大きな問題は、供給側の組織が政府の会議などに参加し、参加するのはよしとして、決定に関わる権限・力を有していることだ。そのことはまったく認められないこと、その影響力を減じ決定力を廃することがなされるべき理由を第

2章（一〇〇頁）で述べた。それはたんに消費者主義とか当事者主義からというだけではない——後述の「新オレンジプラン」でもそうした言葉は使われている。出来高払いで過剰・不正・加害が生じる要因は利用者側ではなく供給側にあること、だから供給側の活動が公開され規制され、供給側の加害を減ずれば利用者にとってよい仕組みである出来高払いが認められると述べた。政府による個別組織の監査をいくらか強化するといったことではほぼ何もできないに等しく、代わりに、規則の決定について業界が力を有さないこと、活動・経営の公開を拒否できないことが規定されるべきことを述べた。

こうしてどうであるべきかは言えるのだが、実際に業界はどれほどの力を有しているのか。狭義の政治力を要因に持ち出す説明を社会科学のある部分は嫌う傾向もある。また、何が社会的事象のどれほどを規定しているか、たいがいは正確に言えない。しかしこれから略述するこの度の事態を見ると、その影響はやはりあったとなるだろう。政府側が予算を気にしているのは事実だとしても、同じ金の使い方としても合理的ではないことがなされてきたし、これからもそうするというのだから、この事態は政府・財務の側にその要因を求められず、それはその非合理を通そうとする力がそれなりに強いことを傍証しているとも言える（だからこそその力をなくす、すくなくとも大幅に弱めることがたいへん重要だということだ）。

日精協は医療観察法の成立に積極的に関わり、病棟転換型居住系施設（↓一八頁・HP）の設置にやはり肯定的・積極的に関わった——この案が浮上する前二〇一二年五月、従来の精神科病棟を使う「介護精神型老人保健施設」の設置を提案し、その同じ言葉は同年末の自民党の総合政策集にもある。そして、この年の一月二七日に発表された「認知症施策推進総合戦略（新オレンジプラン）」（厚生労働省[2015]）にもその意向は書き込まれることになった。[★03]

その、「新オレンジプラン」と称されることになるのだろう「戦略」には、どこかで皆が聞いたことのあるものを含め様々が並べられ、しかし身の周りのこの現実はたいして変わることもないはずだと思われる。そうして最後まで読む気を失う人は気がつかないし、読んだのではあろう多くの報道機関も報道しなかったが、精神病院・精神医療の役割が強調されている。そのことを発表当日の共同通信配信記事、そして二日四日付の浅川澄一の文章（浅川［2015］）は記している。共同通信が配信した記事では以下。

文面作りでは、長期入院の弊害が指摘される精神科病院の役割を強調。背後には病院団体の意向を受けた自民党議員らの巻き返しがあったとされ［……］／国家戦略策定の最終盤に、最も多く文言の修正が入ったのが精神科病院をめぐる記述だ。「入院も（医療、介護の）循環型の仕組みの一環」「長期的に専門的な医療が必要となることもある」などが追加された。厚労省幹部は「自民党議員から病院の役割をもっと盛り込むよう要望があり、修正した」と明かす。／日本では、精神科病院に入院する認知症患者が約五万三千人に上り、そのうち約三万人は一年以上の長期にわたる。先進国では異質な状況で、国際機関から改善を求められている。／文言の修正には病院経営への配慮がにじむ。

「戦略」の本体である第2「具体的な施策」は、1「認知症への理解を深めるための普及・啓発の推進」、2「認知症の容態に応じた適時・適切な医療・介護等の提供」、3「若年性認知症施策の強化」の三つの部分からなるが、その2の(4)「行動・心理症状（ＢＰＳＤ）や身体合併症等への適切な対応（循環型の仕組みの構築）」には「循環型の仕組みの構築」として二つ、「行動・心理症状（ＢＰＳＤ）への適切な対応）」として七つの項目があげられるが、以下に前者の二つの項目全文と後者から二つを引用する。

○認知症の人に行動・心理症状（ＢＰＳＤ）や身体合併症等が見られた場合にも、医療機関・介護施設等で適切な治療やリハビリテーションが実施されるとともに、当該医療機関・介護施設等での対応が固定化されないように、退院・退所後もそのときの容態にもっともふさわしい場所で適切なサービスが提供される循環型の仕組みを構築する。その際、入院・外来による認知症の専門医療も循環型の仕組みの一環であるとの認識の下、その機能分化を図りながら、医療・介護の役割分担と連携を進める。認知症を含む精神疾患は、医療計画に位置づけられていることを踏まえ、都道府県は地域における医療提供体制の整備を進めることとする。

○介護現場の能力を高め、介護で対応できる範囲を拡げるためには、精神科や老年科等の専門科による、医療の専門性を活かした介護サービス事業者等への後方支援と司令塔機能が重要であり、その質の向上と効率化を図っていく。具体的には［……］。

○精神科病院における認知症の人の入院に関しては、標準化された高度な専門的医療サービスを必要に応じて集中的に提供する場として、長期的・継続的な生活支援サービスを提供する介護サービス事業所や施設と、適切に役割を分担し、連携を図ることが望まれる。なお、慢性の行動・心理症状（ＢＰＳＤ）及び中等度から重度の身体合併症を伴う場合等においては、長期的に専門的な医療サービスが必要となることもある。

○また、医療機関・介護施設等での対応が固定化されないように、退院・退所後もそのときの容態にもっともふさわしい場所で適切なサービスが提供される循環型の仕組みを構築する観点からも、早期退院・退所を阻害する要因を検討した上で、地域における退院支援・地域連携クリティカルパスの作成を進め、医療機関・介護施設等からの円滑な退院・退所や在宅復帰を支援する（厚生労働省[2015:10-11]）。

浅川［2015］はこの「戦略」（B）を一月七日の当初案（A）と比較して次を指摘し、「関連業界団体が七日版の発表前に知らされていないことは考え難い。国会議員からの相当な介入があった、とも言われる」としている。

・A精神病院は「専門的医療サービスを短期的・集中的に提供する場」、「長期的・継続的な生活支援サービスを提供する介護サービス事業所や施設と、適切に役割分担が成されることが望まれる」→B「専門的医療サービスを集中的に提供する場」、「慢性の行動・心理症状（BPSD）等においては長期的に専門的な医療サービスが必要」

・A「精神科や老年科等の専門科による、医療の専門性を活かした介護事業所等への後方支援が重要である」→B「介護事業所等への後方支援と司令塔機能が重要」

・A「精神科医療は、機能や体制が具体的に「見える化」され、地域からみて、一層身近で気軽に頼れるような存在になっていくことが求められる」→B削除

・A「精神科病院等からの円滑な退院や在宅復帰を支援する」→B「医療機関・介護施設等からの退院・退所や在宅復帰を支援する」

変更の含意について説明は要しないと思う（浅川［2015］で解説されている）。ただ一つ、決まった戦略の文章だけ見てもわからない、そこで削除された三点めは（「見える化」という言葉はすこし不思議な言葉だが）、十全会闘争・騒動とその後を見てきて、政府による監視などより、誰にでも開かれることの方がまた当然のこととして認められるべきだとしたことに重なることは確認しておこう。そしてもう一つ、きわめて短い間に方向性が明確に変化したことは、狭義の「政治」の場に力が働いていることを明

らかに示している。

そしてこの「新オレンジプラン」よりはるかに目立たないのだろうが、もう一つ、この一月の精神医療全般に関わる文書がある。この月の二三日、「障害福祉サービスの在り方等に関する論点整理のためのワーキンググループ（第二回）」で、日本精神科病院協会が呼ばれて意見を述べた際、そのワーキンググループあてに提出された要望書（日本精神科病院協会［2015］）に次のようにある。

・他の二障害とは異なり、すべてが医療（精神科医療）サービスの基盤の上で、地域生活が成り立つ。
・基礎となる精神疾患の不安定性・脆弱性などによって、状態や能力程度が大きく変動するため、障害程度が固定化していない。
↓
・このため、福祉的なサービスと医療的なサービスとが重層に切れ間なく、症状の軽重を問わない支援体制が必要である。
・現在の自立支援法のサービス体系には、これらの要因がほとんど配慮されず、精神障害者の特性に合致するものとなっていない。

このようにして自らを正当とする。どのように応ずればよいか。その前に、いま引用した文書に記されていないことも含め、業界は何を言ってきたか。大きくは二つである。一つは、「受け皿」になってきたことである。十全会（元）理事長・赤木孝が「終着駅」といった言葉で堂々と自らの存在意義を述べていた（六七頁）。「新オレンジプラン」の前のプラン（厚生労働省［2012］）に対する日精協の反論（日本精神科病院協会［2012］→註03・二〇七頁）でも同じことが言われている。地域での政策が進まないから仕方なく自分たちが（治療はしていないし、できていないのだから、行動の抑制、隔離・拘束によって、といったことは言わないが）応じているのだと言う。

それに当たっているところがあることは認めよう。病院は、種々の事情はあったにしても、またあるがゆえ、いてほしくない人のいる場、他に受け入れの場がない人を受け入れ、簡単に戻さない場として機能してきた。そして「福祉」の側がたいしたことができてこなかったことも認めよう。病院はたしかに「受け皿」になってきた。

しかしこれに対してすぐに言えることはある。まずこの度の動きをみても、仕方なくというより、ときには積極的に動いてのことではないかといったこともあるが、これは実際にはどちらもどちらというところだろう。それより、金がいるなら使い、医療と福祉の金の使い方のバランスを変え、別の「受け皿」を整備すればよい、それは病院でない方がよい。★04 それは既に多くの人や組織から言われているし、それが正解ではある。それにしてもそう堂々とした言い方はできない。何をしても決定的な策はなかろう、むしろ「問題を全面的に解決する決定的な方策」などあってはならないだろうということもある。それは仕方がないことにした上で、いくらでも、とは言わないがいくらかはできることがある。

ただ既に答は出ているその上で、すくなくともいくらかは現実が前進していると思われているなら、残念ながらそんなことはないことを、第3章で「相談支援」「地域移行」について書いた。予算の不均等は指摘され、その移し替えも主張されるが、必要なことが——必ずしも医療側の利害によってというのではなく——なされないようになっている。公金の使い方・仕事への支払い方が間違っていることが知られていないか自明のことにされている。払いの対象になる仕事を変え、それへの支払い方を（医療と同じように、というのは正確ではないが）仕事に応じたものにするのがよい。そのことは現場では感じられているが、あまり書かれていない。それで書いてきた。

すると、身体により直接的に働きかける（拘束する）ことができるのは自分たちだと返すという手もあるが、それが正直なものいいではあっても昨今では受け入れられないことは、いくらか知恵が働く人なら知っている。そこで残るのは一つ、もとに戻って、医療が必要（有効）であると言うことだ。病気であり治療・医療が必要であり入院が必要だと言う。福祉が（もっと）必要であることを認めないのではないが、その「基盤」は医療にあると主張する。それは「精神の人」全般についても言われるし、認知症の人についても言われる。これは、日精協会長の山崎と同じく素直で自信に満ちた十全会（元）理事長・赤木孝はあまり言わなかったことだ。それから四〇年ほどが経って、医療は「効く」ようになったのだろうか。

今はたいがい身近に認知症の人はいるから、その医療のことも知らないではない。そしてなにごとのほどもできていないと実感しているはずである。そして、ときに薬等がいくらか有効であるとして、入院が要るわけでなく、それをもって「基盤」であるとも「司令塔」であるとも言うことは、まったくできない。むしろ入院が状態をわるくさせることは示され広く知られている。だからその主張がおかしなことは容易に言える。だが同時に、すこし丁寧に言っておいた方がよいことでもある。認知症はどのような意味で「病気」そして／あるいは「障害」なのか。このことについては第2節で述べる。

3 認知症と安楽死尊厳死

認知症は七〇〇万とか八〇〇万といった数になるのだと言われる。それは籤引きで当たるというような確率のできごとではない。社会全般のことを考えても、またたいがいの人はなにかしらの「兆候」を現在のこととして感じているその自分のことを思っても、どうしたものかと思う。医療・病院批判など正論を言ってもと、一方で悲観的に投げやりになって思うのだが、その対象は自分でもある。やはり縛られるのはかなわないと思う。そして、症状が簡単に動かし難いのであれば人ごといなくなればよい。そんなことを思うことがある。

他方、こうした現実的な悲観と関わりつつも分けることができる一つに、もっと「人間的」な価値がある。つまり人間でなくなったら、あるいはその兆候が現れた時点で（自ら）やめようと思う。

「新オレンジプラン」は資源にも人間の価値にも触らない書き方になっている。第2「具体的な施策」2「認知症の容体に応じた適時・適切な医療・介護等の提供」(6)「人生の最終段階を支える医療・介護等の連携」③「認知症患者の増加に伴う意思の確認方法」。

人生の最終段階にあっても本人の尊厳が尊重された医療・介護等が提供されることが重要であり、その在り方について検討を進める。特に認知症の人には意思能力の問題があることから、例えば延命処置など、将来選択を行わなければならなくなる場面が来ることを念頭に、多職種協働により、あらかじめ本人の意思決定の支援を行っておく等の取組を推進する。

ここからは、あまり危ないことは言わないことに苦労した文章であること、あるいは苦労することをやめたこと以外はわからない。例えば「あらかじめ」とはいつのことか――「多職種協働」と書いてあるところからは、「初期」の、まだことの判断はできるが認知症の兆候はあるといった状態が想定されているようだ。「将来選択を」の選択は誰の選択か――前の部分を読むと本人ではないようだ。わからない文章をこれ以上詮索しても仕方がない。

ただそれは、尊厳死法制化を推進する人たちの文章も含め、昨今の典型的なもの言いでもある。「人生の最終段階」がこのごろよく使われる。「終末期」という言葉を使うと、その語の意味することが不明であること、拡大使用の可能性が指摘されたりする（私もそのことを言ってきた）。それに比してこの語は「幅」をもたせられそうな言葉であり、否定的な意味合いが少ないように思われる。

こうしてこの文書は中身がなく、中身がないことで後で中身を適宜入れ込むことができるようになっているのだが、すこし先回りして論点を示しておこう。「死の決定」の全般を否定「しない」として、認知症に関わり「理論的」な問題がすくなくとも二つある。

二つは同じことに発する。決める時の状態と決めたことが実行される時の状態とが――むろん連続性もあり、そしてそのことが本人の苦悩や決断にも関わっていながら――大きく変わっていること、そして、後者においては、その決定ができないあるいは言うことをそのままに受け取れないとされる状態になっていること、ゆえに前者における「事前（の決定）」が求められているということである。

すると一つに、認知症前の人が、認知症後の人（自分）のことを決められるか、その決定は正当でその意味で有効か。それに対し、あらゆる決定が常に予測に基づいたものであり不確実な部分を残しているから、その事実をもって（常に実行の前になされるしかない）決定の無効を言うならあらゆる決定が無効になってしまう、よって決定が不確実な未来の決定だから認められないという論は受け入れられないという言われ方はあるだろう。ただここでは、予測〜決定の時とその決定〜実行の間の差異は大きい。たしかにその差異の大きさは「程度問題」かもしれないが、その「程度」の差はたいへん大きいと思う。私は認知症になって、以前書いたことのある「事前指示書」を書いたことを忘れている。それでも実行されるべきだとしたら、どのようにそれは正当化されるのかである。直感的にもこの決定（を受けての実施）は認められないと思う人がいるはずである。されうると思われない。

二つめは（これは認知症の場合に限らず、「事前指示」の多くの場合に言えることだが）、その決定の理由を自分のこととして知っているわけではないということである。自らによる決定とその実行が、私の一存のことであるがゆえに認められるということであるとすれば——例えば身体的苦痛については、それを苦しんでいるのはその人自身（だけ）だからそのように言いうるだろう——この場合にはそうではない。まだ自らには到来しない状態を思って決定するのだが、それは他人たちについて体験したことや間接的に見聞きしたこと、あるいは想像に由来する。この主題については常に「差別ではない」「その意図はまったくない」ことが強調されるが、「そういう人」を否定していること、行為が否定から発していることは明らかではないか。すると、「他人についてはどうしろと言わない、私だけのこととして選ぶのだ」と言われるかもしれない。しかしたいがいの人が大切にしている命を捨てるというのだから、私は（私自身こそが）最もその状態に否定的だと言えるのではないか（立岩［2008b］第1章「私の死」第3節「他を害さない私のことか」）。

このように言うと、それに対して工夫のしようはあると言われる。例えば過去の決定を覆せるようにしておこうというのである。しかしそもそも判断能力がなくなっていることを考えに入れて事前に決定しておく（ことを認める）というのだった。それは事前指示の存在意義を奪うことにならないか。（おなじ認知症であっても）判断できる時とできない時を区分けできるという話がもってこられるかもしれない。けれどもそれをどのように判別するのか。そして「正常な判断能力」が失われている場合には「事前指示」は破棄されるのか、それとも実行されるか。これまであった肯定論では破棄されるとはなっていないようだ。

4　計画に対する偏執

その決定、事前決定が妥当だとする考え方のもとにあるのは、認知症の前の状態、というより認知症でない状態を、認知症の状態より、というより認知症で生きることより優位に置こうというのである。

そしてそのことと、企図し計画することへの価値付与とはつながっている。
　昨年の秋、ブリタニー・メイナード（Brittany Maynard）という人が世間に予告し実行された医師幇助自殺において、日本ではまったく報道されることはなかったが——私も取材に対して話はしたが、その部分は採用されなかった——「C&C」という団体がその人の死を支持・支援し、死んだ人やその関係者はその活動を支持するといった具合になっているようだ。「C&C」は「Compassion & Choice」であり、その団体が支持するVSEDが冒頭に述べた餓死自殺であり、「(planned death by) voluntarily stopping eating and drinking」の略語である。またすぐ後に紹介する『死を処方する』の原題も「Prescription Medicine: The Goodness of Planned Death」である。この人たちは計画することに取り憑かれている。★05
　思うようになることは一般によいことであることは認めたうえでのことだが、計画された死、というか死を計画することが、生きていることを、死んでいなくなることを上回るというのは、すくなくとも私にはわからない。だが、広くそのような価値と行ないは存在するようだ。日本ではそれほど明瞭にその根拠は示されることは多くない。ただ、「欧米」にしてもこの国にしても、認知症が初期から死の主体・対象になってきた。
　安楽死尊厳死について懐疑的・否定的なことを言うと、すぐに、痛みに苦しんでいる人のことを考えているのかと言い返される——もう一つは「コスト」に関わることだが、ここでそのことを巡って幾度も書いてきた話は繰り返さない。痛みにひどく弱い私は、軽視しているつもりはないのだがと返すしかないのだが、もう一つ、もう長いこと、身体的な苦痛は、安楽死尊厳死が語られる時にもさほど重要な位置を占めておらず、行なわれるのもそれが理由であることは多くはない、その点に誤認があるかもしれないとは言う。他方、認知症は最初から位置を与えられている。

例えば「ドクター・デス」として知られたジャック・キヴォーキアンが一九九〇年に自ら開発した機械「マーシトロン」で最初に行なった自殺幇助は、末期の痛みに苦しむ人に対してではなかった。その人の本は『死を処方する』(Kivorkian [1991 = 1999])、原題はさきに紹介した。法廷やメディアで自説を強く主張し有名になった。立岩・有馬 [2012] で紹介したその本はその人が自殺幇助——他人が死のため行為を行う安楽死といちおう区別される——を始めて一年後に出版され、主には死刑囚に臓器提供を勧める彼の主張が展開されている。そこにもさきほどの信仰が吐露されている。

多くの(おそらくは殆どの)死刑囚がその選択肢を歓迎するだろう、と私は確信している。少なくともそれによって、ほんの僅かではあるが、当面の状況と自分の死のプロセスを自分自身で統御することが出来るのだから (Kivorkian [1991 = 1999:323])。

自殺幇助について書かれているのは全一七章中の第一三章以降で長くはない。一九九〇年に最初の幇助をした人はアルツハイマーの初期の状態の五四歳の女性だった。そのことは第一五章に書かれている。こうして始まりの頃にすでに認知症はその対象になっている。そして冒頭に記したように、意思の表明を要件とし、幇助自殺を認める米国のようなところでは——最後の一服を医師から渡されて自分でというのと、医師がというのとどれほど違うのだろうと思うのだが、ここでも「自分で」が重んじられるようだ——その条件を満たさない認知症などの人たちのために飢餓自殺が推奨される。★06

それに対する反対・抗議の運動もある。ただ、かの国では「尊厳死」「自然死」はすでに認められている。加えて、かの地の障害者運動に医療への否定的な感覚が——日本にもあるが——あり、その拒否を肯定する。するとその反対は積極的安楽死、幇助自殺——医師幇助自殺 (Physician-Assisted Suicide =

PAS）――に限った反対に向かうことになる。するとそれは論理的に一貫していないと「生命倫理学」の方から言われたりもして、なかなか難しいことになっているようだ。だからいくらか争いが起こっている平面が異なる。それをどう解するか。そのことは最後にすこし述べる。

5 日本尊厳死協会と認知症

言われ方に多少の違いはあるが、日本でも最初から認知症があげられているのは同じだった。日本尊厳死協会の前身の日本安楽死協会設立の中心にいたのが太田典礼だ。その設立前、一九七二年一〇月二七日付の『週刊朝日』に掲載された「『ぼくはききたい　ぼくはにんげんなのか』身障者殺人事件　安楽死させられる側の〝声にならない声〟」は太田典礼、花田春兆、植松正、那須宗一らの発言を紹介しているのだが、その中で太田は、いつものことだが、率直に以下のように述べている。★07

植物人間は、人格のある人間だとは思ってません。無用の者は社会から消えるべきなんだ。社会の幸福、文明の進歩のために努力している人と、発展に寄与できる能力を持った人だけが優先性を持っているのであって、重症障害者やコウコツの老人から「われわれを大事にしろ」などといわれては、たまったものではない。★08

その太田を理事長として日本安楽死協会は七六年一月に発足。七七年から翌年にかけて案を作り七八年一一月年には「末期医療の特別措置法案」を発表する。同月「安楽死法制化を阻止する会」が反対する声明を出すと、それに反駁する文書を発表する。★09この時は法律化には至らず、その後、いわゆる安楽死は言わずいわゆる尊厳死の方を主張することにし、そして法律化するという方向から「リビングウィル」を普及させる方向に代えていく。名称も八三年には日本尊厳死協会と改称するのだが、その前、その方針の転換を示す「新運動方針」（八一年一二月）に次の文章がある。

三、自殺をすすめたり助けたりしない／自殺の自由は認める。罪悪視したりしない。健全な精神の持主は見苦しい死を避けたい、ボケてなお生きたいとは思わないのだが、自殺は自ら行うことで、第三者の手による積極的安楽死と混同してはならない。従って『自殺の手引き』は発行しないことに決定した。

前半と後半の論理のつながりがわからず、全体は意味不明な文章だが、前半の意味はとてもはっきりしている。いつもそうなのだが、この人たち（の中心にいた人たち）は、自らの組織の「穏便な」主張を広げようとするなら言わなくてもよいことを正直に語る。

次に認知症のことが顕在化するのは九三年のことであり、その経緯は斎藤［2002］に記されている。★10 この年協会は協会発行のリビング・ウイルを変更し、「重度の認知症になったら尊厳死」を行なう条項を加えるか、委員会を設置し検討を始めた。「会員から「生き恥をさらしてまで生きていたくない」「介護で家族が苦しむ」などの声が寄せられたためだ」という。「一九九五年には会員に対するアンケートも実施。八五％の賛成意見が寄せられた。そこで、リビング・ウイルとは別の紙に「重度老年期痴呆になったら延命措置を拒む」ことを書く試案が作られた。日時や場所を認識できない／徘徊する／夜中騒ぐ／便を食べたりする――などの症状が出て、複数の医師が「重度の老年期痴ほうで回復の見込みがない」と診断したケースで、他の疾患を併発した場合などに延命措置を断るとしている。たとえば、肺炎などの合併症が出ても抗生物質の投与など治療は行なわず、体が衰弱しても栄養補給の措置はとらないこと――などを求めることができるという」(斎藤［2002:148-149］)。

これに対して九六年七月、「呆け老人をかかえる家族の会」(現在の「認知症の人と家族の会」)――この会も京都で始まり、その活動に始めた一人が十全会病院(における悲惨)との関連を記していることについて二四頁――が尊厳死協会に申し入れを行なう。「呆けに対する偏見・誤解に基づくものであり、このような議論がいっそうの偏見・誤解を広める」「貴協会の会員が「痴呆は非尊厳の最たるものである」などと述べられていますが、これは重大な「ぼけ」に対する偏見と誤解です」「本人自身は、そのような状態の中でも、懸命に生きていこうとしているのです」と述べ、「貴協会が「ぼけ」を対象にしないという立場を明確にされる」ことを求めた(石井［1998:39］に引用)。

それに対して成田理事長は同年九月に議論の打ち切りを知らせる回答を送った。ただそれは、自分たちの「議論の中心は、助かる見込みのない重度老年期痴呆に限られており、しかもその人の人生最後の、唯一の願(事前の自己決定)を容れて、延命措置だけをやめるなら、法的にも人道的にも、それがむしろ当然の措置でなんら問題はないはず。どうしてこれが世間の一部の人が言うように、弱者の切り捨てになるのか、どうして福祉の充実に逆行するというのか全く理解しがたく、誤解も甚だしいと評する外ない」といったものだった(横内［1998:150］に引用・紹介)。

そして翌九七年、成田は毎日新聞のインタビューに応じ、「重度老年期痴呆は尊厳があるとは言えない。理性も知性も失われた動物に近い状態で生き恥をさらしたくない、という会員の願いは強い。痴呆条項について、時期尚早として議論を打ち切ったが、否決したわけではない。数年後に、議論する時期がくる」と述べたという(横内［1998:151］に引用・紹介)。

こうして、一方では切り捨ても差別もしていないと言い、他方では尊厳がない等と言う。とくに太田や成田の発言にはこの種の発言が他にも多々ある。尊厳があると言えない等と思い言うことに問題はない、そして実際の行ないは本人自らが思ってのことである以上、やはり問題はない。そうなっているようだが、自らの言が自らの（差別していない等の）言を明白に否定していることも多々ある。

ただ、さすがに、時勢でもあるから、このごろはそのようには言われない。実際、近年は減少しているとはいえ一〇万人もいるというその協会の会員にしても、多くはこの先祖たちのようには思っていないだろう。それ以前に先祖たちのことを知らないだろう。

ただ、認知症のことを考えている人は多いし、さらに多くなってもいるはずだ。自らが近くで関わったり、そこで自分のことを考えたりした人でもある。他人に対してはそこまでのことは思わない、言わないが、いろいろと苦労もしてきて、自分については、と思う。

その協会を動かす人たちはそんな心情があることを知っているし、少子高齢化社会における認知症者の増大を案じてもいる。二〇〇三年からしばらく、そして二〇一二年頃から再開された法制化の動きに合わせて、見直しがまた始まる。協会のＨＰにある「日本尊厳死協会トピックス」では一四年三月一五日に「協会発行のリビング・ウイルに関する検討会」の第一回会合があったことが報じられている。「日本尊厳死協会がつくる尊厳死の宣言書の文言を見直していくための「協会発行のリビング・ウイルに関する検討会」が一三日、外部の有識者を招いて協会本部［……］で開かれた。［……］／検討会の冒頭、岩尾理事長は「法制化が実現すれば協会が発行しているリビング・ウイル（ＬＷ）が参考になるはず。現在のＬＷの書きぶりでよいのかどうかを検討したい」と説明した。今後は、①厚労省令で定める意思表示の書面と協会発行のＬＷとの整合性、②医学の進歩に伴う不治の概念変化と、書面で不治を規定する必要性、③認知症患者の増加に伴う意思の確認方法、④自己決定権の行使による代理人・代諾者設置の必要性などについて議論していく」」。

その言い方は、さきに引用した新オレンジプランでの言い方と似ている。理事長の岩尾總一郎は厚生労働省医政局長も務めた人でもある。
言い方は穏便になってはいく。そして、既に引用した部分でも言われたことだが、認知症＋終末期と条件が重なるならよしとするか。そうではないと私は思っているのだが、そのことは以前に長々と書いたものに書いた。ただその中の一つ二つを繰り返しておく。★11
一つ、いったん始まるとその度合いが次第にはなはだしくなるという「滑り坂」、よって止めておかねばならないという「楔（くさび）論」の話はここでは有効だと思う。いくつかの国では、実際滑っていっているのであり、なんでもあり、になりつつある。そしてこの論は、杞憂でないことを証していないのにそのように言うとして批判されるが、この主題についてはそれは妥当しない。滑っていくことを正当化し楔になるものがないことを主張する論はあって知られているが（その一部は有馬［2012］に紹介されている）、滑り止めがあり楔があるという論は強くない。そして、先へ先へと進んでいこうという力は存在しており、現実にそれが現れている。そのことがよくないと考えるのであれば、停滞・後進の状態に留まっていることにも積極的な意義があることになる。
一つ、それは後に残すとさきに述べたことだが、（ここに取り上げているものでいえば、認知症が）どのようによろしくないのか。やはりわかっていない。まず先述した「欧米」の側にある信心を信ずる理由はないことは確実に言える。だがむろんそれだけですむことではない。認知症はどんな状態か。そこで認知症の本人が語り、それを聞くことが推奨される。異論はまったくない。ただそれでもわからないところは残る、結局ものを言える人が言っているだけだと反駁されるに違いない。私もそう思うところがある。ただそう思うと同時に、実際には、わかるところは実はかなりあるのだとも思っている。十分な材料はなくとも、この状態がどのようによくないか、考えることはできるだろう。次にすこしのことは言ってみようと思う。

2 認知症はどのようによくないか

1 ならないこと・なおすこと

今で言う認知症者は精神病院の隆盛に、ずいぶん以前から、五〇年ほど前からは関わっていたことを長く書いてきて、そして今新たに同じことが起こっている。それで、一つは、精神病院の延命策として認知症者への医療・入院が求められていることを書いた。もう一つ、認知症の人の安楽死尊厳死が推奨され、実現もしている。これもそう最近に始まったことではない。その二つを記した。

前者について。今も精神医療・医療ができることは少ない。薬はたいして効かない。そしてこれも当然のことだが、医療が必要・有効なことがあるとして、それはその医療を入院施設で受けることを意味しない。入院すれば生活環境が変わる。それはとくに認知症の人たちによくない影響を与える（ただそのことが医療施設でなくても生活施設・通所施設全般に言えることは当然押さえておくべきだ）。精神医療〜精神病院の必要を言うときに持ち出されるＢＰＳＤ（認知症高齢者の行動・心理症状：Behavioral and Psychological Symtoms of Dementia）が、入院によって惹起・強化されることが報告される（藤田[2014]）★12。つまりかえって――ずっと同じ現実がありその指摘が繰り返されているのだが――有害なことがある。それは、おおむね痛みを和らげ長生きできるようにするという意味での医療を行なってはいない。にもかかわらず精神医療、さらには精神病院が「中核」でありたいと主張するなど笑止と言うしかない。まずはそれで終わりだ。

ただこれも皆が知っているように、精神病院は別の機能を期待されてきた。そこは閉鎖し隔離し、抑制を行なえる、そして実際行なう場所として機能してきた。それが求められてきたとは言わないとして

も、福祉施設が引き取ってくれない、そしてすぐに退院・退所とはならない施設として求められた。[★13]

こうしたことごとが問題にされてこなかったわけではない。しかし取られた策にはさして効果がなかった。そのことを述べてきた。医師を理事長にといった法の改定はむしろ逆向きに作用することにもなりえた。ではどんな方向を目指すのがよいのか、それを言おうとしてきた。認知症についてすこし整理することから、そしてすこし戻ったところから考えて、終わらせる。

漠然としかし多く深刻に語られる不安と、かなりの人のごく近くにある現実的な疲労感と、ときにふと伝わる心に染み入るものとがある。それぞれについてものを書くに際しての分担が決まっている具合のようで、三番目のものを語る人たちの語りは「障害の文化」といったものを語る語り方ともすこし似ている。ここでは、（もとから）なおるというものでないことは前提とされている。周囲も含めて受容しようという構えの中で語られる。

しかしそれはなおらず受容するしかないという条件のもとで起こることだとも言える。そうでなかったらどうか。やはり知られているように、他方ではなおす方法を見出す営みが様々になされているし、人々は様々な予防策を、そう深々と信じ切ってということでないとしても、いろいろと試してみたりしている。認知症がどのようなものであるのかざっと見ておいた方がよい。

認知症は「病」か「障害」か。この問いはそれぞれに何を意味させるかによって変わってくるから、それを言ったうえでないと意味がない。一つになおらないもの（これ以上よくならないもの）、状態が固定されたものを障害とするというのは、そうなって初めて制度を使えるようにしようという行政的な便宜によるところが大きい。障害も、ときに解消・軽減可能で、治療、リハビリテーション医学といったものの対象になる。他方に（今のところ）なおらない病気もまたいくらもある。だからこの区別とは別様に考えた方がよい。[★14]

立岩［2013a］［2014b］他で幾度か――⑤をどこにもってくるかはあるが、人々のその言葉の使い方からはそう離れてはいないだろう――ごく単純な要素をあげ両者に振り分けた。いずれも身体とその近傍に直接的に発するできごととして五つがあげられる。病は、①痛みをもたらし、②死に（早く）至らしめるものあり、障害は、③できないことであり、④異なることであり、⑤加害に結びつくことがあるとされる。なお以上はもちろん、あくまでそのように規定すればということだから、人々の言葉の使い方が正しいとか間違っているといったことを言いたいのではない。

この事態はその当人とともにその周囲の人たちに影響を与える。なかでは①②が基本的には本人に固有に起こることだが、それでも、その痛みや死を周囲が気にしたり悲しんだりということはある。またここで①痛みは身体の直接の苦痛で、⑤は直接の加害だが、③できないことに対応することが周囲に苦痛であったり、③異なること・変わることが本人や周囲に苦痛をもたらすことがある。

それで認知症はどんな状態か。その度合いが今のところ甚だしくはない私は、わかるように思うところもわからないところもある。このごろその「本人」が会を作ったり発言することが多くなり（佐藤雅彦［2015］）、それでなるほどと思うが、そうして語る人の語る状態とそうでない人と同じではないとも思われる（出口［2015:170-171］）。だからとくに猜疑心が強いと、わからないように思えるのだが、かといってまったくわからない気もしない。例えば酒等飲んで酔う人には、ときに酩酊時にどこにいるかわからなくなったりして不安を感じることがあるし、その直後に、またそのしばらく後、記憶が途切れていることへの恐怖を感じることもある。向井は別の名前の疾病で多分似たような状態にあったことを記している（向井［2015:47-48］）。

まず、①痛みをここではごく狭く身体を襲う痛みとしたのだった。認知症の主要な状態は忘却、認知機能に関わるとされる。それ自体は痛くはない。

そしてそれは②死を直接にはもたらさない。むしろその予感から遠ざけるものであり、死が近づくことを意識することがなくなってよいと言われることもある。そんなに都合のよいことがあるかとも思われるが、そんなこともまるでないわけではないようだ。

それは、基本的には、③できないことであるとされる。それで不便なことがある。例えばどこにいるかわからなくなって帰れないことがある。それは実際に不便でもあり、心細いといった苦痛につながる場合もある。それをどうやって補うか。発達障害者の処世術と同様に、しかし別のやり方で予定の管理など工夫はできよう。さらに自分ができないことについて他人が代わればよいというのが言われてきたことで、私も言ってきたことだ。どこかに行くときに誰かがつきそえばよい、誰かが覚えていて知らせてくれればよい、その分世話することが増えるにすぎないという部分もある。ただ代替が簡単ではないところがある。自分が覚えていて意味のあることがあり、自分が覚えているそのことは誰かが代わることができない。自分だけがこの世でできることなどそうはないとわかっていながらも、その自分ができていたことができなくなるということもある。[★15]

そして④変化があり異なりがある。その私はかつての自分と異なり、認知症でない人と異なる。それは本人が意識していることもあれば、そのようには思えないこともある。それ自体はやはり苦しくはない。ただ、忘却が苦痛になることがあると述べたが、忘却するようになったことについての他者を介しての恥辱が苦痛であるといったことがある。そしてそれは周囲にとって悲痛なことであったりもする。異なる状態への寛容度の時代・社会による異なりもあるだろう。またその不思議さ・困惑が脳の障害・疾患とされることによっていくらか薄まることがあることは、私が本（立岩［2014b］）に書いた発達障害の場合と同じくここにもあるようだ（阿保［2015:102］、高見・天田［2015:83-84］）。

⑤「他害」はときに起こる。常に派生的なできごとであると言えるのか私にはわからない。[★16] 怒りの感

情は当人にとっても多く愉快なものとは思われないが、それがその人に快感をもたらしているとしても防ぐのがよいとは言えよう。しかしどうして防ぐか。③④から派生する苛立ちや怒りによるなら、そのもとの部分に介在していくことだと言われる。実際には、薬による鎮静、拘束できる場所としての精神病院が用いられることもあってきた。前著(『造反有理』)と同じく、このことについて、私にはもっともだと思える既に言われていることに加えることがない。ここでも先延べにする。

こうして、認知症は今記した限りの意味での病ではない——その意味では痛みをもたらす他の多くの精神疾患の方が病の性格が強い。けれど障害の幾つかについて可能な代替が容易でない。代わりになってもらえればすむというものでないものを失うことになるから、それを失わないことを願う。なおせるのであればなおしたいと思う。幾つかの薬剤がある他に具体的な見込みはたっていないが、実現すれば大きな市場になると予想され、業界や政府は乗り気である。

そうした技術の開発は不可能ではないと思う。何かが解明され、あるいはときにそれとたいして関係はなくなにか手立てが見つかることはありうると思う(なかなかうまくいってはいないようである今までのところの研究の流れについてはLock [2013 = 2015]、美馬 [2015])。ただ他の身体部位についてよりは簡単ではないように思われ、またその正当性も自明でない。たぶん複雑な仕組みになっている脳や意識の変化を、他に影響を及ぼさないようになおすこと取り扱うことは難しく思われる。痛みにしても本来は危機を示す信号なのだからただ取り去りさえすればよいということではないといったことは昔から言われてきたが、ここではもっとそのことが強く言える。怒りやいらだちといった負の情動も含め、それをそのままなくしてしまったらよいということにはならない。

今あるものはいくらか効くかもしれないという程度のもので、それ以上ではない。だから治療は主ではない。薬物がどのように効いているかよくわからないし、むしろ多剤投与による加害・被害の方が大きいという指摘がなされる（東田［2015］）。起こっていることは精神医療全般で起こってきたことと同じことだ。都合のわるいところを脳の他の部分や他の精神の動きから切り分けて取り出し除去することは理論的にも技術的にも簡単なことでないだろうから、あまり深く立ち入らない方がよいということがありそうだ。そしてまず、いつも、必要なのは、さきに二つの論文を挙げたのだが、その時々の技術についてわかっていること／いないことがきちんと――その方法が厄介なのだが――伝えられることだ。

なおすこと、それ以前にならないことは、述べた理由で望まれているし、その理由はもっともな理由だ。だが、それ自体が痛いのではない。死に至るのでもない。その意味では病気というより障害である。そしてことは人と人との接触面で起こる。そのことはすぐさま他人たちに責任があることを意味しない。むしろ被害者だと言ってよい場合も多々あるだろう。しかしその部分だけを除去することの困難を思うなら慎重であるべきである。行ないは不条理と思える怒りに発することがあるのだが、怒りそのものを発動させる心身の態勢を除去しようとするのはよくないだろう。すると、できることがあるとしても、すっかりなくすことがよいかはわからない。

こうして、予防したりなおしたりすることのよさは自明というほどでない。最優先のことではなくなる。比べて他の精神疾患の少なくない部分は、いくらか苦痛の度合いが強い。この意味では病気である度合いが強く、なおした方がよい度合いが強い。ただなおすために「さわる」ところはやはり微妙なところだから、つまり精神的知的活動の都合のよくないところだけをよくするというのは無理であるかとても困難なことに思えるから、あまり乱暴なことはしない方がよい、慎重であった方がよいというところは似ている。

さらに、明晰であることが望ましくないことがあるなら、あるいは、もしときに言わるように、それが世界への対し方について余計な部分を削いでいくことであるなら、そのような過程は失われてならないということになるだろう。するとその状態を保って受け入れればよいとなる。

これをさらにもう少し進めて言うことができる。よしあしを別として、私たちはたいがい記憶力を有し記憶を有している。そしてあってしまうと、それは失うのが惜しく怖いものになる。ただ同時に、まったく日常の普通のこととして、その時々のその瞬間から忘れていく。でないとたぶん生活そのものをやっていけない。よい記憶を保って嫌なことを忘れられるならそれはよいことだが、それを思考実験としても技術的可能性としても選ぶ、選べるようにするといったことは不可能である。すると結局、大雑把で乱暴なことはいくらか可能であり、それを慎重に使用していくといったことはできるとしても、減退の全体を止めることはできないし、止めるべきでもない。とすると結局、認知症でないこと、なくなることはよいことだとして、しかしそれをなくすことはできない。つまり、人々は連続する両方を生きていくことになる。

2　乗り換えること／口出しできないこと

次に、価値とその変更について。両方を生きる人間において、それぞれに対する価値の変更に問題はない、混在にも問題はないことを述べる。そして、同じ私であっても、その私である認知症者をなくすることはできないことを述べる。

その変化はこれまでの人生を生きてきた人にとって辛いことである。それがいくらか簡素な世界にいられることであるなら、それをいくらかは望んでもいるとしても、基本的には今の状態を維持したいと思う。機能を代替してもらうにしても簡単に行かないところがある。そこで予防しようとしたりする。どちらでいたいかといえば非認知症でいたいと思う。

例えばエイジズムに対する批判はもっともだと思われる。ただその批判は、若さの称揚を全面的に否定するのかといった類の非難にさらされてきた。たしかにこの時代は若いことを評価し、その度合いは他の時代より強いのだろう。ただ度合いや質は違っても他の時代にもそんなことはあっただろうし、すっかり宗旨替えするのには無理があるように思える。若いのと年取るのと二つともよいことにすればよいというのが安易な答だ。

これは二重基準だと言われるだろうか。しかしそれ自体に問題はない。なおせるのであれば、なおす。またならなくてすむならならないことを選ぶ。ただ老化と認知症のすくなくとも幾分かは不可避的な出来事である。なるときにはなってしまう。本人は自分が保たれることを望んでおり、また別の状態になったときにも、やはり攻撃的なことをされたくないと思う。そのときどきを否定されたくないと思っているというだけのことだ。その私に即するなら何の問題もない。ここで大切なことは、両者の態度が矛盾しない、両方あってよいと考えればよいということである。

どちらがよいかといったことを自分が思える状況にあるなら、今述べたようにその都度宗旨替えするのが本人にとっては楽なはずだ。ただ、中には一貫した人もいる。それはそれで仕方がないとしよう。前節でできることや制御することへの偏執がこの社会に存在することを述べた。これは、理屈としては、まったく受け入れられないとしか言いようがない。そして実際にも無理があるように思う。自らの価値を享受しているというより、それを失うことを恐怖し、不可避な死を、自らが死ぬことを決めることによって制御していると思おうとしているように見える。そんなことは止めた方がよいと思うが、それでもその忠言を聞かない人はいるだろう。ここでは別のことを言う。つまり、その状態になった自分を決める権利がないことを述べる。

当初から安楽死や慈悲殺と呼ばれるものの対象が死の直前の「末期」の人でなかったことは前節で紹介した。本当に末期なのであればとくに急ぐこともないのだからそれも当然のことではある。そして痛みでもなかった。現在の身体の痛みに苛まれているこの自分が続くというのであれば、考えてしまうところはある。次に、生きている限り生きることとともに付き纏われる記憶を消去したいという場合があり、それで実際、極限の記憶から逃れられずまたときには逃れてはならないと思って、自死した人はいる。だがそんな人たちの生死について言えることはほとんどないのだし、言われることもない。代わりに死の対象・主体になったのは、できない人、異なる人であったし、それを受け止めて批判したのも、そのことを自らのこととして受け止めた人たちだった。脳性まひの人たちはうまく動かない人であるだけでなく異形の人だった。★17 そうした生命のあり方が死に値するとかしないといったことについて、加えて繰り返して言う必要はもうないと思う。ここでは自分が決めることだからという正当化について。

自分が自分の決定者であるから自分が決めるという。なぜか。自分のことだからだという同語反復的な言い方をやめて、理由を普通に考えるなら、一つ、自分にとっての損得が自分にはわかるからその自分に決定してもらうのがよいという理由を思いつく。こうして知っていることから正当化できるというのであれば、この場合にはそれはできない。認知症になった時の利害を知らないからである。自分が今の状態でなくなることを思うがゆえに「事前指示」がなされる。未来のことだから決めてはならないと言ってはいない。それを言えば、決定はすべて未来のことについての決定だから、決定の全部が否定される。今晩何を食べるかは未来のことだが、その未来に私は何が食べたいか食べたくないかはおおよそのところわかる。それと認知症になった私のことがわかることとは別のことである。その差は程度の差ではあるかもしれない。けれどもその差は大きい。

得失を知っているからというのとは別に、私のことだからと言えるか。この私であることが続いているという連続性の認識は、たいがいは自他の双方にあり、それにこだわることはある。そこで、もと通りになおすこと、今のままに保つことを願うこともあるだろうと、それはそれでもっともだと述べた。

しかしそれは、それがうまくいかない——結局は必ず完全にはうまくいかないことを前節で述べた——ときに、その自らの存否を決定できるということではない。それが自らのことであってその人の思いを大切にすべきだと言えることは、その選好~決定をそのまま認めることではない。

それは「私の一存」のことだから、と言う人がいる。たしかにその人自身においては、その人自身についてだけ言っているのだろう。しかし、その他の人はともかくという一番大切な自分が、その属性に侵されること——それはほんらい私に属していると認識されないからそのように認識される——を、大切な自分の命より大きく、否定しているのだから、それは最も強い否定だとも言える。自分が自分のことを決めるからといって、その決定の理由がそのまま受け入れられるわけではないことを『良い死』（立岩［2008b］）で述べた。

ここで述べようとすることはもう一つのことである。たしかに自分でもあるその人は、私が予想はしたかもしれないが本格的には体験したことのなかったその状態を生きている。そしてそのように「私」は生きていて、そしてそのときの欲望もまた別様である。例えば、かつて私がそのように決定したことを今の私は知らないとしよう。そのように生きている人のことを、その前の人・自分は決めることができない。決められる理由を思いつかない。

自分だが自分でない部分が生ずることによってその人は死を決めようとしている。その限りにおいてその人は自分を決めているとは言えないし、さらにそこに別様に生きている人の死を決めることはできないということである。不安を滅却すべきだとかできるとかいったことは言わず、いっさいの未練を肯定しつつ、変容について無責任であること、義務がないというだけでなく権利もないことが主張される。

安楽死やさらに治療や予防を肯定しないのであれば、認知症や精神疾患を肯定せねばならないはずだといった話がある。それには、どうせ肯定はできないのだから、なくすことやなおすことや死ぬことを肯定すべきだという話が結びついている。しかしそんな話に乗る必要はない。その理由を幾つか述べた。

3 再び仕組みについて

1 仕組みについて

前節では認知症をなおす／なおさないといった話をした。進行を防いだり遅らせることは否定されないが、なっていく過程を止めきるといったことは事実不可能でもあり、また認知症として問題にされる部分だけを取り出してどうにかできるとも思われない。そしてさまざまに苦しいところはあるが、それは「発達障害」と呼ばれている状態にも似ているところがあり（立岩［2014b］）、おもに世界の見え方とか接し方に関わって周囲との間に生じることで、身体の方を変えて対応する無害な方法が見いだせない以上、その方向は採れないといったことを述べた。この点ではむしろ、直接的な苦痛が伴う他の精神障害・疾患の多くについての方が、状態を緩和することについての正当性が得やすいと言える。ただやはり、その変調も苦痛も心身の活動全体に接しているから（例えば立岩［2013］ではロボトミーについてその歴史をいくらか紹介したのだが）どこまでどのように介入するかについては慎重であらざるをえない。そしてこうした是非論を別としても、ともかく、なおらないものはなおらず、不都合や不具合がよく起こるから、何かせざるをえないことはある。それをどのようにして行なうか。

ほとんどは既に言われてきたこと、言ってきたことの繰り返しで、その当然に言われてきたことが当然であることを言うことになる。ただ、よりはっきりとは言えるはずだ。そしてすこしつけ加える。つけ加えるのは、一つは、ここでは介助と分類されるようなこととそれ以外の支援とを分けることはないこと、一つには、一点目に関わって顕在化することにもなる対立の場面をどう捉えるかである。

多くの人たちによって先進的な試みがなされているようだ。「先進的」なところは、そうであるがゆえに、うまくいっている、そうでないところはそうでないがゆえにうまくいかないということがときにあることは押さえておいた方がよいとは思う。多くそこには、最初に始めて、目立って注目されているところはうまくいくが、そうでないところは……、という単純な理由もあるはずだ——べてるの家（↓三二六頁）的なものにもそんなところがあるかもしれない。だが新規なというのでもない、それ以前の構えが大切であることはたしかなことだ。そして、本章の初めに紹介した「認知症新時代」という特集の幾つもの文章に記されているような関わりがきっと大切なのだろうと思う。そして私はほとんど何も知らないから、加えることはない。ただ、島状になった記憶と自他がうまく折り合っていけたりするとうまくいくこともあるというのはそうなのだと思う。そしてそれは、そうやって生きている人を、別の状態にいた人（かつての私）が決めることはできないという、前節での話にもつながっている。

ともかく私はケアの実践については何も書けることはないから、以下、ようやく話をもとに戻し、仕組みについて述べてきたことをまとめていく。

認知症も精神病・障害のたいがいも、すくなくとも当面なおるようなものではない。しかしその数は増えているとされ、戦略・プランが立てられている。そしてたくさんの人をなおす技術はその開発者・販売者に利益をもたらすだろうが、それはすくなくとも今はない。客にしようという業界の一部の利害については述べたが、それは一部の利害でしかない。病者・障害者（の範囲〜数）を拡張することは、予算を気にする人たちにとっては歓迎されないことではないか。普通に考えるとそう思える。しかし、それは今起こっていることの一部ではあるが、一部でしかない。とりわけ認知症（対策）を大きく言うことによって、実はこの社会はさぼることができている。それがまずここで言うことだ。

全体のどの部分を障害（あるいは疾病）とするかには幅があるが、すくなくともこの社会は「無能力」

の全体を問題にしているのではない。もし問題にされるならそれは、この社会の体制全体が問題にされることに等しい。それと逆の他方の極に、人の間の差をまったく問題にしないという手もないではない。しかしそれは困難なことのように思われる。自分のせいでないことについては責任を問わないという「帰責」を巡るこの社会の構図と明らかに整合性がとれないという問題がある。そこで、自分の営みによって自分が得られまた評価されるという図式を守るためにも「やむをえない」人たちを放置してよいとは言わないことにする。「心身の（やむをえぬ）状態」（と確かに言えそうなもの）を取り出し、それでこの社会は免責を与えるのである。ちなみに、「障害学」もこの大きな枠組みの内部にあると言える。それは、インペアメント（損傷などと訳される）とディスアビリティを並べ、後者を重視することを強調するのだが、それでもインペアメントは理論枠組みの中に残されているのである。★18

だとしても、その数が多くなったらそれは歓迎されないということにならないだろうか。七〇〇万とか八〇〇万などと言われ、その対策を言い、社会・政治が対応するべきことだと言うのは、負担を減らし削減したい人たちにとっては都合のわるいことではないか。

たしかにそうした側面もある。実際、「難病」についてはそんな都合で動いてきた部分がある。二〇一五年に新たに指定された疾患はいくらか増えて、種類としては随分な数になった。ただ、人数の多い疾患（障害）は今回も認定されなかった。数を多くしたくないという利害が働くことは確かにある。★19

しかしそんな場合ばかりではない。ここはあまり言われていないところだが大切なところだ。

病気であれ障害であれ、それらは事故として扱われ、事故として対応されることによって、業績原理・能力主義と併存し、そこに含みこまれることになる。そして誰にでも起こる事故に備えるためには同じだけのリスクに備えた各自同じだけの掛け金を、ということになる。こんなふうに、つまりいざという時に保険で対応するのだと掛け声のもとに成立したのが介護保険だったのだが、認知症（対策）もその延長線上にある。

その人は多いとされ、金はかけざるをえないとされ、少子高齢化に伴ってもっと増えるということになる。たしかにこれは多くの人たちのことであるから、相当の金はかけられる。誰でも年をとって介護がいるから介護保険+介護予防というのと同じことが起こる。さらに遡れば年金もそうである。人の暮らしの何十年か分をまかなおうというのだから巨額になるのはまったく当然のことだと言うしかない。そしてこれらについて、見かけの額は増えるが、財の移転は起こっていない。それは本来は政府予算に計上される必要もないような金である。しかしそれが巨額になり、大きな割合を占めているとされる。

すると、なにか意図的に操作している――とすればそこそこの知恵者がいるのかもしれない――というより、むしろ自発的に人々は遠慮してしまうのである。巨額の金が使われている、よってこれ以上かける金はないとされ、実際かけられない。「人生の最終段階」もさっさと過ごそうということになる。そういうだんどりでことが進む。実際進んできた。社会保障制度は「救貧」から脱した、普遍主義に進化したなどと社会福祉業界では言われたものだが、必要に応じて財を移転することが社会福祉・社会保障だとするならむしろ後退したのだと言ってよい。政治によって行なう必要がない仕組みとしてその仕組みを成立させ、それが財政の膨張を招いているとされる。再分配効果のないものを政府予算の社会保障予算の費目に繰り入れ、それが膨張していることによって他を節約せねばならないということになる。

問題を立て直す必要がある。まず、数に対応しなければならないのだからできることとできないことがあるというお話について。

まず、これは論理ではなく事実によって、問題はないことを言う。認知症の基準を拡大することによって算定された七〇〇万とか八〇〇万といった数字を無視して、すべての人がなることにする。そしてその分その期間をいくらか短めに設定して、平均すれば人生の一〇分の一程度とする。その一人にやとである。

はりもう一人の人の人生の一〇分の一を要するとする。足して全人口の全時間の二〇パーセントになる。そうして生きたいと思い、死なせることもできないと思う人が、そのためのことをするというだけのことである。

それをどのような仕組みに乗せるか。みなに所得があるそのうえでなら、こうした「上乗せ」の部分は保険の仕組みでというのでもかまわない。ただ実際はそうなっていないことを述べた。これからその方向に向かっていくというのはもっともな案ではある。しかしこの時勢ではそう容易なことではない。するると、第一に、今とれる策としては、基本的な所得の保障と社会サービスの両方を求めていくこと、そして両方は――これも幾度となく言ってきたことだが、便宜上の区分でしかないのだから――同じ財源によって、払ったものが戻ってくるという仕組みでなく、財の移転・(再)分配の仕組みのもとでなされることを求めることになる。

そしてこの両方を求めていくこと――つまり、認知症関係など社会サービスに金がかかるからそれ以外の部分にはかけられないという流れと真逆のことを主張し、実現させること――は、とくに精神病・障害、認知症の場合に必要なことである。

第3章でもすこし述べ、これから述べるように、ある種の身体障害の場合のように、生活のための手段としての必要が可視的で定まっており、それを提供するというかたちで関わるだけで対応しにくいところがある。としたときに、一方では不定形・無定形な必要に職としての社会サービスが対応するようにするという方向とともに、他方では、本人や周囲の人たちの全般的な対応力・生活力を高めるという方向がある。現況下では後者、「救貧」に力を入れるようにした方がうまくいくだろう。すぐ後で、数えやすいものにしか金を出さない流れになっていることを批判し、もっと不定形なものに出すべきことを主張するが、それでも覆うのが難しい細々としたことが、本人と周囲に起こる。私(たち)は家族により大きな義務が課されることを否定するが、実際には家族その他の場所に様々なことが起こる。その個々に支払うというより、そんなことがあっても暮らしていけるようにした方がよいことがある。

そのことは、「認知症新時代」では春日キスヨが述べている（春日［2015］）。つまり介助に関わること関わらざるをえないことによって、貧乏な人はさらに貧乏になっていくし、その結果、それらの人々に関わる老人たちは辛い目にあっている人が多いという構図になっている。それは「ケア」の方に今までよりいくらか多めに使うぐらいでどうかなるというものではない。世話をする人もされる人も、そのような立場にいるといないとにかかわらず、余裕をもって暮らせるようにした方がよい。

第二には「野放し」にすることである。ただそれは何もしないということではない。社会は、その傾向として、閉鎖し排除するからである。排除は一般論としてはいけないことであることを認めるとしても、自分のところでは困るという対応がなされる。「統計的差別」（立岩［2013a:610］）としての差別がどこにでも起こり、差別しないところには排除された人たちが集まるから、そこでも排除することになる。だから、それを差別禁止法のような規則によって認めないことにするということである。それだけでなんとかなるわけではない。しかし必要なものは必要である。

そして専用の場所を作ることを控えめにすることである。それはそうおもしろくないことがある。そしてそんな場には「責任を負う人」（とみなされる人）がいてしまうことになる。苦情そのほかはそちらに向かうことになる。そうした人はいない方がよい。

同時に第三に、社会サービスとしての提供のあり方。これまでの既得権を保持して特権的な振る舞いと支払われ方を維持している医療との格差についてはいくらか述べた。金の使い方を間違っている所以の幾つかを述べてきた。間違った状態を維持させているのは、この国の特殊事情もあってその業界が得た力による部分もあるのだから、その影響力を排する。

そして、その医療においては、なんとかおおむね出来高払いが維持されている。せめてその程度のことは他でもしてよい。私たちの社会がかろうじて許容するのが手段の提供である。認知症と精神障害全般と、違うところもあるが、似たところもある。つまり機能を代替するという対応の仕方があまり通用しない。身体の場合なら、指示を受け必要な部分を代替すればよい。その必要はわかりやすく、たいがい計算しやすい。そしてそれはだいたい一人ですむから一人が交代しながら対応することになる。行政的なアカウンタビリティといったものに接合しやすい。そんなこともあっていくらかは実現してきた。しかし必要なものは、指示する人と指示を受けて決まった時間動く人という関係ではしばしばない。また一対一という形は本人にとってもうれしくない場合がある。それでどうしたものか、いくらか難しい。

そんなこともあって金が出ない。出るとすると、場所であり組織の事業である。場が設定され、機能が付与される。しかしその場とそこでなされることはわざとらしいものなので、よほど他にいるところがないのであれば繁盛しない。すると、評価されず、やめさせられることになるか、評価を得るべく努力してしまうことになる。場があることに意味のあることをまったく否定しないが、場所そのものはあるのなら、それを使えるようにすること、そして人だ。

その仕事は様々に形のはっきりしないものになるが、それでよいとする。今この福祉関係の仕事は、介助といった仕事とマネージとか相談とか言われる仕事に分かれる。後者が専門職の仕事とされるが、それがますます役に立っていないこととその由縁を第3章で述べたのだった。新たに何かを作るというのではなく、両方を拡張し、連続したものとすることによって、不定形な生に対応するようにしたらよい。そして払い方について。必要なら一人に一人、利用者が選べて、その利用に応じて払われるという方式を私たちは言ってきた。それは取り下げない。ただ、契約に基づいた定時の派遣という形だけではうまくいかないのであれば、時間による算定でなく、各地域における人口比、高齢化率等もおおまかにはわかるのだから、その数に合わせて「なんでもする人」を配置したらよい。それがうまく行なわれるか。そんな保証はいつもない。ただいくつか可能な手立てについては述べてきた。次節では、以上をもうすこし具体的にしつつ、とくに「対立」の場面についてどのような手立てを考えるかについて加える。

2　制度の決め方・組織の運営～準備ができてからではないが、行なうことは行なう

この国では戦後とくに私立の精神病院がたくさん作られ、必要でないもの・害を与えるものが収入源となり、結果よいものが得られず、不要な人が留め置かれた。まず万事について業界団体の発言力・影響力を減ずることが必要である。たしかにそれらの組織はその仕事をしている団体であるから、その実情を知ることは必要であり、報告・意見を聞くことには意義がある。しかしそれ以上でも以下でもない。

供給側の影響力を弱めることが必要なのは、たんに利用者が「主役」だからということではなかった。一つには強制・強制医療という厄介な問題が関わるからだが、もう一つには支払いのあり方に関係する。ここでは後者について。供給側が実質的に供給のあり方を決定できる場合、供給は過剰になりうる。過剰でも無害ならよいが、加害的なことがある。それを抑制するとして自己負担と定額制を導入することが言われ、前者は実施され、後者も医療全般においては上限の設定といったかたちで実質的には行なわれている。だが、これらはとくに予算を減らすべきだとされる流れのもとではよくない方向に作用する。代わりに、保険点数の設定等を含めた政策全般から供給側の影響力を基本的に除外する必要がある。

そしてそれは、政策決定全般にだけでなく、個々の組織・病院の経営への関与にも関わる。問題が起こっているらしい機関に行政が立ち入るといった、十全会事件も受けて取られるようになった体制「だけ」では足りない。そのことを述べた第2章でも、いくつか病院の実態についての調査活動とその報告書を紹介したが（九四頁）、例えば大阪で行われてきた（精神病院への）「ぶらり訪問」といった活動が

ある（山本・上坂［2006］）。そうした活動がいつでもできること、妨げられないことが必要となる。

実際には全般的な状況は変わっていない。例えば、幾度かふれてきた「病棟転換型居住系施設」についての検討会は精神病院経営の立場の委員が多く、「本人」側の委員は二五人のうち二人だった[★20]。第1節で紹介した認知症に関わる「新オレンジプラン」においても、とても単純な意味での業界から政治家経由の政治力の行使があったことを述べた。しかし、決定から病院団体の影響力を排し、組織の経営と行動に介入できるという方向への変更は途方もなく困難というものではない。

次に政策・実践の内容について。ひどい病院を問題にすることの意味はまったく否定しないが、それだけではだめだと述べた。「社会的入院」を減らすことがよいことであるからではなく、正当な理由なく入れること、留めることを行なうことをしてならないということである。しかし「受け皿」がないと言われる。ただそれは基本的にかまえが間違っている。あるから、できてから、受け入れるということではないということだ。よほどのことがなければ――法・規則でその境界を示すべきだという主張もあろうが、むしろ断わる側が「よほど」であることを示さねばならないと考えてよいだろう――人が暮らす場所を制約できないし、暮らせるだけの金を出せる制度は――その運用は正さねばならないにしても――あるのだから、それを使えばよい。

そうすると、ときに問題が生じ、人は「責任」の宛先を失って困ると言われるかもしれない。後で述べるが、そのままにできないことがあり、なにかはせざるをえないことはある。けれども家族や施設といった「受け皿」がそのまま問題を引き受けさせられることがあり、その「責任問題」を――当然にも――負うことはできないからそれで「受け皿」もできないといった負の循環が起こることがしばしばだ。代理して引き受ける人が既にいるかのように考え、そこに話をもっていくこと自体が基本的にはまちがっているということだ。

そのことを踏まえたうえで、かかるものはかかるから、かけるものはかける。医療と福祉の双方について使われる金が総額としてまったく違うことも、幾度も指摘されている。二〇一五年一月二九日の集会（「精神科病棟転換型居住系施設を考える東京集会」）でも「医療九七％、福祉三％という偏った予算配分を変えるべき！」という標語が掲げられた。予算のかけられ方がどういう具合になっているかについては具体的な分析を要する。聞くところでは、精神医療の何にどれだけがかけられているか詳細なデータを容易に知ることはできないようだ。ただこの九七・対・三という数字の細かなところがどうといったこととは別に、すべきこと、できること、しかし金がかかっていないことごととは、例えば、たかだか以下のようである。

地域移行支援・地域定着の報酬について「あまりに単価が安すぎます。／実際に精神病院や施設に行った場合に、その回数に応じた出来高払が必要です。さらに遠方の精神病院などの場合は最低交通費がカバーされるべきであり、これも含んだ形あるいは交通費実費が保障される体制が必要です。／とりわけ遠方の施設などの場合は泊まりがけ出張の費用保障も必要です。／現在これらの報酬が低すぎるため事業所がない自治体が存在しています。／地域定着支援についても同様で、専任の人手を確保できる報酬が求められます」（全国「精神病」者集団［2015］）。

病院から出るのを支援する活動の交通費も出ない。医療との違いは、結果としての金額の差でもあるが、払いが許容される範囲や払い方の違いとしてあり、そしてそのことが問題として気づかれていないといった具合いであることである。だからそのことをはっきり言おうとした。つまり、一方では、外来診療にしても、毎回やってきて数分の診療（たいがいは投薬の指示）ごとに診療報酬が出ているのだが、

「移行支援」は本人がいるところに出向いてもその費用も出ず、その回数・頻度に応じて報酬が払われることもない。★21

そしてこの「移行」も含め、病院でない場での生活の「支援」について。それについてなにか悪意が働いているということでもないのだろう。どのようにしたらよいかわからないといったところだ。だからそこが考えどころということになる。

地域においてなされてきたことは様々にあった。それは、日本では、作業所、デイケア、等々といったものに金がつくような仕組みが徐々にできてきた――やがては利用料を払うことになったのだが。そして、そうしたものにたいして金もかけていないのだから、それを後退させることはない。ただむろん、作業所といった施設に関係することを考えない、考えても関係しない人の方が多くいる。

他に、実際どれほどのことができていたかは別として、社会復帰センターといった場ができ、そこに人がついて、種々の、雑多と言ってよい仕事をしてきたものが、とくにこの一〇年ほどむしろ次第に削減されてきたことを述べた。

その事情によくわからないところは残るのだが、第3章にいくらかのことを述べた。削減への強い欲望というより、一つには政策側のわりあい単純な無知があっただろう。そして、中味はなんであれ、場所というものであれ、薬という形状のものであれ、なにか「かたち」として示せるものに（だけ）金を出すという傾向が、どこでもというわけではないのだが、不定形な生活に政策が関わろうとする場面ではなおさらあった。

それでも「療法」、例えば作業療法は、長年のその業界の人たちの努力を経てということになるのだろうが、「療法」である限りにおいて、点数がつくようになってきた。また「看護」といった職種についても「訪問看護」にはそれなりの点数はつくようになった。

他方、「精神」の方の福祉ソーシャルワークはどうだったか。調べがついていないが、サービスの直接の供給全般が民間に委ねられる流れのもとで、提供者と利用者との間の調整の仕事が必要とされると し、自らの「専門職」としての仕事を、現場から一つ引いたその「調整」に置こうとした可能性がある。「精神」の方面に限ったことではなく、福祉専門職業界の全般がその方向に流れ、結果、最も機能が低下したのが「精神」の領域だったということのようだ。

そしていま相談支援とか地域移行などと呼ばれる仕事は、「本人」たちもまた参与しようとしてきたところだ。この仕事を自分たち(「ピア」)だけが担うべきだと主張したいところはあるが、その主張を通すのは難しい。自分たちとしても一番厄介なところを担わされるのはかなわないというところもある。具体的に誰が担うかという問題も厄介だ。[★22] 資格化はやむなく必要なこともあるが、危険もある(立岩[1999])。政府に管轄されたくはないが、かといって自分たちで資格認定を行なえばそれでよいともならない。作ってしまったら自分たちの中に分断が生じるという懸念も口にされる。そこでその部分にはあまり触らない方がよいということになったところもある。そして同時に、「管理(マネージ)」されることを懸念した本人の側は、不要なものは不要だと主張した。専ら不足の改善を求める運動であったものが、過剰に対する抗議をも行なうようになる。それはそれでもっともなことだった。ただ、それがなくすべきでない部分、あってもよい仕事をなくすこともないわけではない。起こったことは、その一つの実例でもある。その主張はもっともなのだが、そのことが利用されてとまでは言えないとして、その効果として、削られなくてもよいものが削られる。これがこの世界にとてもよく起こっていること、起こってきたことである。

さらに、自立生活センターといった民間組織は介助者派遣の事業でなんとかやっていけているところもあるという事情もあった。そうした組織では、介助を提供している人たちに生ずる問題に介在することは自分たちの本業の一部だという位置付けもあっただろう。相談支援と呼ばれる部分についての予算が減らされていくことに、「当事者」たちはむろん反対したのではあるが、それほど強くその主張を押し通そうとすることはなく、結果的に受け入れることになった。

そして、「障害種別を超える」という標語が語られ、法律上もそのような体裁になってくる。この標語自体は間違ってはいなかっただろう。けれども、「精神」(そして「知的」)の方が「身体」の方に合わせられることになる。例えば二〇〇六年からの障害者自立支援法で、「精神」の人もホームヘルプを利用できるようになった。たしかに身体がつらくて、家事援助等が入り用な場合もあるだろう。それが利用できるようになったのはよい。ただ多くの人はそう長い時間その制度を使っているわけではない。「精神」の人たちのその種のサービスから得られた収益の余りでその人たちに関わる、時にはひどく面倒で手間のかかる仕事をすることはできない。

こうして制度として残ったのは、どんなサービスを受けるのかの「プラン」を作成することであり、それは一件いくらといったものである。その仕組みのとおりに仕事しようとしたらなにほどのこともできるはずはない。政権の交代と施策の変更もそれに関わった。

第3章ではこうしたその業界内でしか知られていないような細かなことを述べた。ただそれは一般的な問題でもある。もっともな理由もあって介入が警戒されるのだが、同時に、ときにそれを口実にしてあってよいものが削られるということだ。介入はたしかに危なくはあるのだが、そこから考えるべきことは、だからそこから撤退することではなく、どうやって危険と不快とを減少させながら必要なものを得るかである。

3　不定形な仕事を仕事にする

これではだめだ。代わりに同時になされてよい二つの方向がある。一つは、雑多な仕事に応じて払うようにすることである。一つは、そうした「対人援助」の仕事に乗りにくいものを得られたり供したりできるだけ人が暮らしていける余裕があるようにすることである。前者は第3章で述べたが、繰り返しながら進む。

一つめから。介助他の仕事を社会から金の得られる仕事として成立させるべきことが主張され、私もそれを受けてそう書いてきた（立岩［1995a→2012］等）。その立場に基本的には変わりはない。その仕事をする側にとっては合計して暮らせるに足る額が得られるのであれば、時間あたりという単価の設定でよいとも述べてきた（上野・立岩［2009→2015］）。★23

ただ、身体障害の人の多くについては必要な時と場合が比較的はっきりしている。必要な時間、ほとんど一人、多くて二人が介助の仕事をする（パーソナル・アシスタント＝ＰＡ）。その人は本人＝利用者から指示された仕事を行なう。その時間に応じた支払いが政府から事業所に対してなされ、働き手に払う分を差し引いた額で組織の運営そのほかの活動にまわす。ほぼこのかたちをそのまま使える場合もあるが、「精神」の人たちについては何が「仕事」なのかについて、そうはっきりしないことがある。鬱で体が動かず家事援助など決まった仕事を決まった時に頼みたいこともあるが、人がいてほしいときもあるし、いない方がよいこともある。そしてそれはしばしばあらかじめわからない。また差が大きい。その日々の生活の手伝いの仕事は不定形な仕事であって、どのように公平に配分するのがよいのかわからないとされる。これは――論じるに足りるような実際の制度がなかったからだが――あまり表だって論じられてこなかったが、考えておくべき問題である。それにどう対するか。問題の所在は感じられているのに論じられていると思えない。

具体的にどうするか。各地でどうなっているか、フィンランドについての報告が『現代思想』特集「認知症新時代」にもあったが（高橋絵里香［2015］）、これならよさそうと思えるものはなかなか思いつけない。おそらくこれでよいというあり方はどこにも存在しないはずだ。必要だが余計であり、余計だが必要なものであったりするからであり、必要の範囲も容易に定まらないからである。そして結局、多くの場合、「問題」が全面的に解決したりすることもない。言えるのはただ、その何をしても十分にうまくいくなどということはない現実の方に合わせるべきだということだ。

「調整」「プランの作成」という流れになっていることを述べたが、それは、調整するようなものもたいしてない中で、なにほどのこともできていない。実際になされる必要があり、一部でなされてきた仕事はもっと広い。そしてそれはときに長くかかる。一九六〇年代の米国の脱病院化において作られようとした仕組みは、疾病の急性期をしのげばあとはなんとかなるという前提のもとに組み立てられたように見える（cf. 三野［2015］）。それですむ場合があることを否定はしない。しかしそうはいかないこともたくさんある。基本的に「ケア」と「相談支援」などと分けられている垣根を取ることである。「世話」と言ってもよいし「支援」と言ってもなんと言ってもよいが、その仕事は不定形な仕事でよいのであり、そうした仕事をすればよい。

事前の「計画」がそう有効であると思われない。事前にわかる部分はそれはそれとして組み入れればよいが、その時々に必要になったら派遣するというかたちになるだろう。それを今主流の時間あたりの積算というかたちで計算するのがよいのか、別のやり方がよいのかは一概に言えない。比率はそう変わらないのだから、一定の地域にしかじかの数の人を配置し、組織・人に対して固定して雇うという方向もあるだろう。今主流になっている組織と支払いの形態を支持する一つの理由は、人を選べること、組織を変えられることだが、別の形態の組織でも、利用できる組織を複数にするなと選択を可能にすることはできる（現在の「身体」中心の事業所についても、「難しいケース」では実質的には選べない場合が実際にはかなり多い。そして利用者あるいは供給者、ときに双方が選択（除外）していって、結局どこも誰も残らないということもある）。

そうすると計算と支払いの困難が言われる。それに難しいところがないとは言わない。しかし述べたように、医療には格別の制約はない。そしておおむねそれでとにかくやってきた。そのことを言うと、医療は特別であり、命に関わることだから、というのが公式の見解・弁明ということになるだろう。だがその説明にそれほどの説得力はない。実際になおってはおらず、そしてなおらなくとも、毎度毎度投薬などはなされている。

医療と基本的には同じで仕組みでよい。そうすると、医療、精神医療全般と同様に、過剰供給は起こりうる。しかしこれはこれまで述べた方法でおおむね防ぐことはできる。薬剤や検査など供給側の実質的な決定によって過剰・加害が起こりうることに比べれば、むしろ危険は低く、無駄は少ないだろう。問題が起こることはなくなりはしないが、それにはかまいすぎないほうがよい。

4　その手前のこと

こうして一つに、「社会サービス」として提供されるものがある。その範囲を緩めにとった方がよいことを述べた。ただそのうえでも、それで対応できない部分は必ず残る。

そんなことを考えると、追加費用の計算と支給といったことが面倒なことに思え、一人ひとりに同じに分けてしまえばよいと思われもする。これはこれですっきりしている。ただ、まずだいたい同じぐらいには暮らせるのがよいとして、そのために必要な手段が大きく異なることがある。街路その他様々を整備してその部分の使用料を不要にするといった方法は有効だが、そのようなやり方で対応できないあるいはしない方がよい部分についての費用の支給とその支給の仕方——妥当な水準の生活費を自由に使えるものとし、そのときに発生する追加費用については制限なく社会的に支給されるのがよいとした——について基本的なことを『差異と平等』（立岩・堀田［2012］）所収の立岩［2012a］で述べた。ただもう一つ、このようにしてうまくいく部分だけではないだろうということだ。

まず「精神」の人たちの多くについて必要なのは「身体」の人への介助と共通する部分もありながら、異なるところもある。なにをするにせよ金がかかるのだが、その金の心配自体が無理をかけ、心配のために無理をすることもある。いま述べたような基本的な費用に対する追加支出と簡単に分けられないところがある。「コミニュティ・カフェ」などと呼ばれるものが用意されそこに公的支援がなされるとそこに人は安く入れるかもしれないが、もうすこし自分にあれば、別の店に入りびたれるかもしれない。それはパチンコ店であるかもしれないし、自助組織であるかもしれない。その種のものに私たちは金を払うことに慣れていないのだが、いくらか普通のことになるかもしれない。みなが同じく持ち寄れるだけの金で自助組織が運営されるというのはわるくない。授産施設や作業所はその名称のような機能を果たすものとして認可されなにがしかの金がついているわけだが、実際には多くそう稼いでいるわけでもないし、それが目指されているわけでもない。しかしそれが目的で資金が出され、それらしいことをせざるをえないからしてもいる。それより、既にある場や新たに自分たちが勝手に集まる場があった方がよいかもしれないということである。

そもそも、所得の分配と社会サービスとは最も基本的な水準では分けられるものではない。たしかに私は追加費用分の上乗せの仕組みを採るべきことを述べてきたが、それも基本的な所得があってだと言った上でのことであり、所得保障とサービスの給付を制度として区分して給付することは、実務としてはあってよい区分ではあるが、同時に便宜上のことでしかないことも述べてきた。

そしてむろん病・障害に関わる大きな「一つ」であるできないことは、この社会での暮らし向きと大きく関わっている。[★24]制度における「障害」とはできないことの一部分を公認のものとして取り出して一定の対処をしようというその範疇であると述べた。そして私たちの社会は、所謂所得保障について言えば、おおむね稼得能力によって区分けしたうえでの基本的な所得保障を行い（生活保護）、「現役時代」に稼いだ金におおむね対応した給付を行なう年金の制度がありこの年金制度に「障害基礎年金」が付随しているといった具合になっている。その障害基礎年金は生活保護の額を下回っている。またたいがいが身体のそして認知症他の障害をもって暮している高齢者の貧富の差は甚だしく、とくに資産がまるでないではないという人にとって生活保護の受給は困難になっている。この部分を変える方が効果的であると考える。

それは大きな制度を変えることを意味する。だから困難であると思われる。けれどもすくなくとも現行の障害基礎年金と生活保護をもっと容易にとれるようにすることは、現行法のもとでも、また現行法をいくらか変更するだけでも可能なことだ。

5　関わってしまうことへの対応

もう一つ、所得保障、加えれば労働政策で対処する割合を大きくした方がよいのは家族のことを考えたときにも言える。こうした問題は、家族と介助の問題が非常に大量に語られ論じられてきたにもかかわらず本格的に論じられたことがなく、ここでも、とくに認知症の人とその家族のことを考えるなら無視できないのだが、立ち入れない。けれど少しだけ加えておく（そもそもこのような問題も論じようと『現代思想』の連載を二〇〇五年に始めたのだが、もう一〇年近くそこから遠ざかっている）。

家族の介助に対する給付を行なうのかどうか。これは公的介護保険導入の前に議論された。そのときの論点は、家族への支払いは実質的にこれまでその仕事を担ってきた女性をそのままその役に留めさせてしまうことになるというものだったし、その懸念に現実性もあった。ただ、仮に他に人材が十分にいて選択できるのであれば、原則的に反対する理由はない。

ただ計算・支払いについての疑義・問題が生じることはありうる。これらの可能性をまったくなくすための策はないが、一つに、他の働き手と同じように組織・事業所に登録し、実績と収入とが把握され報告されるようにするといった方法はある。

ただ、なされていることの多くは、他の労働や生活の時間から区別された労働として取り出すことが容易ではない。同じ人の中にもそういう「ながら」の時間、全時間の中に埋め込まれはみ出している時間がある。どこからどこまでが誰の分とははっきりしない、自分の生活のなかに「入ってしまっている」部分がある。それを分離して計算しようというのは、そう簡単でもまたすっきりしたことでもないように思われる。するとどう対するか。

また、本人の意向と別に、[★25] その本人の所得保障から得られる収入を当てにして、また前段に記した社会サービスの受給が実現した場合にはその仕事を担う人として、その仕事をあてにして、その人を離さないということがある。そんな人は多くはないが、多くの人が思うよりは少なくないとも言われる。

そして、認知症まで広げれば、育児を経験する人たちの割合ほどでないにしても、あるいはそうたいして変わらず、それは多くの人にとって起こることである。それに定額の拠出で対処するということは、実際には、保険的な機能は果たすとしても、そしてそれには意義があるとしても、それ以外ではない。むしろいま生活が楽でない人たちの生活全般が楽になることを考えた方がよい。

そのことによって、「社会サービス」に乗らない、あるいは乗せるべきでない部分が人に課せられることと人の困窮とが重なることによる苦難がいくらか軽減される。また家族に対する社会保障やその人への労働で食べていくこと、それらのこと自体というよりそのことによって離れられないことを少なくすることができる。

6　齟齬・対立の場面

ここで考えている範囲において「支援」する人は、それを職にする人であっても、本人の手段に徹するというだけの人ではないと述べた。すると、とくにそのような関係においては、齟齬・対立が生じる場面、とくに「支援」をしている人と得ている人との間に生じている場面にどのように対するかという問題が起こる。そして場所によりやはり支援者の側の人が多いのだが、その二者の間にいる人がいることがある。その場合にどうするべきかという問いが出てくる。「権利擁護」や「後見」についてどう考えるのかは大きな問題だからここで本格的に論じることはできない。ここに述べたことに直接関係することだけを述べる。

こうした問題がなくなることはないし、対応は必要とされる。ただまず、ときにはかえって調整を引きうけるという役割を外してしまったらよいのではないかと考えてよい。調停役の（とみなされている）人や組織がいるとさせられているがゆえに、その人宛てに問題が投げられる。例えばグループホームができて、そこに「コーディネーター」などとして働く人が一人いることになるとしよう。するとグループホーム近くの地域住民などがその人に問題を持ち込むことになる。だから、わざわざそうした「役」（を担うかのように見られる人）がいるかに見える場を作らない方がよい場合がある。そうすると調整役・管理人（のように思われてしまう）人もいなくなる。

こんなことを言うと、それではどうにもならないではないか、そこに起こる問題はどこに行くのかと当然に返される。二つ答がある。

一つは、例えば居住の自由といったことついては、基本的な法・規範の水準で、受け入れを認めないことを認めないことである。基本的には「受け皿」といった現状に新たな「よいこと」を付加するのではなく、現状のそのままにおいて、しぶしぶでもなんでも認めざるをえないことを基本にすることである。相互の交渉による合意といった解決の方向でなく、差別を禁ずる。冒頭でそのことを述べた。

もう一つ、どちらが正しいとも言えない時、困った側はすぐにどこにも持っていけないのだが、それはそれで仕方がないということにするということだ。すくなくとも手軽に代理人――多くそれはこれまで家族にということになっていたのだろう――に言いつけることを当然のこととしないということだ。

その上で、とくに支援する側とされる側の間の衝突や摩擦について。「精神」の人との間に限らず衝突も摩擦もいくらも生ずる。そして「本人」の方がつねに正しいとは言えない。★26

実際に、そんなことにはできるだけ関わらないでおこう、各自で悩んでもらおうと思いながら、しかし関わることになり仕事になっていくものの大部分はそんな仕事なのだろうと思う。それは現在の、きわめて限定されたサービスのメニューの中からいくつかを取り出して並べて「プラン」を提示するといったものではまったくないはずである。ごくごく平穏に過ぎる日々もあるが、いつもそうはいかない。様々なことが生ずる。それに関わる。それに現在の相談支援なるものがなんというほどの役割もはたしていないのは明らかである。さきほど述べた、介助なのか相談（支援）なのかそう区別のしようもないといったその仕事の一部はそんな仕事なのである。実際に手間ひまがかかる場合はある。それができてこなかった。すると、それはその手間をかけて働く人たちの持ち出しということになる。まじめに仕事をするところがより大きな困難を抱えることになるし、実際なっている。そしてそこに起こることの多くはいざこざであり、摩擦であり、対立である。とくに支援する側との間の対立・齟齬が生ずる。

そこで二つある。一つは両者の間に入ること、もう一つはその人の弁護をすることである。次にこのように様々が混ざった仕事であり、ある人が支援する仕事をする人であるとともに、支援する同じ人が対立する人でもあるといったことになってもしまうという厄介さをどうするかである。

人が間に入るとして、それをどのようにするかは考えどころだ。その人が、争いのある一方と同じ人であったら意味がないのだから、その相手自身とは別の人であるのは当然だ。ではその人は利害関係のない場、別の組織にいるべきか。普通に考えればそうであるべきだとなる。だが実際には、こうした問題の多くは、かなり細かなことに関わるところで、現場で、起こる。実際、介助を提供する組織やそこで働く人たちが行なってきたことも「調整」の仕事であってきたし、それを組織は看板に掲げてきた。その調整とは多く、(多くそう大きくはない)対立の仲裁・調停の別名である。まずそのできごとが起こっている場の当人たちの双方を知っている人(たち)が対応することは認められてよいと考える。その場その場では、複数の人たちが、その時々に、紛争の当事者になったり、その間に入ったり、どちらかの肩をもつということがある。各自の役割はそのつど分けられた方がよいとして、あらかじめ誰かがどちらか一方に特化した方がよいとは限らない。ひとまずの対処として、紛争の一方の当事者が属する同じ組織の人による調整・介在が認められてよいと考える。

つまり、別の人が立ち入れること、別のところに問題を持っていけることを前提とした上で、基本的にその時々にどのような立場に立つのかを宣した上で、「対人援助」の仕事をする人が、対立を招きうる仕事と対立の間に入る仕事と、その両方の仕事を兼ねることはあってよいと考える。そこでその人はもちろん決定の権限をもたない。だから、そこで問題は解決されるとは限らない――ただ、それはどれだけ決定の段階を増やしても同じことだ。本人がその相手を拒絶することがあり、他方、派遣していた組織は派遣を打ち切ることもあるだろう。すると行政や司法ということになる。それは手間のかかることである。しかししまいにはそうするしかない。それはなにか中途半端なことには見える。ただまず一つ、本人について護るべきは護らねばならないという原則を遵守すべきことは当然のこと基本に置かれる。それは法においても倫理原則としても示される。とすれば、その上で、自らのその都度の立ち位置を定めないよりも、例えば自分はその本人と対立する場にいる者だとその場を定め、宣言した方がよい。まずはその場に入っている組織の誰かが担う。しかしそれには当然限界がある。そうやって介在する人とは結局は供給側の人であり、それらに肩をもつ傾向があるからだ。それは「ピア」が主体になった組織でも起こりうる。

それに対して二つある。まず一つ、複数の組織や人があり、ある人・組織がうまくいかなかった人はそれをやめて、別の人・ところを使えるようにしておいた方が——それでもどうにもうまくいかないということも、時に、かなり頻繁に生ずるのではあるが——よい。

もう一つ、精神病院について述べたのと同様、その外側に問題をもっていくことができること、同時に、外からそうした問題に介在できる人がいること、組織があること、そうした人・組織を外から入れることを認めることである。その本人の側に一方的に就く人がいた方がよいことがあることは述べた。まずその立場に立つ人・場・組織が必要であることを認める。基本的にはその担当は本人が決めることだ。侵害に対する抗議・異議申し立てについては、そのことを言う権限は、それを金をとれる仕事にしていない人も含めて認められる。そしてそれは金をとる仕事をする人の仕事でもある。

もちろん、そうした場がいくつあっても結局双方が納得する結果が得られるとはまったく限らない。ただ、一つに、実際には世話することと相談を受けたりもめごとに介入することとをまったく別立ての仕事として区別するのは事実困難なことでもありまた有効でもないということ、一つに、しかし問題を内部で解消してしまうことをよしとしないと考える場合に採りうる基本的な仕組みはこうしたものになるはずである。それをより具体的に考えていくのはまた別の課題になる。

註

★01　著書に『死の自己決定権のゆくえ』（児玉［2013］）他がある。また安藤泰至ともに訳した本にOuellette［2011 = 2014］がある。

★02　結核療養所が筋ジストロフィー等の「難病」の人たちの施設にされた。また「重症心身障害児」の受け入れにも関わっている。こうした推移についての研究を見たことがない（十全会も、民間の施設ではあるが、その始まりは結核療養者の施設だった（四五頁））。

★03　その前について。二〇一二年六月一八日「今後の認知症施策の方向性について」（厚生労働省認知症施策検討プロジェクトチーム［2012］）が出される。これに対して日精協は七月二六日に「反論」を出す（日本精神科病院協会［2012］）。その内容は前記HP「認知症／安楽死尊厳死／精神病院／……」。新オレンジプランを検討した文章を引いた浅川の連載の一回（浅川［2014］）でも紹介されている。

★04　「医療から福祉へ」という標語の用法に気をつけた方がよいことは立岩［2009］で述べた。十全会病院が大量に引き受けたのは京都近辺だったが、全国的には老人病院が受け入れ先になり、隆盛した。そしてやはりその処遇や経営に対する批判がなされた。当然になされるべき批判だったが、それは「福祉のターミナルケア」といった話にもなっていった。そうした流れをいくらか追った。このできごとについて数少なく記している向井承子の著作は立岩［2012d］で紹介している。

★05　読売テレビ、フジテレビ、関西テレビの番組で各々短いコメントをした。新聞では『東京新聞』の記事にコメントした（送付した、掲載された短い部分よりも長いメモも含め立岩［2014e］）。

★06　「医師による自殺幇助が合法化された州でも、自己決定能力があり、自分で致死薬を飲めることが対象者要件となっているために、認知症患者は対象外になってしまう。その点、VSEDなら合法だし、死に方としても緩和ケアとして口腔ケアを受けられれば苦しくないとする研究結果もある。問題は、事前指示書を書いてから年月が経った後に、書いた理由を忘れたり、理解できなくなってしまった人をVSEDで死なせてもよいのか、という点」（児玉［2014］）。

★07　横田弘、横塚晃一が批判しており、立岩編［2015］で紹介している。

★08　この部分は「死の決定について」（立岩［2000b］）で引用言及した。この文章は『唯の生』（立岩［2009］）に再録された。

★09　『生死の語り行い・1』に収録した（立岩・有馬［2012:37-41］）。この時の反対声明は「知識人」によるものだった。ただ実際におおいに活動したのは二〇〇〇年代以降の運動でもその中心を担った清水昭美だった。当時、清水［1964］の増補版（清水［1979］）が出され、増補された部分に安楽死法制化に関わる批判がある。清水の著作は立岩［2012d:189-193］で紹介した。障害者の運動・組織が批判の前面に出るのは二〇〇〇年代以降になる。ただいま引用した太田典礼の発言に対する横田弘の批判など動きがなかったわけではない。むしろこの主題は一九六〇年代からとりあげられており、その開始は世界的にも早かったと言えるはずだ。『しののめ』やその編集にあたった花田春兆らの文章等を立岩編［2015］に収録した。

★10　他に斎藤［2004］等のある斎藤義彦の著作は立岩［2012d:199-205］で紹介した。このできごとを記す文献は多くないが、『造反有理』でもその著書を紹介した石井暎禧の石井［1988］、石井とともに「福祉のターミナルケア」を巡る論争――それを立岩［2009］で検討している――に関わった横内正利の横内［1998］がある。

★11　もう一つ、それに法が許容するというかたちで関与することはないと考えている。ただ、このことについてはきちんと考えたことがない。このことについてはいつ書けるかわからない。

★12　あらためて調べなくても、確実に起こっていることを多くの人が知っていることではある。そのことを報告するその文章の後半は、日本老年医学会の「調査研究」を受けて「高齢者自身のこれまでの意思を尊重される仕組みは作られた。ただ現在は普及に向けて取り組みの途上であり、今後は認知症高齢者の意思を反映する医療選択のスタンダードとして活用されることが待たれている」（藤田［2014:58］）という話になっていく。本節で述べることに関わる箇所だが、「これまでの意思」と「認知症高齢者の意思」との関係がどう捉えられているのかわからない。わからないが方向は決まっているとされる。

★13　第2章で追ってきた十全会（グループの双岡病院）の様子を知ったことが、現在の「認知症の人と家族の会」の設立・活動に三宅貴夫が関わったきっかけでもあったことは第1章でその文章を引用して紹介した。『現代思想』二〇一五年三月号掲載の三宅［2015:205-206］にもそのことは記されている。またその会の代表理事を務めてきた高見国生も天田城介との対談の中で十全会・双岡病院のことに（そして二一頁に紹介した日本精神科病院協会会長を務める山崎學の発言にも）触れている（高見・天田［2015:78-79］）。さらに前節に記したその会と日本尊厳死協会とのやりとりについては高見・天田［2015:85-86］。

★14　高見は「障害でないと思ったのは、症状が動くからです。だんだんわるくなっていきますからね。そういうふうに固定していないという意味で、障害ではなく、病気という発想になったのでしょう」と述べている（高見・天田［2015:83］）。このような捉え方はある。定義は示され一貫していればよい。行政的にも障害認定に状態の固定が求められる。ただ日常的にも障害が重くなるとか軽くなるといった言葉の使い方は不自然でない。そんなこともあり私はこのような区分は使わない。

★15 井口［2015］（著書に井口［2007］）には、若年性の認知症者ができなくなっていくことにどのように対しているかが記されている。

★16 小澤勲は前書『造反有理』でかなり長く言及した人だが、その認知症論について天田［2015a］で論じられている。私は小澤の自閉症論からして理解できておらず、言うべきことを整理できていない。

性格変化が初期から現れるタイプのものもあることはこの頃よく言われる（美馬［2015:126］等）。

★17 一九六〇年代初めに日本で話題になったのは、重症心身障害児と呼ばれることになった人たち、「アザラシっ子」と呼ばれたサリドマイドを服用した人から生まれた人たちであり、そして次には今は認知症と呼ばれる人たちだった。例えば、生まれた子たちについて国で委員会を作って殺すか否かを判断すべきだといったことが——後に、「安楽死法制化を阻止する会」の発起人に名を連ねた、そして重症心身障害児施設への予算配分を求める「拝啓池田総理大臣殿」という文章（水上［1963］）を書いた（このことは福祉業界では比較的よく知られている）——水上勉によって言われている。その時にも脳性まひの歌人である花田春兆らの発言はあった。そして七〇年には花田たちとも縁のあった青い芝の会が動く。一〇年経っていない。そのことをどう見るか。まず当時の関連する座談会（石川他［1963］）や水上の文章やそれらを批判する花田の著作（花田［1968］）所収の文章を全文収録する資料集（立岩編［2015］）を作った。また『炎群——障害者殺しの思想』（横田［1974］）がもとになった横田［1979］が再刊され（横田［2015］）、私は「解説」を書かせてもらった（立岩［2015a］）。なお太田典礼は、例えばやはり「阻止する会」の発起人でもあった松田道雄らに対してはその「変節」を残念がりまた愚かなことだと述べるが、障害者運動と青医連（青年医師連合）の抗議には強い苛立ちと敵意を隠せないでいる。この辺りについての唯一と言ってよい研究論文として大谷いづみ［2005］。

★18 他方にインペアメントを軽視しすぎであるという批判もあるとされる。ただその中身を見ていくと、インペアメント（の軽視）という水準で捉えるのは正確でなく、先述した別の契機、「痛み」や「異なり」が現実には大きな意味をもっているのだからそれを見過ごすべきでないという提起として受け止めるべきである。立岩［2011］でそのことを述べている。

★19 そもそも「難病」「特定疾患」という範疇の創出とそれへの対応は、種々の事情のもとで「研究」への支出という名目でそれ以外に支給するといったものとして始まり、様々に接ぎ木されて、今日の複雑怪奇なものになっていった。中央官庁自体、どうしてよいものかわからないでいるのだと思う。このことについては立岩［2014c］。研究があってしかるべきだが、見当たらない。医療者・医学者として初期から政策に関わった人による本（西谷［1994］［2006］）にいくらかの記述があったりする。

★20 もちろん供給側の利害・意見も一様でなく、日本看護協会、PSW協会、保健所長会、精神保健福祉センター長会、精神障害者地域生活支援協議会、全国精神保健福祉会連合会は反対したが、それでもこの精神病院の一部を精神病院でないことにするという案は実現された。『精神医療』（批評社）七七号（二〇一五年）の特集が「精神科病棟転換型居住系施設の争点」だった。ただ、賛成したあるいは反対しなかった側は座談会他の企画への参加を断わり、その人たちの文章や発言は掲載されていない。

★21 加えて二点。一つは、立岩［2009］等でも述べてきたように、「医療から福祉へ」という標語はしばしば必要な医療を減らす方向に向かう時に持ってこられてきた。両方必要なら両方が得られればよいだけのことである。例えば福祉施設に適切な医療を提供することは可能である。

一つ、経営側から見れば、経営が維持されさえすれば、医療であろうが福祉であろうがかまわない。かつて公的介護保険導入の際、地盤があり資金のある医療法人が仕事を得たことがあった。単位あたりの価格が見合わないから控えるが、そうわるくなければ別業種にも参入していく。事業への金の付き方によっては実質的な経営主体はさしてかわらないといったこともよくある。この仕事に限ればまずは病院でないところにやってほしいと思うが、今のところそんな状況ではまったくない。積極的に参入したくなるような制度にはなっていないということだ。

★22 「ピアスタッフ」については『精神医療』七四号（二〇一四年）が特集している。種々の論点は示されているが、どこかに議論が収まっているわけではない。cf. 立岩［1997b］。

★23 この対談で私はフルタイムで働く場合、時給一五〇〇円から二〇〇〇円の手取り収入が得られるようになればこの仕事はそれなりに成立していくはずだと述べており、上野もその点について合意している。なおその対談は新たにつけられる題とは異なり、「ケアの値段はなぜ安いか」についての答は出しておらず、私は、この値段は政治的に決定できる値段である以上は今記した程度の額にもっていくことは十分に可能であると述べているにとどまっている。なおこれらの点について上野と私の見解に大きな不一致はないが、家事労働を捉える見方については大きく異なっているところがある（立岩［1994c］）。なぜそのようなことが起こるのか、両方を読んでもらうのがよい。

★24　人は種々の事情で稼げなかったり稼ぎが少なかったりするのだが、それと障害とはつながっている。というか、そうした人たちの中のある部分を切り取って――しかしその線引きはいつまでも限定的なものであってしまう――障害者ということにしている。障害学の限界はそこにあり、そしてそれがこの社会に存在の余地を許されているのにはそうした事情がある。現在なされている分配策はそれへの（限定的な）対応ということになる。

★25　ただ、片方が同意しなければ離れることになる。それは離されたくない人に対して酷であるかもしれない。ただすくなくともそれは社会が強制できることではないように思われる。このことについてもっと考えた方がよいのかもしれない。

★26　二者の、そしてその間に入る人たちの深刻な葛藤が論文等に詳細に描かれることは少ない。本人についてそう立ち入った記述ができないということがほとんどだからだ。その中で、本人が癌で亡くなるということが起こったという事情があったのだが、西田［2015］で、対立・葛藤とその間に挟まってしまった経験が描かれている。

第Ⅱ部

補章1　話したこと等

＊1は『精神医療』（批評社）六七号（第四次・通巻一四一号、特集：精神障害をめぐる法制度のゆくえ――精神保健福祉法、障害者自立支援法）に掲載された。

＊2は第七回 精神保健フォーラム「変われるのか？ 病院、地域――精神保健福祉法改正を受けて」（主催：精神保健従事者団体懇談会 於：大手町サンケイプラザ）での講演。精神保健従事者団体懇談会＋『精神医療』編集委員会編［2014］（『精神医療』別冊）に掲載されたその記録の再録。

＊いずれも初出のまま。補った部分は〔 〕で囲った。

1 これからのためにも、あまり立派でなくても、過去を知る（2012/07/10・立岩［2012b］）

1 引けてしまってきたこと・まず引いてみること

身体障害のことなら、「地域で」暮らしたり「運動」したりしている人たちとつきあってきたことがあって、政策的なことにも関わっていくらか言えることがあり、実際言ってきたこともあるが、精神障害に関わっては、いくらか当事者（私は普段は「本人」と記すけれども）になって、いかにもしんどいことがわかった以外のことはわからない（本誌にかつて書かせていただいたのも「障害者自立支援法」のことだったし、座談会に寄せてもらったのも「なんにも知りませんが」と言い訳した上での自殺をテーマとしたものだった）。

ただ私が大学に入ったのは一九七九年で、その年に養護学校義務化の実施があり、そして保安処分新設が議論されているといった状況で、一・二年生の教養学部の自治会ではそれらに明確に反対する側は少数派だったのだが、三年生で文学部に進学するとそこでは（あとは農学部と医学部だったか）そういう「方向性」の部分が（学生全体の中ではごく一部なのではあるが）主導権をとっていて、いくらか私も関係した。その時にはまだあった東京を深夜に出る（大垣で乗り換える）各停の列車に乗って名古屋まで行き、八一年一二月の「名古屋パネル粉砕闘争」（「日弁連が主催した刑法「改正」にむけたパネルディスカッション（会場名古屋）に対し全国から五〇〇名の仲間が参加して抗議闘争をし、パネルを中止に追い込んだ」ところちらのHP内のページ——「生存学」で検索してその「中」を「反保安処分闘争」で検索すると出てくる——には書いてある）を見物したことがあったりする。それはほんとに瞬間的に「粉砕」されて終わった。というか始まらなかった。

ただ、そのころもその後もそう勉強したわけではない。どちらにつくかとなったら、比べてもっともな主張だと思ったそちらの方についたというだけだった。ただ、「(自傷)他害」(の可能性)(に対する対応)については——多くの人がそう思っていると思うのだが——そう簡単ではないなと思い、そしてそれから思考は止まっているという情けないざまで、私が(ほぼ)もっともだと思うことを言い書いてきた人たちが言い書いてきたこと以外のことをすくなくとも、当面、たぶんこれからかなり長い間、言えそうにない。書ける時がきたらと思うが、いつのことになるのかわからない。

ただそれはいつのことになるかわからないが、その周辺からぼつぼつと、と思う。例えば「精神病(疾患)」という言い方と「精神障害」という言い方とがある。「病気」と「障害」と、どういうことになっているのか。それで、とりあえず「とにかく素朴に」そこにあるだろう契機を分けて取り出そうとしてみる。病には(1)苦痛があり、(2)死の到来(の可能性)がある。障害には(3)不便さが生ずることがあり、(4)生活・姿の異なりがあり、そして(5)「加害性」が指摘される(このことについてはいくつかの短文と英語(にしてもらった)論文には書いたが、まだまとまったものには書いてない。そのうち本にしてもらおうと思う)。

精神障害・精神疾患にはそのすべてがある。あるとされる。それがことを複雑にさせている。まず(1)端的に苦しい。そして、(2)直接に死に至らせるということではないにしても——自身に対する「加害」と言う方がよいのかもしれないが——死に追い込まれることはある。(3)(この社会でとくに必要とされる知的能力、また身体的な機能自体も奪われるわけではないにしても、)外での仕事や生活ができず、暮らしていくのに不便が生ずる——そして隠しようのない障害と異なり「できない」ことをなかなか認めてもらえないこともあり、他方で認められてしまうと外されるといったことも起こり、両者の間で、そんなことで悩んでいる場合ではないのに悩んでしまうといったことも起こる。そして、(4)ときに気づかれないが、ときにははっきり表情や身体の挙動に現われる。そして、ここがずっと厄介であったきたのだが、とくに精神障害や「発達障害」のある部分について(5)「(自傷)他害」が問題にされてきた。

そのうち、私は、そして「障害学」だとか、そこで言われている「社会モデル」と呼ばれているものも、最も単純な部分、つまり(3)「機能障害(disability)」――障害は普通はこの意味で使われる――を相手にしてきたということになる。それ自体は痛くもないし、それ自体で死ぬわけでもない。私自身はいわゆる障害(者)に関係や関心が特別にあったわけではなく、「能力(ability)」というもののこの社会における位置づけが気になってきたことがあって今の仕事を始めて、基本今でもその仕事をしている。それで――少なくとも言うだけなら簡単な――(3)について考えてものを言ってきた。

2　補う部分について

まず、誰・どこが(所得保障も含め)補うことを担うのかについては、(実際には家族が担わされているが)、家族に他の人たちより大きな義務はないことは言える。そして所得保障に止まらず、介助(介護)等いわゆる社会サービスの提供についてもその負担は、所得の再分配が累進課税制等によって多いところから少ない方へという策としてなされるべきであるとすれば、それとまったく同じく、基本定額、せいぜい所得比例の負担の「保険」であるべきではない(これは医療についても言えることだ)。このことについては、さらに「家事」としてなされている仕事のことをどう考えるかについては立岩・村上潔『家族性分業論前哨』(立岩・村上[2011])等に記している。

さてそれを今記した意味での「社会的負担」において行なうとして、次に、「どれだけ」をという問題がある。利用者の側は供給が少ないと言い続けてきたのだが、そして実際少ないのだが、それでもいくらか増えていく中で、「判定」「認定」の問題が浮上してきた。介護保険の認定基準の不合理は言われてきたし、それはそのとおりだと思うが、もう少し言えないだろうかとも思ってきた。それでこのことについて、最近出してもらった本に記した。

そこに書いたことの一つは「供給側」の過剰供給要因——「利用者側」の過剰利用要因ではない——を抑制することができるなら、(医療保険がこれまではおおむねそうであったのと同様)基本的には本人の申し出そして／あるいは実際の利用に応じた出来高払いでかまわないということだった(精神病院・老人病院における「過剰(というより加害)医療」がなぜ起こったのかを振り返れば——そういう意味でも後述するように歴史・事件をいちいち確認しておく必要があるのだが——その要因は利用者側にあったのではなく、それで収入を得、手間のかかることをせずにすませようとした供給者側の方にあることは明らかである。このことについては拙著『唯の生』(立岩[2009])を参照のこと)。

私(たち)の案がなかなか受け入れられないだろうことはわかっている。それでも基本的に言うべきこと、言えることは言っておこうと思う。少なくともそこから現実のまたこれからの制度を評価し、変えていくために使うことはできる。だから、『差異と平等——障害とケア／有償と無償』(立岩・堀田[2012])を書いて、そこに「差異とのつきあい方」という文章を収録した。読んでいただければと思う(それでは働く人が足りなくなるといった話があるが、そんなことはない。このことの説明も各所でしているので、略)。

その上でもなお測定し認定するとなったらどうするか。精神障害についても在宅での支援が認められたことは前進と言えるだろう。ただその「決定」は——せざるをえないとなったとして——典型的な身体障害などより厄介なように思える。身体障害といってもいろいろだが、例えば足がないのであれば足を動かしてできることができないことは明日であり、その部分を補うべきであることは簡単に言える。しかしそれが精神障害や発達障害ということになると、どれだけ必要なのか、それをどう決めるのかという問題は、より面倒な問題として現れるように思える。

ただ実際に調べてみるなら、たぶん、生活の手段を得るという場面だけをとれば、他人が入ってくるのはなかなかに煩わしいことなので、障害の種別をとわず、その「支援」はあればあるほどよいとは多く思われておらず、そう多くが必要だとされることもないだろう。やることだけやってさっさと帰ってほしいということだ。その限りでは、本人が要ると言う分ということでかまわない。そう言い張ろうと思う。

3 手段の提供ですまない部分

ただ、吉田幸恵「ある精神障害者の語りと生活をめぐる一考察――「支援」は何を意味する言葉か」(吉田［2010］、PDFで全文を読める)も報告するように、ヘルパーが、できないことを補うという意味ではあまりすることはないのだが、話し相手だとかそんなことをして帰ってくることがあり、ときにそれが大切であることがある。そんなところをどうしたらよいものか。その形は足が動かないなら車椅子(＋α)、家事援助はヘルパーに、というよりは複雑な、多様なものであるだろうし、あった方がよいのだろう。そこはどうしたものか。

私が勤めているのは大学院で(理科系の修士課程などはまたずいぶん事情が違うのだろうが)、もともと「一般社会」になじまない・なじめない人が多めであるということもあり、また入っても確実な将来などなにもないところでもあるから(他に仕事などあり、それを気にしないですむ人にとっては気楽でよいところだが、そうでない人には)精神衛生上よくない。調子が(もとからよくなかったが)わるくなった人の話を聞いたりといったことがときにあってきた。

そんなわずかなつきあいでも、いろんな人がおり、場合がある。例えば、長いこと入院したいというわけではまったくないが、今日・今晩はひどくて、一晩泊めてもらえばそれでよい、のだが、精神病院や診療所はそんなふうに使えない、とか、そんなことを見てきた。そういう人はずいぶん多いのだろうと思う。

こうして、必要とされるのは、手段としての「介助」であることもあるが、それればかりではない、あるいはそれではないということがある。ある行為の代行者として必要であるのではなく、あるいはそれだけでなく、いることが求められることがある。その人が暮らすその場にいたらよいのか、その人が別の場に行ったらよいのか。人と場合によってずいぶん違う。精神科医療に抵抗がない人、その方がよいという人もいれば、医療者がいるところはまっぴらごめん、いやだという人もいる。

そして、昨日はまあよいが今日は最低、ということもある。何曜日の何時から何時と予め決めるのは難しい。身体障害の場合の介助なら、だいたいの予定は立てられ、それに応じて利用し、単純にその時間に単価をかければよいということになるが、そこまで単純にいかないところがある。どのような制度に乗せるのか。それは私にはよくわからない。

本誌のこの原稿依頼に時期的に重なって、フィルムアート社から出るという『ソーシャル・ドキュメンタリー――現代社会の〈リアル〉を記録する』（仮）という本に原稿を依頼されて、『精神』という映画（想田和弘監督、二〇〇八）について短文〔立岩［2012c］→三九三頁〕を書くことになって初めて観たのだが、その映画が記録している「こらーる岡山」では、待合室らしからぬ待合室がなにかしらそんな機能を果たしているようだった。またそこでは、牛乳配達をしている作業所「パスカル」、食事サービスを行なう作業所「ミニコラ」、ショートステイ施設「とまり木」を運営している（その映画が撮られた後、移送サービスも始めたようだ）。

どんな具合であったらよいのか。一つや二つや三つの種類である必要はまったくないということはわかるが、どうやってもこぼれる部分は出てくるから、融通が効くこと、しかじかの資格をもっている人がいないといけないというふうにしないこと、公金の支出・公金による支援に際して、はじめの入り口でしぼるより、うまいぐあいにその場を開いて風通しを（ある程度）よくして、あまりひどいことが起こらないようにする、様子を（ある程度）外側から見られるようにするといったぐらいのことしか思いつかない。ただその不定形であるもの、あるべきものを、いくらか定型的であるしかない制度にどうやって乗せていくか、これは考えどころであり工夫のしどころだと思う。この業界にいる人々はそういうところに頭をしぼるべきだと思う。

4　確かに苦くもある歴史を見る

今後について、これからずっと、根本的になおるようになるというようなことはないだろうという以外に確実なことはない。しかし、常にそうした半端な状態にいるしかない中で、なおらないことに完全にいなおるのも辛いし無理なことではある。なにか苦し紛れにでもできることはしていくことになる。そして、さきに述べたように、ここには病・障害の少なくとも五つのすべての要素が絡んでいる。

その様々を記録しておく必要はあるのだろうと思ってきた。ただ、先述したように、やり出したら厄介なことになるだろうとも思い、また、なにぶん何も素養がないから、私は控えるしかないと思っていたのだが、『現代思想』に長いこと連載のていをなしていない連載をさせていただいているその二〇一〇年の一〇月号から二〇一一年の一一月号までの計一四回が「社会派の行き先」というものだった［その大部分が『造反有理』になった。ただ上田敏らの論について書いた部分は収録されていない］。

その一つのきっかけはその雑誌で多田富雄（一九三四〜二〇一〇）の追悼特集があった時に、多田たちのリハビリテーションの上限設定（二〇〇六）に対する批判をとりあげたことにもある（立岩［2010］）。

その人たちはなされるべきリハビリテーションがなされなくなってしまうと批判した。だが、他方に、リハビリテーションの「過剰」を批判する本人たちも（多田たちは知らなかっただろうが、それ以前から）いた。そしてさらに、批判された「日数制限」を肯定する（ように読める）報告書を出した委員会の長は、リハビリテーション医学をこの国に導入し定着させた「重鎮」であり、その発展に寄与してきたということになっている上田敏（一九三二〜）である。

上田の書いたものを読んでみると、かつて彼は医療・リハビリテーションを否定する（と彼は捉える）「過激」な障害者運動（や、名前は出してないが東大助手共闘にいた最首悟（一九三六〜）ら）の主張を批判するのだが、後に、世界の潮流が「社会モデル」――わからない人はHPを――の方に近づくと、その流れを察知してということもあるだろう、身体だけをなおせばよいという発想を反省せねばならない、医療と社会変革の「両方」が大切であるといったことを言い、「障害受容」が大切だといったことも言う――この「概念」については田島明子『障害受容再考――「障害受容」から「障害との自由」へ』（田島［2009］）。

こうして事態はいくらか複雑だ。簡単に言うと、かつて「敵」であった人たちが（とくに自らを自己批判したりすることなく）その「敵」が言っていたようなことをいつのまにか言うようになる。そんなこと自体は各所に起こる。それ自体はさほど珍しいことではないが、個々の事情は異なるだろう。どうなっているのか。

私（一九六〇〜）たちはぎりぎり、「左翼」の「内部」――と双方とも言われたくないのかもしれないのだが――の争いがそれに関係していることを知っているが、もっとわかりやすくいえば日本共産党とそうでない部分との争いがあったことを知っているが（この辺りのことについては『そよ風のように街に出よう』にやはり連載のていをなしていない「もらったものについて」という文章（立岩［2007-］）でも記している→もう九回になる〔二〇一五年に一四回〕）、まったく何も知らない人たちが多くなって、多々不毛なところがあったとも思いつつ、それがなかったことにしてしまうわけにもいかないと思った。

そこで、名前を知っていてもすこしも読む気にもなれなかった人たちのものもみることになった。すると、秋元波留夫（一九〇六〜二〇〇七）にしても、臺（台・うてな）弘（一九一三〜二〇一四）にしても、「改革」を称している。そして、やはり「過激」な人たち——つまりは本誌を作った人たちのような人たちである——を、そこに当時あった「反精神医学」といった看板を持ち出してきて、（医療者のくせに）医療を否定しているとか批判しつつ、他方自分たちは医学的処置と社会的対応の「両方」が必要であると、正しい主張をしているのだと言う。

私は、さきにも記したように学生の頃すこし「赤レンガ病棟」を「占拠」していた人たちの系列に、たいして知らないままにすこし関わりがあったから、臺といえばロボトミーに関わったわるい奴というぐらいの認識しかなかったのだが、そしてその認識を取り下げようとも思わないが、群馬大学時代に「生活臨床」の実践に関わったことも含め、いくつか知ることがあった。もちろん、「生活療法」「生活臨床」の思想・実践についても、小澤勲（一九三八〜二〇〇八）のずばっとした、そして藤沢敏雄（一九三四〜二〇〇九）、浅野弘毅（一九四六〜）による丁寧な批判はある——『精神医療と社会　増補新装版』（藤沢［1998］）、『精神医療論争史——わが国における「社会復帰」論争批判』（浅野［2000］）。また、実際には、秋元・臺らの批判の対象とされた人たちは普通の医療を普通にもっとまともに行なおうした（しかしときに実際にはそうでもなかった）人たちであり（たちであるにすぎず）、むしろそのことを精神疾患・精神障害の「本人」から批判され揶揄されもした人たちであったりした（実際、ビラを刷ったりするのに「赤レンガ病棟」の部屋を使わせてもらった——それも正しくは違法な行ないであったのかもしれない——ことはあり、ほんの一、二度出入りしたことがあったが、そこは、たしかに管理はいくらか緩いようではあったが、そして当局から金も出してもらえない状況だったから仕方のないことでもあったのだろうが、すこし湿気っぽいほの暗いような場所だった。薬の使い方だって他と変わらないじゃないかといった評判も聞いた）。そしてそれ以前に、書かれたものを読めば、「過激派」に対してなされた批判が、的を外していること、「ためにする」批判であったと言われて仕方のないものであることがわかる。批判された当人自身が、「反精神医学」をたしかに書名には掲げた当のその本で、当時「反精神医学」（とされたもの）に自覚的な距離をとり、まっとうに批判していたりもしているのである――小澤勲『反精神医学への道標』（小澤［1974］）。となるとやはりそう単純ではない。

しかしそうしたことごとを、今さらということなのか、追いかけたものがほとんど見あたらない。精神医学は他の医学の領域に比較して歴史記述が多い領域ではあるのだが、そしてかなり昔のことについてはかなり苦労しないとわからないと思うのにそこそこに書かれているのだが、（私にとっては）肝心なここ四〇～五〇年ほどのことは――例えば歴史にたいへん詳しい岡田靖雄（一九三一～）の著作にも――あまり書かれていないことにあらためて気づくことになった。（とくに大学絡みの）精神科の医師たちの世界はもともと狭い世界であって、対立していたといってももともとは同じ職場の人たちであったりし、その時々の分岐でどちらに分かれていくかについても微妙なところがあったから、とくに「当事者」は語りにくい書きにくいということがあるのかもしれない。それに関わってしまったとか、そこから出てしまったとか、様々あって、「痛い」ところがあって書きにくいのかもしれず、それはわからないではないのだが、よくはない。

さらに「本人」たちを加えると厄介である。例えば「全国「精神病」者集団」（一九七四～）は過激な集団だということになっており、本誌に関係する（した）人たちにもそこから糾弾された人たちがいるはずだが、他方、さらにその集団を「ぬるい」と言って批判する人たちがいる（ＨＰを検索するとたくさん出てくる)。どちらにつくのか、ということになる。問題の大きな部分は、やはりここに(5)「加害性」をどう捉えるかというところの難しさに関わる(私は、「べてるの家」(三二六頁)が売れたのには、意図的にであるのかそうでないのかそういう「政治」から外れたところで活動を展開してきたその安心感があるのだろうと思っている)。

他の障害(者)にもいろいろと対立はあるが、それでもおおむね(必要なものが)「足りない」というところで一致し、そんなに厳しい対立が生ずるということは――冒頭にすこしだけあげた「教育」のあり方を巡って以外――起こらなかったのに対して、この業界における対立は厳しいものがあった。それで書きにくかったということもあると思う。しかしそんなことを言っていたらいつまでも調べることができないし、当時を知る人たちがここ数年の間に幾人も亡くなられている。もうどうでもよくなった、言ってもよい、ということもあるだろう。今のうちに調べておいた方がよいと思う。

そんな事情だけではない。他の領域についても実証的・歴史的な研究はないのだから、たんにさぼっていたということもある。そこでわからないことがたくさん出てくる。上記した私の連載(の一部)は史実自体を掘り起こすものではないが、それでも、まったくの素人ながら、あるいは素人だから、いくらかのことは書かねばと思った。とにかく「穴」が開きすぎている。

そんなことを思って、過去に出版された(ほとんどすべて絶版になっている)書籍をまとめて購入した。古本で安いものが多かったが、中には(たぶん中身はたいしたことないはずだが)ずいぶん高いものもあって、買えなかったものもある。そして本誌については、ネットで探してもらって、第一次・創刊号から全部揃いで売っている本屋を一軒だけ見つけ、買った。ネット上の情報も、断片的なものが多かったが、ある程度は役に立った(ただ、すこし昔のことになるとたいがい何も出てこない。検索すると私たちの作ったページだけ出てくるといったことも多かった)。

そうして、ともかくあるものを使って、電撃療法、インシュリン療法、精神外科・ロボトミー、とさきの『現代思想』でごく簡単に触れていった。だが、例えばロボトミーにしてもわからないことがたくさんある。それは一九四〇年代末以降、たしかに次第になしくずしに減ってはいくのだが、なくなったわけではなく、公然とした批判・自己批判がなされるのは一九七〇年代に入ってのことになる。だが、佐藤友之の『ロボトミー殺人事件——いま明かされる精神病院の恐怖』(佐藤[1984])が出た後のことについて(例えば、四つの裁判のうち後の方の二つがどうなったかについて)まとまって書かれたものを目にしていない。それはそのままにしておく他なく、生活療法・生活臨床について見ておこうかというあたりのところで、(ひとまずまったく)別の主題についてまとめる必要があったことと、史料・資料集めの限界を感じてもいたから、少し間をあけようと思って、止めた。

それでも医師たちは、例えばこの『精神医療』といった媒体によってものを書いてきたから、ある程度のことはわかる(それでも、書きたくないからか、書けなかったらか、例えば「精医研」との争いと言われるものがなんであったのか、ほとんどなんだかわからなかったりする)。

「本人」たちのとくに初期のことは、文字として残されておらず、もっとわからない。そこで、ごく小さな集団でありながら、あるいはあったから、様々に反対してきた「全国「精神病」者集団」(一九七四〜)で活動してきた山本眞理(長野英子)(一九五三〜)への公開インタビューを行ない——山本はこの集団には途中からの参加だから、当初のことは体験してはいない——、そして、これはまったくたまたま実現したのだが、その設立に関わり、以来ずっと関わっている大野萌子(一九三六〜二〇一二)の話を聞くことができた(もう一度はうかがうつもりだ)(私自身は果たせなかった)。大野の「保護室占拠　NO.1」という文章(大野[2006])はこちらのHPにも掲載させてもらっており、一九七二年にそんなことをしたことは知っていたが、それが当時名古屋辺りの「改革派」の医師たちに見込まれ、運動に入っていくことになったこと、その中で、大野の自宅が仲間たちが時に寝泊まりする場になったこと、後で、医師たちの「支援」から独立して自分たちが暮らす場所が大阪に作られたこと、そして――きっかけは医師たちからの独立性を巡ってのことであったという――傷害事件を起こし逮捕され、大阪拘置所で放置され死亡させられた鈴木国男が刺した相手は「病」者集団の仲間であり、その居場所の同居人であったことも大野に聞いて知った。読むと、吉田おさみ（一九三一～一九八四）――私はこの人がどんな人だったかずっと知りたいと思っているのだが、今のところ詳しいことを誰からも聞くことができない――の本にはそのことが簡潔に書いてあるのだが、そういう「流れ」は話をうかがうまでわからなかった（そしてその大野の話を聞いても、また医師たちの記述を見ても思うのは、名古屋・京都・大阪といった西の方の動きがけっこう重要だということだ。障害者運動における関西の動きの重要性はそれなりに認識していたが――こちらに提出された博士論文が本になったものとして定藤邦子『関西障害者運動の現代史――大阪青い芝の会を中心に』（定藤［2009］）がある――精神医療・精神障害の関係では、東大医学部から始まった方絡みのことしか知らなかったこともあり、調べ始めてようやくそのことを実感したという次第だ）。

無知はあらためて感じたこともあり、以前から思っていたことでもある。そして一人でできることは少ない。けれど、私の勤め先の大学院に、（現場の人やら今は大学等の教員である人やら）精神科のソーシャルワーカー、看護師、精神科医、そして「本人」たちが、――「既に」という人もいるし、また「なりやすい」ところでもあることはさきに述べた――大学院生として思いのほか多くいて、研究会ができたりもしている。『生存学』という私たち（生存学研究センター）が出している雑誌の第三号（二〇一一）の特集は「精神」（生活書院発売、書店で購入することも、こちらからお送りすることもできます）。阿部あかね「わが国の精神医療改革運動前夜――一九六九年日本精神神経学会金沢大会にいたる動向」（阿部［2011］）といった論文も収録されている。私自身も同僚の天田城介との対談（立岩・天田［2011］）でいくらかのことを述べている。

精神医療に限らず、こんなことをずっと思っていて、「身体の現代」という題で文部科学省の科学研究費に応募したが外れてしまい、すくなくとも今年度は金がない［その後、この時も含めると五年続けて当たらなかった］。だから見かねてというのではないだろうが――科研費のことなど人は普通知らない――私たちが資料を集めてきたことを知って、これまで何件か、かなり古い（といっても、繰り返すがこの五〇年ぐらいの間のことだ）資料を寄贈していただいた。関心のない人にはまったく無価値なものだが、そうでない人にとってはそうではない。たいへんありがたい。整理・公開の仕方が難しいが、ぼつぼつやっていければと思っている（この文章も含め、基本すべてをHPで公開していく→「生存学」http://www.arsvi.com/→表紙右下「精神医療／障害」）。近いところでは、広田伊蘇夫氏（一九三四～二〇一一）が遺された蔵書を寄贈していただけるかも、というお話をいただいている［二〇一二年に寄贈を受けた（→二三五頁）、また二〇一五年に星野征光氏（光愛病院→星のクリニック）から「精神科医全国共闘会議（プシ共闘）」【95】等の資料を提供・貸与された］。そうした支援を得つつ、やれる間にやれることをと、かなり真面目に思っている。皆様におかれてもどうかよろしくお願いいたします。

2　病院と医療者が出る幕でないことがある（2013/11/23・立岩［2013b］→［2014a］）

1　『造反有理――精神医療現代史へ』

私は社会学をやっている者で、医療や社会福祉の方面の研究者ではなく、また社会学の中でも障害とか病気のことが専門ではありません。ただそれでも、身体障害の方は三〇年ほどいろいろとつき合いがあって、それについては日本の学者の中ではまともに話せる方だと思っております（cf.『生の技法――家と施設を出て暮らす障害者の社会学　第3版』安積他［2012］）。けれども精神障害のこと精神疾患のことに関してはまったく無知でしたし、無知です。ですから本来このような場でお話しする資格があるとは思われません。

それでも、私は一九六〇年生まれで、七九年に大学に入ったんですけれども、赤堀闘争とか、八〇年代初頭の保安処分反対闘争であるとか、私がいた学校、私のいた学部ではそれに関与する友人などもいて、いくらかの関係・関心はありました。ただ、というか、ゆえにというか、このテーマは正直言って難しいなと、それでものを書けないできました。けれども、幾つかきっかけがあって、『現代思想』という雑誌にこれまで九六回の連載をしているのですが、そのうちの二〇回分弱を、今度、『造反有理――精神医療現代史へ』という本にしてもらいました（立岩［2013c］）。

そうできのいい本ではありません。自分としてもなんだかなあという気持ちはあります。ただ、僕は六〇年生まれだから五三ということになりますが、その後の世代というのが、良きにつけ悪しきにつけというのか、あったことが良いか悪いかは別として、何があったかということをまったく知らないという状況になりつつある。このことに関しては若干、というかかなりの危機感をもっています。まずは何があったのかということを知っていただく必要があると考えて、この本を書きました。じつは今日に間に合うように出版社に無理を言って、急ぎで本にしていただいたものです。そんなこともあってとくに歴史ものにあってはならない誤記なども残っているのですが、勘弁してください（訂正箇所情報・書評については http://www.arsvi.com/ts/2013b2.htm、「立岩真也」「造反有理」で検索）。買って読んでください。

そういう私でありまして、とくに近年の精神医療、精神障害者福祉の動向に詳しいわけではないのですが、それでもいくつか知ること、伝え聞くこと、本を書きながら思ったことをしばらくお話させていただきたいと思います。

今日言うことはわりあい単純なことです。引くべきところからはなるべく引こう、なるべく仕事をしないようにしよう、そういうことです。私も忙しいですが、皆さんも毎日毎日忙しいと思います。それはたいへん御苦労なことだと思うんですけども。であるならば、というか、であるがゆえに、というか、どこから、どういうかたちで引くかということを考える。それを個々人の心がけ、実践としてではなく、法人なら法人として、さらに同業者組織として、さらにこういった組織の寄り集まった組織として、どこまでのことを自分たちがやるのか、逆に言えばやらないのかということを考えて、それを提示していく。ということが、組織の、というのがこちらが今日の強調点なんですが、社会に対する責任、社会的責任である。そしていささか楽観的に過ぎるでしょうが、個々人のレベルで言えば、今一人ひとりが抱えている。厄介ごとというか、少し楽になり、同時に良い質の仕事をしながらやっていくことができる、そういう可能性もある。そういうことを申し上げたいと思います。具体的なことについては後で話します。まずその本に書いた「歴史」についてすこしお話しさせていただきます。

2 「歴史」について

さきほどこの集会の資料に年表のような部分がありましたが、一九六四年のライシャワー事件【301】の後の精神衛生法改定、八四年の宇都宮病院事件、ここらあたりの流れについての評価は私は微妙だと思っています。

ライシャワー事件の後、精神障害者狩りを煽動するような報道が朝日新聞なども含めて、大々的に行われた事実があります。まず、今から振り返ってみると、こういうことを正々堂々と言った時代があったのだ、という感じです。今なら事実上同じことを言うにしても、もうすこしずるく言うだろうことを堂々と言う。それがそんなに大昔のことではないということがまず一つ。

そして、そうした動向に対して、たしかに日本精神神経学会は反対を言いました。ただ、もっとその当時の動きを見ていくと、必ずしも今に引き継がれるべき要素ばかりだと思えない。実際に言われていることは、精神障害者を警察に引き渡するのはよろしくないと、では代わりに私たちがやってあげましょうと、そういうことを言っている。例えばライシャワー事件の起こった年、ケネディ教書が六三年で次の年ですけれども、今回の本でとりあげた人としては秋元波留夫（一九〇六～二〇〇七）が、そんなことを堂々と言っている。一九五〇年代にもやはり言っている。精神病質の人はやばいと、それは社会を守るために保護しなければいけないと、保護しなければいけないというのは、入院しなければいけないということであり、そのための病院・病床数は足りないということを、六四年ならケネディ教書を知っていたはずですが、言っています。

そこからの転換というか、自らへの批判というか反省といったものは、その後、六七年、六八年、六九年、その頃にようやく始まって、それが今に引き継がれてるんだということを改めて思いました。それ以前の言説を見ていくと、つまりは、社会防衛、それから社会適応、そういったものと患者のための医療とが並列されているというか、混在されてるというか、区別されてないというか、そういう時代がずいぶん長い。今も実態としてはそうかもしれませんが、それが正々堂々と言われていた、そういうことがあったわけです。

それは分けて考えなきゃいけないんじゃないかということ、社会に適応させるということと病人を楽にするということ、周りの人たちが楽になるということは本来別々のことであるのだが、そこのところを、精神医療、精神障害をめぐる人たちはどこをねらってやるのか、どういう態度をとるのか。こういうことを分けて考えようとなり出したのがようやく一九六八年、六九年であり、六九年がいわゆる（精神神経学会の）金沢大会があった年であり、そうした動きが保安処分に対する反対闘争に結びついていく。そういった意味で、私は八五年の「改正」の動きをただ肯定すればよいと思わないし、そこから八四年に発覚した宇都宮病院事件の「反省」につなげていくというのは乱暴な話であって、その間にある六〇年代末から七〇年代の動きというものは忘れられてはならないと考えています。

簡単に言えば、社会に適応するというのがどれほどのことであるのかという提起が一つあったわけです。それは必要最低限において必要かもしれないけれども、それで無理するとかえって病気がわるくなるということはいっぱい世の中にあるわけです。そこから身を引いてみるということです。

また社会防衛というのは、社会というのは我々が住んでいる場所ですから、究極的にその言葉通りの防衛というものを否定できるかといえば、難しいものがあります。ですから私も長いことものを書けなかった部分があるんですけれども、しかしながら社会を守るということを、少なくとも本人のためであるという嘘をつかないというところから、ではどういうふうに守るなら守るということを考えるか、それを考えなきゃいけない。そういう提起がなされたと思います。そして医療の本義はそこにはないことを自覚し、そういったことからできるだけ身を離しながら、病んで苦しい人、それにともなっていろんなことが妨げられている人のために何ができるか。右往左往しつつ、そういったところに進んで行こうとする、そんな道筋があったんだと思います。

そして、そうした営みを担った方々がここのところ相次いで亡くなられている状況でもあります。小澤勲さん（一九三八〜二〇〇八）、藤澤敏雄さん（一九三四〜二〇〇九）、浜田晋さん（一九二六〜二〇一〇）、広田伊蘇夫さん（一九三四〜二〇一一）、そういった方々が次々に亡くなられている〔その後、岡江晃（一九四六〜二〇一三、第2章註09・一〇五頁）、「敵方」ということになるが、台（臺）弘（一九一三〜二〇一四）〕。そういった方々の苦闘というか、その人たちが言ってきたこと、それをどう考えるかは、各々に考えていただくとして、少なくとも知っておかなければいけない、忘れられてはならないという思いで本を書きました。そんな思いで、いくらか書籍や雑誌も集めておりまして、昨年には故広田伊蘇夫先生の蔵書を私が関係している生存学研究センターにいただきました。それを今整理することを始めています。

では、その跡をたどっていくと、それがうまくいったかっていうと、うまくいっていれば苦労はしないわけで、今日の集まりもいらないのかもしれない、ということになります。なんでうまくいかなかったか、難しかったのかということになります。

それは、端的に言えば、改革をしようとした、造反をした人たちの動きと、精神医療の本流とが、基本的に違う流れであって、そしてその後者が強かったと、前者がそれに対抗するだけの力を持ち得なかったということだろうと思います。私が説明するまでもなく、一九五〇年代、一九六〇年代にかけて、日本の政府は、安くあがるように、かつ、たくさん収容できるようにという政策を、どこまで意図的だったかわからないところもあるんですが、進めました。その中で、それは七〇年代に起こった老人病院ブームというのと基本的に同じ構造なんですが、文句を言わない／言えない人たちをたくさん集めて安くあげると儲かるという病院が、とくに一九六〇年代から七〇年代にかけて、めちゃくちゃいっぱいできたわけです。

そういう人たちの集まりが日本精神病院協会であり、改称して日本精神科病院協会です。その人たちが精神病院業界の実権を握り続けていた。それに対抗するだけの力を持ち得なかった、ということがここ五〇年六〇年の歴史だった。その困難は構造的なものであって、批判勢力の責任に帰せるものだと私には言えません。ただ、そこにあった磁場を変えようということが四〇年前に始まったが、実現されていない。それがまだ課題としてある。しかし提起されたのはその時である。そこからどのぐらいのことができたのかこなかったのかということを振り返ってみたいということで本を書きました。詳細は本とウェブサイト（http://www.arsvi.com/d/m.htm、「生存学」→「精神」で検索）を見てください。

3　所謂「病棟転換型居住系施設」

以上を確認した上で、病院の機能分化とか、地域移行という話についてです。

いまどき地域移行には誰も文句を言わないというか、言えないことになっています。「地域」は、政府も、ここにいる方々も、当事者も言います。それはそれでいいわけです。しかし、それをどういうかたちで行うかという時に、現実的な流れとしては、さきほど言った、いったんできてしまって儲かってしまったその構造というものを維持していこうという力が、ここにお集まりの方々は知りませんが、精神医療業界の力としては、今でも現実を動かしている大きな力なのだと思います。地域移行はＯＫだけども、僕たちにやらしてね、病院にやらしてね、医療者にやらしてねっていうことです。

そして、地域に出て行く人もいてもいいよね、出しやすくて楽な人から出てもいいよね、でもお客さんがあまり減ると困る。で、誰がいるかなと。ということで、認知症の高齢者がいっぱいいるじゃないかと。それでその人たちをお客さんとしてキープしておけば、減っているようで減っていない、そういう状態はキープできて、少なくともかなりの期間自分たちは延命というか、やっていけるだろうという動きが現実の大勢だと考えます。

例えば精神科病院協会のウェブサイトを見ると今何が行われているかがわかります。このところもう長らく、認知症の高齢者についてのセミナー、講座が行われたりしている。これからの期待できるお客さんをどういう形で取り込めるかということのトレーニング、準備を整えているということははっきりしている。ただ、この新たなお客さんの話は今日はここまでにしておきます。もとに戻ります。

地域移行はいいことだけれども、住む場所はすぐには無理でしょうという話です。ずっと言われてきたことですけどもね。それを言われてしまうと、ちょっともっともだということも確かにあります。ずっと長いこと病院にいて本人的にも今さら厳しいというか、辛いというか、心配だっていうところもあります。そんなことが理由にされて、中間施設という話がずっと前からある。

それにどこがどういうかたちで関与するかということで、私らがやりますと。

これはわからない話ではないです。勤めている人の中には、あの人どうなるんだろうという心配もある。それはそれとして理解できます。しかしながら、そうしたかたちで地域移行と言いながら、病院を区分けする、あるいは別の建物を建てるというのがどういうことをもたらしてきたかということです。

一九六九年から七〇年代に裁判闘争が行われた烏山病院事件・闘争というのがありました。「生活療法」がこの業界をいっとき席巻した療法としてありました。そして名前は流行らなくなりましたが、今でもなされていることはそんなに変わっていないとも言えます。烏山病院はその先駆的な病院でした。そこで何がなされたかというと、病棟を重い人、中ぐらいの人、軽い、そろそろ出られるかなという人に分けていって、そこの中で住まわせ、移らせ、戻したりした。段階を踏んでだんだんと、と言われると、それもありだなと思います。ただそれが現実にどのように機能したかというと、この人は言うことを聞かないからこっちに戻す、この人は言うこと聞くから軽い方に行くといったぐあいに、病棟の移動が管理され、そして生活が管理されていった。そういう仕組みに反対した医師が解雇され、それが裁判で争われたというのがその事件でした。そして、それは象徴的なできごとなのであって、そんなことが、その病院に限らず、全国に起こった、起こってきたわけです。

それは、病棟の区分けとしてなされたわけで、今推奨されていることは、敷地は同じだけれども建物の一部を今よりはよくしたり、もしかすると敷地もちょっと違うものにするのかもしれない。だけど、それを統括する医療法人は同じであったりというようなことが行われようとしている。

これは、幾つかわからないこともない事情があるものの、基本的には、いったん得た仕事を自分のテリトリーというものを守るためになされているとしか、外から見た時には映らないわけです。そう映るというだけでなく、実際そうなるでしょう。だからやめるべきです。許容するべきでない。

そして、これが最初に指摘したことですけれども、これは「きまり」としてそうでなければならない。つまり、個人であったり個々の良心的病院であったりが、そういうところから手を引くということでは、逆効果になるわけです。ちゃんとしたことをやっているところは引くけれども、お客さんを引き留めておきたい、あるいは新たな顧客層を開発したい、そういうところは、いつまでたってもそこから手を離さないわけですから。

そういった時に組織的・制度的な対応というものが必要になってくる。七〇年代の改革・造反というのは、いくつかの構造的な要因と言ってよいと思いますけれども、それによって、その構造に食い込めなかったことによって、良心的な医師や医療者、看護者、福祉関係者が個々にがんばればがんばるほど、その人たちは苦しくなり、そうでない人たちは楽して儲かるという状況が続いてきたんだと思います。だから、例えば今私が話をさせていただいているこの場を主催する組織、そこに参画する諸組織が、組織として対応せざるを得ない、対応すべきなのです。そうしないと、まじめにやっている人が今後損をするという状況をもたらすと私は思います。

これが一つ、場所、その場所を誰が仕切るという問題であり、それへの対応の仕方です。こういうことを考えるためには、分化だとか連携とか、これから話しますがそういう言葉に我々は弱い、なんかいいかなと思うんですけれども、そういう話からはいったん身を遠ざけようということを言いました。

4　本人の側に付くと決めた人が要る

次に身を引くという二つ目ですが、本人の代わりに間に入る人がいるという時に、その代わりに間に入る人というものをどういうふうに考えるかということです。これについては具体的にどうしたらいいということに関する決定的なものが今のところ私にあるわけではありません。しかしこれはまずいだろうということはいくつかあります。それははっきり言えると思います。

強制医療というか、医療と言えるかどうか、強制的な処置ですね、といったものを全面的に否定できるかどうかということに関してのためらいというか、それをどう言ったらいいのかがわからなくて、僕はずっとものを書けませんでしたし、今度の本でも書けていないのです。そのうち何か書けることがあるかもしれませんけれども、今のところ書けません。ただ少なくとも、強制的な措置を全廃すべきだと主張できるかというと、私はできない、と、今のところ言わざるを得ない。

それは保安処分、そして今ある医療観察法を肯定することかといえば、それは違います。ただ強制を一〇〇パーセント否定できるかと言われれば少なくともためらいを感じる。私は、そういう脆弱なというか、腰がすわってないというか、そういう人間です。そういう意味で言えば、意に沿わないことをせざるを得ないことがある。時々ある。けっこうあるかもしれない。それが精神医療、精神障害をめぐる現実ではあろうし、それが完全になくなる状態というのは私は今のところ想定することができない。

しかし、いやむしろ、ですからこそ、という話になります。つまりそれは本人の意に沿わないことを誰かがするということですよね。それを誰がするのか、決めるのかという問題が一つあります。今日はそこを詰めることはしませんけれども、そこのところで皆さんは少なくとも逃げてもいいわけです。そんなことをできる権限とか、私にはそんなことできないと、誰がやるのがいいかわからないけれども、少なくとも私にはできませんと言ったって本当はいいわけですよ。それを抱え込んだ時に、難しさ、引き裂かれるということが起こってくるわけです。

ただ、誰かはやる。そういう時、さきに病院について述べたことと同じことが起こりがちです。つまり、野蛮そして／あるいは鈍感な人たちがそれを率先して引き受けてしまうということが起こります。例えば宇都宮病院が果たした機能というものはそういうものであった。ですから問題は終わらない。

次に、そうやって本人の意に沿わないことをする、そういうことを認めざるをえないとすると、逆にというか、そこから理の当然として、その決定に従わされる人間に対して、その人の側に立つ人間というものは必須になってくるわけです。これは簡単なことですよね。本人が嫌だということをわざとやるわけですから。わざとやるときの相手の人間ってのは混乱したりいろんな状態になっている、状態になっているからそういうことするわけです。そういった時、その人の側に立って、本当にそんなこと、つまり強制をする必要があるのかと、ないんじゃないかということを、役割として、職務として、仕事として担う人が要るってことです。

例えば弁護士というのはそういう仕事ですよね。こいつは悪いやつかもしれない、だけど少なくとも法律の範囲内において、私はこの人を守る、というのが弁護士の仕事です。精神医療においてそうした仕事をするのに誰が適職なのか、私にはわかりません。ただ代理決定者あるいは代弁者――この辺りも曖昧なんですが――とされる人々が今の法律に規定される人々であり得ないことは自明です。

さきほども話がありましたけども、家族というのは最大の利害関係者です。その利害関係者は多くの場合、確かに本人のことを知り、かわいく思ったりする人でもありましょう。しかしその家族は、私よりはるかに皆さんがご存知のように、最大の被害者でもあるわけですね。本人と家族との間に利益相反というか、対立というものは起こっている。であるから、家族が本人をどうにかしてほしいということが起こりうるわけです。というか、毎日いくらでも起こっているわけです。その時に本人を代理する人間として家族というものが指定されるということは、論理的にあり得ないことです。そのことが自明のこととして言えるわけです。

私は今回の自由民主党の憲法草案を肯定するものではまったくありませんけども、そんなことと別に、家族が大切だとしても、家族が代理せよというきまりによって起こることはその大切にせよということと反対のことです。これは自明です。本人が嫌だということを家族が決める。そこで起こることは家族と本人の対立に決まっているわけです。決まっているから、強制ということが起こるわけです。それは美しい家族が大切だとして、その家族を維持する方向に働くでしょうか。そのことはあり得ないわけです。対立を生じさせ、対立を深めさせ、亀裂を生じさせ、亀裂を深めさせることにしかならない。したがって、それを行なうのは少なくとも家族ではありません。

では代わりに誰なのか。その時に、私は、なるだけ私たちはやりたくないよね、代わりに誰にやってもらおうか、という感じで考えた方が、楽だし、よいと思う。実際には、現場現場でそういったことを、そんな権限が自分にあるのかなと思いながら引き受けて、しょうがないなと思ったり、忸怩たるものを抱えたり残したりしながらやっていくわけだけれども、それは本当は俺たちの仕事じゃないよねって、じゃあ代わりに誰がいるんだろうって、それは誰かに考えてもらうとか、自分たちで考えるとか、そういうふうに考えてもらいたいと思うわけです。誰が決めがたいことを決めるのか、誰がそれに対抗して本人を弁護する側に立つのかということです。

これは精神障害の人たちに限らず、例えば知的障害、発達障害と括られている人たちにとっての大きな課題でもあります。昨日まで韓国の障害者運動、障害者政策に関わる人たちに来ていただいて、私どものセンター（生存学研究センター）でシンポジウムがあったんです。その時、来年はこれだねって言ったのが、韓国でもどこの国でもそうだと思うんですけども、所謂成年後見の制度というのをどういうかたちのものにしていくか、変えていくかということです。

今の状態は絶対よくない。ここまでははっきりしているわけですね。じゃあ代わりにどういうあり方がありなのか。今、韓国の人たちも模索している。では私たちに決定的に具体的な解があるかというと、やはりない。だからこそ来年はこれをテーマに話し合おうということです〔この企画に中国の組織も加わってもらうようになったという事情もあり、この企画はまだ実現していない〕。

そういうテーマがあります。そういう意味で話はこれからなんですが、しかしながら今の制度に対して、さらにそれがもっと変なふうに変えられるならその制度に対して、具体的に反対できる、反対すべきということはあるわけです。こういったことを言うと、常に代案を示せという脅迫に我々は晒されるわけです。けれども、より良い案を考えるというのは大切なことと思いますが、そして私自身それを仕事にしているつもりですけれども、ただ止めるということも差し当たっては大事なことであると。それは具体的にいくつか申し上げられると思い、それを今日いくつか申し上げました。

5 再度、継承の仕方について

そんなに言いたいことはたくさんないわけで、これからは繰り返しモードになります。申し上げたことをいくつか繰り返したりしながら、残りの時間を使わせていただきます。

地域へというのは誰も不思議がらない、当たり前のことになっている。しかし現実において行なわれてきたことは何かです。これも一九六〇年代、もっとさかのぼれば五〇年代から始まっている、地域へという掛け声はですね。具体的には「生活臨床」とか呼ばれた、群馬大学のグループが群馬大学で始めたとか信州で始めたとか、いろいろなエピソードがあるわけです。そういうことはずっと珍しいことでも何でもない。で、真面目だと思う人たちが真面目にやってきた。ではそれはみな、地域へ、というそのことによって正当化されるのかということ、それは違うだろうということです。このことはきちんと強調しなかったように思いますから、ここでまず確認しておきます。

そして、地域移行というときにその「地域」というところで何が行なわれるのかも大切なんですが、ここでは病院の側を見ていくと、何がそこで起こったかです。病院の中での分化、人を分け、別れさせていくこと、そこの中での階層化、それによるコントロールであったと。それが同じ敷地に別の建物として建ってようが、別の敷地で同じ法人が経営しようが、起こることは同じことである。これは五〇年六〇年の歴史が証明していることなんですね。ですから、そこからは病院は身を引く。病院には身を引かせる。身を引きたくない、大きな、お金もいっぱいある組織はこの（精従懇という）組織には加盟してないようですけれども。しかしながら、皆さんにしてもですね、そこそこの数はいて、現場の仕事を担っているわけだから、それなりの力を政治に対して行使するということは、本来はできるはずです。それはきちんと考えて、どういう自分たちの身の引き方があるのか、あるいは他人への渡し方というのがあるのか、それを渡す相手は誰なのか、そういう人たちに仕事をしてもらうやり方は何なのか、それを考える、考えてもらう。

具体的にはなかなか難しいかもしれないけれども。そしてここでも注意深くある必要があります。これも歴史を紐解けばわかることですけれども。家族会とか作業所とか、そういうものに関して言えば、それもたいへんありがたいと、ぜひ頑張ってほしいといったことは、今度の私が書いた本の中で批判の槍玉にあがっている人たちが、やっぱり四〇年、五〇年言ってきたことであるわけです。自分たちと別の受け皿、セルフヘルプグループも含めて、渡すところは渡す、投げるところは投げるということをやってきた。

それが実質的に何を意味したか、どうだったのかということも考えてほしいわけです。精神病院で自分たちがやっている仕事は精神科特例とかいろいろあって仕事も厳しいでしょう。お金もたいしたことないかもしれない。だけれども、そこにあった仕事の一部を、家族会とか作業所に外注するというか、渡した時、その人たちがそれを商売として仕事としてやっていけるか。そうではないわけですね。そういう構造を温存したまま引き渡しということはまずいわけです。

せめて自分たちのもらっている金と同じだけの金を誰が受け取ることになるかわかりませんけれども、それをきちんと仕事を担う組織に、人々に、渡していく。もちろんそれは医療機関が渡すということではないです。だったらそれは、医療機関がそうした組織を支配しているということにしかなりませんから。まともな制度のもとで、そうした組織にじかに金が渡るような形にしていく必要があります。そうしたことを具体的に考える必要があります。

さきほど精従懇の提言の文章を見せていただきましたけれども、「私たちの目標」というので「共生できる社会の実現」というのは、今はなんのインパクトもないというか、ありとあらゆる人がいいって頷くそういうスローガンですね。

二つ目は、業界的には非常によくわかる話です。その通りだと思います。ぼくも反対はしません。ですけれども、基本的に内向けなんですね。誰も反対しない正しいことを言いつつ、自分たちの仕事をキープしようと。キープしようというか仕事の条件を良くしようと。仕事の条件を良くすることはとても大切なことだと思いますけれども。それと同時に社会に対して自分たちの仕事というのはここまでだと、その範囲はきちんとやると、それ以外のところは税金使ってもらって他の人にやってもらいますということを、ちゃんと考えてアピールすべきだと私は思います。

そしてその方が、皆さんが今抱えている様々なオーバーワーク、心労というものをいくらか減らして、楽になれる道だと僕は思うんです。何でもかんでも自分のところに取り込まざるを得ない。そうやって取り組まざるを得ない中で、本当に七〇年代の人たちはみずからも病みながら倒れていったこともあったわけですけれども。例えは藤澤敏雄さんという方はそういう方だったんじゃないでしょうか。

そして僕はそういう人たちに敬意を払うことはやぶさかではありませんけれども、しかしそういう、悲しい、まじめにやる人ほど倒れていく、そういう構造というものを変えていくことをやらなければいけない。

それは一つに、場所の問題、生活に関わる「管轄」の問題だと言いました。病院は移行の場を自分のもとに置くことからきっぱりと引くべきだと申し上げました。

そしてそれと完全に連続して、私はあえて二度申し上げますけれども、一切の強制というものをこの業界から取り払うということに関して、私はすべきだとは正直言えないということを申し上げました。しかし、というかだからというか、それは極めて危険な行為です。なぜならば、さきほど言いましたように、精神医療の中には本人の苦しみを軽減するという契機とともに、具体的に現実的に、かつてはそれとの区別もつかないように社会を守り、そして人を社会に適応させるという契機が混在しているわけです。それを分け始めた造反派はまっとうだったというのはさきの話ですけども、現実には混在しているわけですね。そういった中で現実に強制も行なわれる。つまり本人のためでなく、他の人々のためにその人々の社会のためにそれが行なわれるということは、常に現実的な可能性として、そして現実そのものとして、我々の社会にすでにあるわけです。

とすれば、であるからこそ、そのことから護る仕組み・きまりが必要であり、本人のために、役割としても腹を決めた人間としてその本人のために動くという人間たちというものをどうにかして社会の中に位置付けなければならないと申し上げました。そして、それは家族ではあり得ないということも自明のこととして言えるだろうと思います。

家族と本人が言い争っていて、その中でどう取り持てばいいのかという、これは答のないような厄介な問題ですよ。そういった中で現場にいる方々は苦労されているんだと思います。そういう苦労は何をやっても、どんな制度を作ってもなくならないとは思います。一〇〇パーセントこの世から消え去るということはないんだと思います。しかし、なくてもよい対立、減らすことができる対立を生じさせるような制度に反対することはできるはずです。本人への強制を認める人、同時に本人を支持する人を、そしてその人がいる場所を考えることです。

多職種間連携という言葉も、今は誰もびっくりしないわけですよね。誰でも言うことなんですよね。医者が言ったことに対して他の人たちが同意するという体制だったけれども、そうではなくてみなが、と言われる。それはそれでけっこうです。ですが、本人を代理することに決めてかかっている人というのは、連携なんかしてはいけないわけです。連携したらまずいわけです。

最終的には相手の意に反したことをするかどうかを決めざるを得ないという人はいざるを得ないと思います。しかしそのために、錯乱してたり混乱してたりする状況の人の代弁をする。代弁することに決める人、決めている人というのがいる。そしてその人は、本人に対して医療行為という権力を行使する人間ではないということです。そういうあたりから話を組み立てていくべきだということです。

私は、そうしたことが、過去の先人たちが苦闘したあげくにそんなにはうまくいかなかった、この四〇年の引き継ぎ方であり、そこの中で、倒れていかれた、医療者も含む方々の苦闘というか営みというかそういったものの継承のしかただろうと思います。その人たちのようにまじめにやるほど苦しむという状態からどうやって脱するのかというふうに問いを立ててほしい。そこから、苦しみから完全に脱することはできはしない。脱するべきではないとさえ言えるのだろうと思います。ただ、忙しい忙しいとこぼしているんであれば、しんどいしんどいとこぼしているんであれば、どうやってそこから身を離すか。例えば敵になる人を作ってしまえばいいわけです、場合によったら。

というようなことを考えていただきたいと私は思っております。ということで具体的に法律の何条にどうとかということは今日一切しませんでしたけども、ものを考える構えといいますか、そういったことについて私がこの間思ってきたことでもあり、今度の本を書きながら改めて思ったことを申し上げました。ということでお話を終わらせていただきます。どうもありがとうございました。

補章２　病院化についての覚書

＊第1章〜第4章と同じ「精神医療現代史へ・追記」の二回分がもとになっている。ただ、文章の性格上、切り離し、順序等かなり変え、「覚書」とした。

1　予め押さえておきたいこと

精神病院の病床数が（この国で特異に）多く、減らすことになっていながら、さほど減らないことはよく言われる。『造反有理』といった本のように誰がいつ文句を言ったのかといったことより、このこと、なぜたくさんあって、そして減らないのかといったことの方が大切なのだろう。その本でもいくらかは書いているが、はっきりしたことは言っていない。社会的なできごとの由来について、多くの場合には実験もできないし、確定的な答を示すことはできないということもある。

そして既に知られていることがある一方、細かには調べが足りない。実証的な研究は、可能であるとすれば、これからということになる。後藤［2012a］［2012b］、後藤・安藤［2013］［2015］、安藤・後藤［2014］［2014-］等で開始されている研究が継続・展開されるとよいと思う（→第1章註07・三八頁）。本書でもいくつかのことは記した。文章を引用した。するともっと調べたらよいと思うことは出てくる。まずおおまかな捉え方を述べ、そして、いくつか加える。

大きくは、連載（立岩［2014-］）他でも述べていることだが、誰にとって、ということだ。①周囲の人にとっての利害があり、精神病院は厄介ごとの吸収装置としてあってきた。そして②直接の供給側の利害があり、最後に、③本人にとっての――大方はなおるわけではないからその点でよいことは少ないのだが――よしあしがある。現代に対して効いていると思う順序で並べている。その順で、幾つか留意すべきことをまず予示しておく。★01

まず一つ、「防衛」――それにはたしかにいま省くといったばかりの「意識」や「偏見」も関わっているのだが、前段に述べたのは「本当」の防衛と「偏見」とをまずは分けて考えないことにしようということである――は、病院を作ろうという側、作らせようという施策の側にたしかにあった。そして施政者たちだけでなく、医学者・医師たちにもあった。例えば六〇年代中盤のライシャワー事件に対する対応を持ち出してその人権を医療者・医学会が主張したとされることがあるが（③）、それは誤りであり、防衛の見地（①）から「医療」が介在すべきことが主張されている。それはたいへん長いあいだまったく無防備に堂々と語られた。そして身体障害等他の領域で主張されたことが知られているのに比べると今は目立たなくされているが、家族会にも施設と施設収容への要望はあった。

　やがてこの厄介払いの契機は、明示的に自らを批判したりことなく、後ろに置かれる。だから気づかれないのでもあるが、そこにはそれを可能にした仕組みがあると見るべきである。病院化が進められていた時期は、例えば米国でも既に脱病院化が進められ、日本でも社会復帰の試みが様々になされていた時期である。そして外国の状況も知られている。しかし、両方が主張され、状態は維持される。これが可能な仕組みがあった。そこが大切だ。例えば、脱病院はよいが米国のそれがうまくいっていないことが言われる――それは外国をただもってくるのはときに危ういということでもある。

　そして、いったん精神科、精神病院の経営から利益を得ることが可能になると、その状態を手離さないといったことが起こった（②）。それは、やがて病院であったり医療であったりする必要も、すくなくともそれらだけである必要もなくなる。例えば「中間施設」であったりしてもよい。お客の層が変わってもよい。第4章でも見たように、もう長く、その層として注目され期待されており実際に増えているのは認知症の高齢者であることを述べた。

　このことがずいぶん大きな部分を占めていると思う。どこまで将来を予見できていたかは別に、いったんできてしまった仕組みによって、増えていき、そしてできてしまったものが自らの保存・維持をはかる。それでも、その政策を転換すること、変化の方向に誘導することはできたはずだ。にもかかわらず維持されてきたとすれば、利害関係者が継続的に努力してきたということでもあるだろう。その一部は第4章までに述べた。ここではそれ以前のことを少し補足する。

2 救済は最初にもってこられる

病院にいた方がそうでないところに住むよりもその人によいということ、そうした判断（③）もあった。それがまず言われた。そしてそのときに持ち出されるのがこの国では呉秀三であり、「私宅監置」からの「解放」である。たしかにそうして閉じ込められていた状態に比べてましな境遇といったものはあったのだろう。ただ、あらゆる人が「私宅監置」されていたのではない。まず時に誤解されそうになるのだが、私宅監置自体が「制度」として規定されたものであった。さらに私宅監置があったその時期に公的監置も定められ実施された（後藤［2012a］［2012b］）。そして、次節に述べることに既に関わるが、これらは治安維持のための施策としてなされ、一九三七年、精神病者監護法による私宅監置六九〇八名に対し公的監置は五一六二名だったという（後藤［2012a:127］）。

私宅監置からの解放は常に言われてきたが、どの程度のものとして評定したらよいか。事実として確実に言えるのは、それが病院の必要、そして増床が主張される時の前言として必ず言われたというところまでである。例えば呉という人に苦難からの救出という動機があったことを否定しないとして、作られた制度の全体は、私宅であれ病院であれ、次節に記す枠の中に予めあったのであり、その上で、よりよい境遇が求められたということである。

そして何がどれほどよかったか。まず私宅監置はそんなことができた（そんな場所を作れた）人たちによってなされたことでもある。そして監置されていた空間は多く一坪・二坪といったところだったと言われるが（日本精神衛生会編［2002］等にその図・写真等が掲載されている）、それはとりあえず、いま「雑居」よりよいとされる「個室」ではあった。そして放浪する人たちもいた。それはそれで辛いとして、それでも監禁されたわけではなかった。さらに、私宅監置が制度としてなくなった後も、家の外に穴を掘られそこから出られず、辛い扱いを受けた人のことを聞いたことはある。ただ何と何を比べるのか、比べようは様々ありうるということだ。[★02]

それでも、病院・入院の体制ができた時、その方が他よりはましなことはある。そこでは「なおる」ことが起こるわけではないが、暮らすにあたって他の可能性が現実にはほとんどないこと、既になくなってしまうこと、困難なこともある。だから、退院、退院勧奨、脱施設の政策が過酷なこととして作用することは現実にある。

しかし、その現実について言えることは、皆が言ってきたように、また述べてきたように単純なことであり、その場は暮らす場としてはけっしてよくない、そこにいればなおるというわけではない場でもないその病院という場所をよくするとともに、それでもたいしてよくないその場よりよいところをあるようにすればよいということだ。ただ、現実がそうはなっていないなら、その限りにおいてはこの場の方がよりまし、ということは否定できないから、そのことが言われる。そのことが一つ、変化が肯定されつつ、維持さらには拡大が必要あるいはやむえないとされることを支えてしまう。

3　防衛は精神病院化のもとにあった

前節でごく簡略に述べたように、多く精神医療の歴史は病者の救済を言うことから始める。監置からの解放がその人にとってよいものだったと言う。ただ、病院化が大規模に始まり出す戦後の時期にも今よりもはっきりと素直に言われたのは「防衛」だった。

精神病院（経営者）の利害関係者の団体としては「日本精神病院協会」（日精協、二〇〇一年に日本精神科病院協会と改称、社団法人、一九四九～）がある。その創設の中心となり、精神衛生法の制定にも深く関わった金子準二[★03]は精神科医だが、警視庁に務めた人でもあった。その人は「社会の平和は精神病院から」と言ったそうで、協会設立趣意書で「精神障害者の家族近隣は勿論のこと、誰でもと云える程、社会人一般の生命、財産、名誉が精神障害者の病的行為の危険にさらされ、文化的の最低限度の生活も到底安穏に営めず、苦悩しなくてはならぬ」と書いたそうだ（織田［2012:153-154］）。大義として掲げられたのは先述した三つのうちの第一のもの、①だった。

私たちは、このように率直に語られたことがあることにいくらか驚きはする。ただそれは、とても長い間、ごく当たり前のもの言いであった（他にもこの人は、今日では言ってはならないとされることを様々言っているのだが、略す）。

人々によき人生のあり方を説く大量の本を書いた精神科医で文筆家の斎藤茂太（一九一六～二〇〇六、三一四頁）――日本精神科病院協会名誉会長で、自身精神病院の三代目の経営者（二代目は斉藤茂吉、cf. 岡田［2000］）であり、自分のところはまじめにやっているので儲けが出ず、自身の本の印税も病院経営を補填するために使っているといったことを幾度か記してもいる――はその人のことを次のように記している。

大正十三年の［……］頃は厚生省もない時代で、なんと精神科の病院の監督官庁は警視庁だったのだ。／今の警視庁とちがって、ちょっと患者が病院からいなくなっても始末書を取られたり、病院長が呼びつけられたりで、監督というよりアラ探しに近かった。［……］／当時、警視庁には父の後輩で、日本精神病院協会を昭和二十四年に創立した、金子準二先生という専門家が技師として居られたからまだよかったが、それにしてもいやなことだらけであったと思う（斎藤［1989→1993:130］）。

戦争で数病院が廃業または壊滅したので、敗戦時東京には、あとで私が継ぐことになった宇田病院を含めて私立精神病院はわずか九病院しかなかった。病院の復興のためには大同団結しかなかった。昭和二十四年十月にそれが実現して、慶応の植松七九郎教授を理事長として東京精神病院協会ができ、同時に全日本八十二病院を糾合して日本精神病院協会が結成された。［……］そして昭和二十八年に金子準二先生が会長に就任され、十年後の昭和三十七年に辞任されるまで、かつて警視庁や都庁で監督の立場にあったのが一転してわれわれ私立精神病院の発展復興に寄与されたのであった。もっとも、「監督」といっても金子先生は精神科の専門医であるから、終始役人との間のパイプ役として意志の疎通を計り、真に私立病院を愛しつづけて来られたことを忘れてはなるまい（斎藤［1971:173-174］）。

「防衛」という大義が掲げられつつ、それを実現するための仕組みができ、拡大していく。個々の病院の経営者たち自身が制度を作り上げたわけではない。その人たちの多くは、制度についての経緯も知らず、できた制度を利用して新規参入したのだろう。ただ、他方、積極的に要請し、維持しようとしてきた人たちもいる。

そしてその人たちの力がどれほどか関わり、制度が作られ維持されていく。精神科に限ったことではないが、公的保険制度のもとで民間病院を認め、それに大部分を依存した。経営者・院長は精神科医である必要もなかった。政府が特別の融資を行なった。とくに看護師他の人員配置に特例を認め、人件費がかからないようにした。一九五四年、精神衛生法一部改定で、非営利法人の設置する精神病院の設置および運営に要する経費に対して国庫補助の規定が設けられた。五八年、同法改正でいわゆる「精神科特例」が設けられた。一般病院よりも精神病院のほうが確保すべき医師や看護要員の数が少なくてよいとされたのである（その後幾度か変更があるが基本的なところは変わっていない、cf. 末安［2003］、仲［2010］）。さらに六〇年七月、精神病院について医療金融公庫――その創設にあたっては日本医師会他の団体、日本医師会の会長・武見太郎が熱心に動いたという（大熊［2009:18-19］）――の融資が始まる。それに加え、いっとき流行った脳外科手術【158】も電気ショック【145】も、薬物療法【149】も管理を容易にした。生活療法【189】も、その実態においては、役に立った。そうした好条件のもとで精神病院は発展していった。そして問題は表に出にくい構造になっていた。

さきの斉藤茂太がその後の時期について次のように記す。

医師会の集まりなどでも精神病院はもうかるだろう、ひとつ僕もやるかな、などというムードがあった。そして精神病院ブームなどというイヤな言葉が横行した。病院の設立者の中には果樹園の経営者がいたり、パチンコ屋までがいた。また他科の医師が精神障害者に慣れぬまま、患者をなにか特別な人間扱いをしたことも否めなかった。福祉事務所あたりに「刺を通じて」おけば、生活保護法の患者がだまっていても入って来た。新設病院の開院式によばれて行くと、福祉事務所様などと書いた特別の部屋が用意されているのが常であった（斎藤［1971:183-184］）。

経営者たちの多くは、その同業者組織の創設に関わった人の思想に共鳴したり、その組織に積極的に関わろうとした人たちではなかっただろう。ただその組織は一定の役割を果たしてきた（この組織の政治献金問題について二一頁）。そしてそれが、『造反有理』という題の本において「造反派」と呼んだ人たちの困難をもたらしたことを後で確認する。

4　かなり遅くになっても言われ、気づかれぬように後景に退いた

ここまでは知っている人は知っている。いくつか確認しておくと述べた一つ、とくに業界の人たちが誤解している可能性があるのだが、ずいぶん後になっても一つめの大義が語られたことについて。前書でより長く引いた【341】秋元波留夫【91】の文章。

精神病質はその実態を把握することが、精神薄弱に比していっそう困難であるが、最近の犯罪事件の中には、精神病質者の犯行と思われるものが少なくなく、その実態を明らかにして、適切な処理を講ずることは、社会秩序をまもり、社会生活の安定をはかるためにも、きわめて必要なことである。しかし、この方面の研究や施策は、わが国ではごくわずかな研究者以外にはほとんど手がつけられていない状態である。／［……］さまざまな精神症状をもち、なかにはその症状のために自分だけでなく、周囲に危険を及ぼすおそれのある患者も含まれている、精神病患者の約五〇％がまったく医療をうけることなく放置されているのが、現実の姿である。精神薄弱は、医療の対象であると同時に、教育の対象であり、重い精神薄弱のためには、医療と教育とをかねた精神薄弱者サナトリウムやコロニーが、また、比較的軽いもののためには、そのための特別な教育施設や職業補導所が必要である。しかし、そのような機会をめぐまれているのは、わずかにそれを必要とする精神薄弱の九％にすぎないことを厚生省の調査は示している。精神病質者にいたっては、どこにいるのか、見当もつかない状態で、社会のいたるところに生息しているのが現実である。

このように精神障害者の診療の実態は、ヨーロッパやアメリカの現状とくらべて、劣っているが、その理由は、第一には、精神障害に関する社会一般の理解の不足、ないし、偏見によるところが大きいと同時に、これと関連して国家的施策が貧困であるためでもある。わが国の精神障害に対する医療施設についてみても、精神病のための全国の病床数は十四万床であって、入院を必要とする患者の最小限度の数が三十五万程度〔……〕人口一〇〇〇に対する病床数は国によっていろいろ差があるが、文化国家といわれるところでは三十～四十台であるのに対して、わが国はわずかに十四にすぎない。日本は〔……〕この点に関するかぎり、文化国とはいえない（秋元［1964→1971:167-169］）。

これは六四年五月、『日本医事新報』という業界誌に載った文章だ。この記事には、同年の三月、ライシャワー駐日大使が大使館前で統合失調症の青年にナイフで刺され重傷を負うというライシャワー事件への言及はないが、この事件後、精神障害者の治安対策強化が主張され、それに秋元がその中心にいたのでもある日本精神神経学会は反対するし、後述の全家連の結成もそれに関係している。そのことが立派なことであるように語られることがある。ただ、この時期に変化があったと考えるほうが難しい。言われているのは、刑事・治安策として対策がなされることについては反対したとしても、あるいは反対する代わりに、医療がその防衛の役目を果たそうということである。そしてこのことと「治療」はつながっているあるいは混ざり合っている（それは、監獄と病院のいずれがよいかは常に自明ではないのだが、この問いもこの時には意識されていないということだ）。

そしてこの人がノーマライゼーションを言うのであり、今引用したような露骨なことは言わなくなる。ただ、その自らについて矛盾を感じたりはしなかったと思う。危険を軽減することはわるいことではなく、同時に退院支援・社会復帰も大切だとなるからだ。ただ時勢に合わせて言うことの強調点は気づかれることなく変わっていく。地域生活を強調するようになる。そしてこの人は立派なすくなくとも穏当なことを言った人として記憶されることになる。だが、今引用したことを述べている。この時期、学会自体が保安処分に賛成している。これにともかくも反対するようになるのは六〇年代末であることは押さえておく必要がある。

5　家族・家族会も支持した

そして、狭義の「加害」からの狭義の防衛に限らず、精神病院はその役割を果たした。

例えば警察にとって処置に困る人の受け入れ先があることは好都合だった。困るのは家族――その家族に義務が課された――でもあった。家族会や作業所は（とくに造反派から不当に非難されたと憤った人たちによって）おおいに支持された。それはそれで当然のことではあった。それらは重要な役割を果たしたのではある。ただ、その家族にも様々な都合があり、ときに容易に入院させ簡単に退院させない病院は都合がよかった。それはまったく「切なる家族の願い」でもあった。身体障害者についても知的障害者についても同じことは起こったが、その切実さはときにより大きなものだった。

近頃あまり言われない――代わりに、責任が家族に押しつけられているという、たしかにそのとおりのことは言われる――ことになっているのは、しかしやはり大きいのは、家族の側の需要である。造反派に批判された人たち、しかし「改革」に熱心であることを自ら言ってきた人たち――人体実験を批判された臺弘【91】、その前の代の東京大学教授でその後務めた国立武蔵療養所でのことも批判された秋元波留夫【91】、烏山病院闘争【205】の時の院長だった竹村堅次【390】ら――がこぞって（作業所とともに）肯定的に評価した家族会、その組織の連合組織として巨大な組織であったとともに、公金使用に障害者家族会連合会（全家連）」について次のような記述がある（【60】に引用）。

全家連に家族が入っている限りはどんな場合でも精神病院がついてまわるのである。／私の地方の全家連は政治に食い込み、府会議員に会ったり知事に会ったりして、精神病院をひとつでも多く建設してもらえるよう奔命（ママ）している。とどのつまり二つに分裂し、一九七〇年に地元で開催された全国大会にはその一方だけが参加ということになった。ＮＨＫローカルなどは精神障害者の不幸のように報じていたが、京都府の入院患者にとっては全く無関係のことだったのである。患者の多くは厚生大臣の名もでる全家連全国大会の、悲壮劇とも猿芝居ともとれるものにあきあきしている（萩原一昭［1976→1981］）。

どこまで本当のことか今のところ確かめられていない。ただ、家族会が施設作りに熱心になるのはよくあってきたことであり、まったく不思議なことではない。例えば「重症心身障害児（重心）施設」については、親たちが熱心に運動し、それに理解を示した少数の医療者がおり、政治に訴え、メディアの介在もあって、一九六〇年代に制度化がなされるといった経緯を辿る（窪田［2014］［2015］）。それは身体障害、知的障害全般について言える。それが身体の関係ではようやく七〇年代初頭に法的・全国的なかたちでは身体障害者療護施設といったかたちで実現し、実現するのと同時期に本人（たちのごく一部）から批判が始まるのだった（立岩［1990］）。ただ批判される前のかなり長い間、そして批判が始まる前も、それは「悲願」であったのであり、よく知られており、教科書の類にも載っている。それが「精神」の領域でどうであってきたか。「偏見」が直接的な訴えをためらわせ、要求の始まりを遅らせた可能性も考えられる。ただいったん組織ができたなら、個々人の勇気が少なくても、その主張をなすことはより容易にはなるだろう。

私が知る人も含め、全家連との協力関係のもと研究してきた研究者たちはいて、全家連によるあるいはその組織が関わる研究の蓄積はかなりある。大きな組織でそれなりの予算を使えたといったこともあって、身体障害に関するものより規模の大きな生活実態に関する有意義な調査がなされてもきた。けれどこうしたこと、自らが主張してきたことやその変化については調べられてこなかったのではないか。また知られてこなかった、忘れられているのではないか。

たんに無関係になる、縁を切るということですませることができなければ、家族は最大の利害関係者であり、しばしば直接的な被害者である。それは、つまりは「他害」を問題にしており、ゆえになんとかなってほしいと思い、そこにあるのが病院であるなら、病院に行ってほしいとか、病院がないなら建ててほしいとか思う。ただ病院が基本的には私費で行くしかなかった時期の病院とそうでなくなった時とも異なるだろう。そうしたことの子細は調べにくいだろう。だが、すくなくとも全家連発足のあたり（六五年、「全国精神障害者家族会」の結成は六四年）からならわかることもあるはずだ。

その経緯は、その後の「脱施設化」の流行のもとで見えなくなってしまっている可能性がある――さきにも見たように、今あまり言わない方がよいとされることを昔言っていたことを、言わないことにするというのはよくあることだ。そしてそれは、病院の改善を要求し、地域生活のための作業所の活動を、その後、また同時に進めてきたことによって、過去を隠蔽しているのではないということにもされているのではないか。さきの医師・医学者や学会の動き、構えと同じものがここにもあるように思える。たしかにこの組織は十全会病院事件の時にもその劣悪さを批判した（七三頁）。権利の擁護を言うし、実際そのような活動をした。その事実は否定されない。ただあったことは確認しておいた方がよい。

そして、後藤基行・安藤道人による新たな研究（後藤・安藤［2014］［2015］）は、同意入院（本人の同意ではなく家族の同意による入院で、医師による鑑定を要する措置入院と異なり鑑定を要さない）で生活保護の医療扶助を得ることで自己・家族の金銭的負担がなくなるという形態の入院が相当の割合を占めていることを明らかにしている。それは、なにかしら手に負えないと受け取られる人たち、そして稼得能力もなく経済的にも負担になる人たちを、この方法以外では生活保護法の世帯単位原則によって扶養せざるをえないでいた人たちが、入院（させること）を選び、そして病院としては、入院に関わる費用の全額を行政から間違いなく受け取れるという仕組みが、この国の状況を作りあげるのにおおいに寄与した可能性があることを示している（それは、私が第4章までで現況に対置したこと、つまり家族（の経済状況等と）別に病院の外で暮らせていけるようにすればよいとしたことに対応する）。

6　脱病院化を肯定しつつ状態は維持され拡大した

こうして精神医学者も家族組織も病院を肯定している。しかしこの時期、一九六〇年代には既に脱病院化の動きは起こっている。日本でも退院支援は行われている。それはどうなっているのか。

秋元の文章の翌年、『わが国における精神障害の現状』（厚生省公衆衛生局［1965］）が出ている。前書で紹介しようと思っていて、準備してあって、できなかった（たんに忘れた）本だ。これは六三年の全国調査――次の調査は、そのことについても紹介できたらいつかするが「粉砕」された（cf. 広田・暉峻編［1987］）――の報告書というものなのだが、各々の章には医師である著者がいて、その個人が書いているという体裁になっている。第一章「精神障害と精神衛生」（加藤正明）、第二章「精神障害者処遇の歴史」（岡田靖雄）、第三章「精神医学的疫学」（加藤正明）、この章の一部「昭和二九年精神衛生実態調査」を岡田敬蔵が、「精神薄弱の疫学調査」を菅野重道が担当。第四章「昭和三八年精神衛生実態調査」（大谷藤郎——後に、国のハンセン病政策を批判して知られることになった厚生省技官・医師）（その章の一部「標本誤差」を前田行雄が担当）、第五章「精神病院の統計」（百井一郎）。

そのごく短い第一章の末尾は以下のようになっている。

最近各国ともに地域社会中心の精神障害者の社会復帰対策が急速に発展しており、たとえばイギリスでは一九五九年の法律改正以来、夜間寮と昼間通所施設を全国に組織設置することによって、人口一万人対三三床の精神科病床を一八床に減少させる計画がすすめられており、アメリカではとくに一九六三年のケネディ教書以来、各地域に総合的精神衛生センターを設置し、官私立の昼間通所施設を増やし、巨大な州立精神病院を改変していくなどの計画がすすめられている。

わが国の精神科病床の八割は私立であり、二割が官公立であるに過ぎず、医療職員の不足、医療費問題の不備、各種の専門職員の身分や権限の不安定などの諸条件のため、真に精神障害者の社会復帰を促進させるための体制ができていない。

本書が期待することは、まず日本の精神医療の歴史をかえりみることによって現状発展を検討し、疫学調査の結果の分析からさらに地域精神衛生対策、社会復帰活動、精神病院内治療の強化を要望し、社会一般の関心と理解を深めることにある（加藤［1965:2］）。

こうして、専門家だから当然のことだが、この時点で英国での改革、そして六三年の『ケネディ教書』は知られているのであり（それは六四年の秋元においてもそうだったはずだ）、この厚生省の報告書の二頁目、全体として二頁だけの章の最後から二つめの段落に、米国のことについての言及がある（この教書の日本の精神医学界における受け止められ方について三野［2009］）。しかし結局次の段落へのつながり方は、病院（病床）が足りないから、とくに公立病院が足りないから、病院（病床）を減らせない、と読める文章になっている。そして同じ本の第5章「精神病院の統計」では以下のように書かれる。

人口一〇万人あたりの全病床数、精神病床数、結核病床数、一般病床数の年次推移は表一三のとおりである。結核病床数を除いていずれの病床数も増加している。また、とくに諸外国における精神病床の保有状況を表一四によってみるとわが国の精神病床数がいかに少ないかがわかる（百井［1965:100］）。

その表一四の一部より。各国の人口一万人についての病床数、（ ）内はその調査の年を示す。日本（一九六三）一四・三、アメリカ（六〇）四三・七、西ドイツ（六〇）一八・四、オーストリア（六〇）一七・一、デンマーク（五九）三五・四、フランス（五九）一九・五、アイルランド（六〇）四二・〇、イタリア（五九）七二・七、スコットランド（六〇）四二・〇、スウェーデン（六〇）四四・〇、ソ連（六〇）七・六。

一見してはなはだしい、そして規則性のようなものが読み取れない各国の数値の差異については、そしてなぜだか数値の低い国々（西ドイツ、デンマーク、フランス、ソ連）と比べるならさほど大きな違いのないことについては言及されていない。そして、たしかに多い国々と比べた時には日本の病床数は少ないということになる。そして繰り返しになるが、その本の冒頭では『ケネディ教書』他についての言及はなされているのである。

その約五年後、前出の斎藤茂太の著書では以下（【399】で引用）。

国が敗戦による精神科病床の激減に対してきわめて安易に病院の新設を許可した〔……〕／病床数は飛躍的にふえつづけ、昭和二十七年にはほぼ戦前の水準に回復し、昭和三十年には四万床（人口万対四・五）だったのが、昭和三十五年には約九万床、四十年には十六万床、そして四十五年には約二十四万床（人口万対二三・三）に達して、厚生省が一応の目標とした人口万対二五床に近づいたのである。いまわが国には精神病院に入院を要する患者が二十八万いるから、数字的にはもう一歩というところとなった（斎藤［1971:183-184］）。

その翌年、造反派に造反される臺弘の一九七二年の本では以下（【399】により長い引用）。

精神衛生法以後、精神病床は急激に増加して、昭和四十六年現在では人口万対二十五、全国で二十五万床の多数となり、結核病床をはるかに越えるようになった。この数は欧米諸国にならぶものであって、その限りでは結構な話である。ところが問題はその質である。わが国では、病床の増加について国や地方自治体が直接関与することが少なく、それを私企業の自由経済にまかせてしまった。現在では全精神病床の八五％が私立病院の経営によるものである。こんな体制をとっている所は世界中どこにもない。しかも国公立病院は、私立病院と機能の分担をせずに、通常、独立採算制をとらされているので、私立病院と同じレベルで並立している〔……〕（臺［1972:252-253］）。

ケネディ教書の趣旨には基本的に賛成することはこの時期その業界でも表明されている。それ以前に、退院すること、「社会復帰」することには最初から誰も反対していていない。長く「地域」は主張されてきたことは述べた。「精神」の方面は、施設化・病院化が早く進んだだけ、むしろ他の障害についてより退院や地域を言ったのは早かった。その限りでその人たちは嘘を言ったわけではない。しかし「同時に」、病床・病院は必要であると言われる。そのように言論が構成されているところが厄介なのだ。どうなってるのか。

国によりずいぶん違うその違いは考慮されず、多い方の数字、米国であれば減る（減らされる）前の数字が持ち出されるということもあるが、これは短慮ということにしておく。基本的には、さきの秋元のように直截に「社会防衛」を言うのでないとしても、「地域」に需要があるとされる。環境が整備されれば違うだろうが今はまだそうでないと言われる。そしてそれは間違いというわけではない。

劣悪な処遇を言うことは、その場でのよりよい処遇をすることを主張することになる。定員以上収容することは定員を多くするようにすればよいという話にもなる。病院の居心地がわるかった人も、それをなんとかすべきだと考えた人も、まったく当然のことだが、その条件をよくすることを求める。病院や医療がたいへんきらいな人たちも、「精神科特例」【59】には反対した。その当然の動きは、精神科の経営条件をよくしようとする経営側の動きと、ときに、相伴うことになる。私立病院の多いことが批判されるが、実際に公立が増やされることはない。すると、足りない分を補っているのは私立であるということにもなり、かえって私立精神病院の正当化にもなる。他方、公立の病院や民間でもましな病院に勤める人は、経営優先の病院から経営上の計算から追い出されるより困難な人に対応していることをもって自らの仕事が必要だと言う。

増床の主張と脱病院化とが重なり、時に同じ人が両方のことを言うのだが、それはこのように辻褄が合わされている。「地域」にそれだけの資源があればそこでの生活の方が望ましいのだが、現状では、入院（とそして退院促進）を進めるのがよいだろうという話にすれば、それはそれでつながる話ではあった。そしてそれは日精協の会長が書いていたこと（二八頁）と基本的には同じ話である。こうして

「地域」は肯定されつつ、消化され薄くなり、消尽され、同じ事態が続いていくことになる。★04

7 需要側・供給側要因は概ね把握されていた

狭義の他害への対応が狭義の医療とは別のものとされ、ようやく六〇年代の後半に保安処分問題として問題化されるようになることは述べた。また産業として膨張する仕組みになっていることは、そうして膨張していった人たち自身においても自覚されていることも紹介した。そして、六〇年代末の造反側において、医療すくなくとも病院が広義の防衛のための仕組みであることも、いささか単純な捉え方によってではあるのだが、捉えられている。

需要の側の要因について、七〇年当時の造反派の人では例えば中山宏太郎【93】★05が述べている。九州の炭田があった地域において石炭産業が衰退し、その地域での生活が困難になり、人の移動・流出が起こり、「包摂」が困難になる。そうした中で、それらの地域では多くの精神病院が建てられていったと言うのである。既に一九七一年六月の日本精神神経学会総会シンポジウム「刑法改正における保安処分問題と精神医学」の記録の一部を再録している文章で「中山（宏）は、病床数の地域差から、入院率と経済・労働政策が密接に結びついているとし、また医療機関が大量収容と希薄な医療を前提としていること、措置入院は治療のための入院ではなく公安上の必要であること、慢性患者への精神医学の貢献は乏しいこと等を挙げ、保安処分は抑圧の強化であるとした」（中島［2002］）と記されていて、この頃からそのことを言っていたことになる。

一九八五年に序に次のような文章のある本が出ている。文中の「声明文」は日本精神神経学会理事会の「精神病院に多発する不祥事件に関連して全会員に訴える」（一九六九）を指している。

学会の声明文が発表されて以来十数年が経過している。その間に各地で精神医療に対する激しい批判に答えるべく活発な改革運動がさまざまの形で展開されてきた。

しかし現実に現われてきたのは精神病床の増床という現象であった。いろいろの原因が考えられるが、もう一度病院内に目を向ける必要も生じてきたように思われる。

東北の比較的近接の地域で実践を通じて同じような問題をかかえる有志が集まり、医療のあり方について討論してきた結果が本稿である（遠藤［1985:3-4］）。

その本の章の一つに「都道府県別精神科病床較差要因に関する考察」（猪俣［1985］）がある。その冒頭では以下のように記される。

精神病床供給パターンの分析に関連して、都道府県レベルの精神病床数較差の検討はすでに中山1)、宗像2)がその予備的分析を報告している。その中で、中山は主として人口流動並びに一部地域における炭坑崩壊の二つのファクターが増床カーブの特徴を決定している可能性が強いと指摘し、宗像は農業粗生産額並びに失業者数・被生活保護者数という地域の貧困要因との相関を認めている。

本小論では、これら二人の報告の一部を追試するとともに、厚生省の発表している統計資料をもとに、いくつかの分析を試みたい。

なお一九八一年六月三〇日現在、人口万対在院患者数が四〇を越える県は、鹿児島の五一・八を筆頭に長崎・高知・熊本・徳島・宮崎・福岡・佐賀の八県（以下A群とする）であり、二〇以下の県は、一六・三の神奈川をはじめ滋賀・埼玉・宮城・岐阜・愛知・静岡・奈良・兵庫の九県（以下B群とする）を数える。これは人口万対精神科病床数でみても同様である。鹿児島と神奈川では実に三倍強の差がみられるわけである［……］（猪俣［1985:189］、参照されている文献は中山［1980］、宗像［1979］）。

そして様々が比較される。例えば一人あたり県民所得。「全国平均との対比でみた一九七九年度の一人あたり県民所得と人口万対在院患者数の相関をみた［……］個人所得指数が低い県では在院患者数が多いという比較的高い相関を認めることができる」（猪俣［1985:195］）。人口流動。「人口一一五パーセント以上の増加県は栃木・広島・茨城を例外として大部分低い在院患者数を示し、逆に一一五パーセント以下の諸県は、山形・福井・岡山を例外として高い在院患者数を示している」（猪俣［1985:196］）。

その論の流れは、基本的には、需要側、といっても本人の需要というよりは、その家族、「地域（住民）」という周囲の需要側――すくなくともこの本人と周囲の二者（さらにその後者の周囲の者たちは多様である）の差異がしばしば曖昧にされてきたことは既に述べた――の要因を言い、その地域間の差異を言うというものだ。そして、おそらく私が見ている文献の偏りによるのだろうが、中山宏太郎の九州における炭坑産業の衰退、人口の流出と関係づける説が、右の文章だけでなく、他でも言われ、また中山自身幾度か、ごく短くだが繰り返している。地域間に差異があるのはその通りだ。ただ、その上で多い少ないの差の度合いが、同様に人口流出があったはずの地域でもばらついているように思える。石炭産業が衰退していった地域でも人口の流出はあっただろうが、流出は他の地域にもあった。病床数が多い九州でも炭鉱があったところは限られている。★06

すると差はどう説明されるのか。需要の側というよりは供給側の要因が大きいと考えてよいかもしれない。経営者、「起業家」はどこにでも現われうる。そうした人は全国に散在し均一に分布しているかもしれないが、たまたまの偏りもあるかもしれない。その気になった各地にてんでにいた人たちが建てやすいところに建てていったということもあるのではないか。例えば第2章に記した京都の十全会はやがて――すべて「精神科」ということになるのか、数え方がわからず確認がとれていないのだが――三〇〇〇床という規模を有するようになる日本で最大の病院であった。この数はそれだけで京都府内の病床数の三分の一を占めたという。京都府以外からも入院者を受け入れた。[★07] また、まったく別組織である守山十全病院（当時香流病院・現紘仁病院、名古屋市守山区、他）の系列の病院は、八二年当時、名古屋の他、北海道、山口県、島根県に病院を展開し、新しいものは、京都の十全会と同じく高齢者を対象とした施設で、その総数は、当時四〇〇〇床だったという【170】（『造反有理』ではロボトミーに関わる訴訟を紹介したのだが、それはごく一部で他にも様々な問題が起こり、大野萌子【356】ら全国「精神病」者集団愛知分会・0の会他が抗議行動を起こした【170】）。これら病床数がみな精神科に計算されることはないから割り引かねばならないとしても、それにしても、ずいぶんな数である。

そして、病院はおおまかには田舎に多いように思えるが、それには、新しいそして一定規模以上の施設を建設するのが容易といった要因も考えられる。つまりは土地の安そうなところにということがあるだろう。また、「地域住民」にとっては「迷惑施設」ということにもなり、街中に小さな作業所を作ろうとすると反対がよく起こるが、郊外・田舎にまとまった土地を買って建物を作る分にはそう抵抗はないのかもしれない（他方で、そんな民間の企業家の企みでもなければ、そこには精神医療関係の施設は何もないということにもなり、そのことも指摘される）。

そして石炭産業（の衰退）を言う中山にしても、「資本というものは、石炭がもうかりゃ石炭、ダメなら資本引上げて石油、といくもんだが、結核－精神病－老人と新しいマーケットを見つけ出していく十全会のゆき方もみごとなもんです」（十全会病院問題についてのインタビューにおける発言、高杉[1971→1972:128-140]）と語っている。また座談会で「石炭産業の崩壊の過程で特に九州あたりを中心に民間資本の大量に投資されていくという過程がある。それで、昭和四〇年頃には、もうすでに二〇万を超すというベッド数の異常増大、それも医療スタッフをそろえない形での増大があります」と発言もしている（中山他［1975］、藤野［2003］で紹介されている）。やはり炭鉱地帯の話をしているのではあるが、ここでは資本・供給側のこととして語っている。またさきの猪俣の文章でも宗像の「現在の診療報酬構造のもとでは利用病床数の確保が病院の死活問題であり、一九六二年以降は精神病床の供給が需要をプルしている」（宗像［1979］）という箇所が引かれており、「病床整備が進んでも超過収容は一向に改善されないこと、すなわち、現在の保険−医療制度のもとで経営を維持するために病院による患者の過剰な「取り込み」現象が推察される」（猪俣［1985］）ともある。制度がそれを可能にしたのではあるが、作り、拡大し、維持することが益になった。このことを京都の十全会が、わかりやすすぎるほど示している。そしてそれは、長く、「反体制」の側だけからではなく、国会その他でも指弾・批判されたが、その事業は止むことがなかった。第2章でこのことについて記した。

8　だが変えられなかった

造反に意味がなかったと私は思っていない。そう受け取られることのないようにと思っている。学界・業界の首領であった人たちが誤ったあるいは混濁したことしか言っていないことについて、その人たちは言うべきことを言った。それを前書で、もっと簡潔に書けたはずなのにという後悔は残るが、紹介はした。ただその造反に有理なところがあったとして、それはほぼうまくいなかった。そしてその不成功は、その人たち自身において把握されていた事情による。

つまり、その人たちは、いったんできあがった精神病院体制において力をもたない人たち、力を行使するのが困難な人たちであったということである（『造反有理』第1章では、そこでそんなには苦労しなかった、安保ブントから「地域医療」のほうに行った人たちと、精神医療の方面の人たちの違いについて述べている)。

体制批判側が同業者組織の主導権をとり、その同業者組織が一定の力をもっているなら、政策の方向を変えるという道筋はありうる。そして一般に組織において少数派が主導権をとれないとは決まっていない。同業者組織の活動は本業以外の仕事だから、たいがいの人はそう熱心になる気にならない。そうした中で少数の熱心な人たち、なにか思惑のある人たちが主導権をとれる可能性はある（例えば大学の自治会はたいがいそうしたものであってきた）。ただここでは経営者たちにははっきりした利害があった。直接に政治を動かし制度を変えるというのでなければ、そうした民間病院の経営者たちの組織の主導権を自らがとって変えていくしかないが、それはできなかった。とするとあとは「現地闘争」しか残らないということになった（第2章1節2・六一頁）。常勤医でなければ、また常勤医であっても、その勤め先の病院に対してたいしたことはできなかった。ときに経営者になることもあったが、その病院はたいがい困難に陥った病院だった（例えばいっときの陽和病院【64】）。そして、さきの斎藤の言によれば彼自身の病院もそうであったように、既定の制度のもとでよりましなことをしようとすると経営はより難しくなった。変革は条件のよいところでもよくないところでも困難だった。

こうして、動きはあったが困難であったこと、その事情を述べた。ただそれでも、その動きによってとは評せないけれども、「社会的入院」の存在は知られ、言われ、言葉として定着する。その解消は大勢としては否定できないことになる。

そこには金が無駄に使われているという認識の普及も関わっていた。実際十全会病院事件はそれを象徴するような事件として認識されたのでもある。つまり供給側の要因として問題を捉えることがなされるようになった。

「精神」の方で「地域」が言われ始めたのは他よりむしろ早いと述べたが、とくに八〇年代以降、より広い範囲で言われるようになった。それはまず不要で不快な場にいることはないという本人たちの主張としてなされた。そのことは「精神」の方の脱病院化が力を有するのにも与かったはずである。

そんなこともあって、病床を減らすべきことは常識になってはいく。例えば、二〇〇四年、三五万床から七万床を減らす計画が発表される。出せるところから出していく。それでかまわないからだし、病人は十分にたくさんいて、多すぎるぐらいいるからだし、以前よりいくらかでも待遇をよくすれば、費用もかかる。国内外の評判もすこぶるわるい。薬物療法のせいもあり、「安全」な人たちのために、以前に比べればいくらかは金がかかるようにはなった特別の建物と人材をかけることはない。さんざん言われてきたように、いる場所が病院でなければならない人はそう多くない。周囲もさほど厄介ではないなら、そんな人たちを病院に置いておく理由はない。

9　ナーシングホームよりよいと言う

では、そういう流れになると事態は変わっていくか。かつて力を尽くしてそうならなかったのが自然に減っていくか。そう簡単でもない。

医療から福祉へという流れを少し広いところから見ていく。同じ言葉であっても、それがどこから言われか、そして何がもたらされるかである。一つ、とくに財政を気にする側においては、それは安くすませるという流れとともにある。★08 他方、従来の供給者においては、一つに簡単に引き下がらないという事態をも起こす。

とくに高齢者の場合は、医療からの撤退としてなされたところがある。医療から福祉へという流れが、医療がなされずあきらめさせることとしてなされようとするとともに、狭義の医療から脱するものとされる場を医療が経営・維持していくということも起こる。とくに認知症について医療と称するものによって取り込むという流れが起こって、続いている。本書冒頭に記した「病棟転換型居住系施設」は最近の出来事だが、長らくそうしたことは起こっている。ここでは医療業界がなお維持しようとする、縮小局面であるからなお維持しようとする動きを見せてきたことを述べる。

維持したい側は、外国の例を引いて、脱病院化したところの方がよくないことを言った。それはいくらか当たってはいた（それは別の場所を模範として引っ張ってくるのはときに危ういということでもある）。そして「同時に」、そうした代替物を自らが運営しようとする。

一九八〇年代の複雑怪奇とも言える高齢者対象の施設の作られ方、というよりは認められ方について記す朝日俊弘[★09]は「老健」についての記述のあと「厚生省はこの老人保健施設の制度化にあたって、明らかにアメリカにおけるナーシングホームのことを念頭に置いていたと思われる」（朝日［1988:34］）と記し、岡本［1984］、石本［1985］などからその解説をしている。その数は一九八〇年に全米で約一五四万床に達しているという。

細かなことはそれらの本に当たってもらえばよい。ただ、それは多くの人が疑問に思っていることに関わるはずである。一九六〇年代に始まった米国における脱（精神）病院化の帰結については、その「受け皿」が圧倒的に不足し多くの人がホームレスになったこと、精神保健センターが機能しなかったことが言われるのだが【368】、それだけではないはずだとは思われる。

そしてこれらの本が出される前、一九七九年に、第1章でもその会長の文章他を紹介した日本精神科病院協会（当時は日本精神病院協会）は、協会から一四名、厚生省精神衛生課から一名の調査団を米国に派遣しており、その報告書を一九八〇年に出している。以下にみるように意図ははっきりしている。そしてその意図と結果は合致している。そしてそれは、往復一二日の間に見たいものを見にいったというだけのことではない。実際、すくなくとも米国での実情の一端は伝えられており、それは自らにとって益のあるものであったはずだ。本文をどのようにどんな人たちが書いたかはわからない。一四名の中に「医療制度委員」として仙波恒雄【65】（開放化を進めた千葉病院院長を務め、開放化の先駆的病院を始めた石川信義【72】、秋元波留夫【91】との対談本などがあり、協会の会長も務めた）の名前は見える。当時の会長・高橋清彦の「序文」は以下。

精神障害者の為の社会復帰施設が日本に於てどうあるべきかは長年の懸案であったが、一昨年当時の中精審（現在の公衆衛生審議会精神衛生部会）がこれに対して中間報告の形式で答申を出してから急に脚光をあびた。／日本精神病院協会では、これを受けて早速社会復帰対策検討委員会を設置して鋭意意見の取りまとめを行って来たが、［……］各委員会からメンバーを出して戴いて調査団を編成し、これに厚生省精神衛生課からも参加を願って九月に渡米、詳しい調査を実施して来たのである。

本報告書はそのまとめである。御承知の方も多いが、米国は精神科の病床数六〇万床を二〇万床まで急激に減少させた。

日本と実情が異なるのは全病床数の九〇％までが公立病院で占められているので、一片の法規で入院期間を極端に短縮しその結果実現出来たわけであるが、その裏には医療費節約という名目があったのはいうまでもない。／あたかも下流の河川の状態を考えないでダムの水門を急に開いた様なもので流れ出た水が街にあふれ出ているのが、今の米国の現状であろう。

今からこの問題に取り組む日本にとって米国のこの大胆な試行錯誤は大きな警鐘であり、日本がこれを真似てはならない貴重な他山の石でもある（高橋［1980:1］）。

本文には例えば以下のような記述がある。

ここで私達の大きな関心は、このように大量に退院させられた精神障害者はどうなっているのかということであり、これらの人々が地域でどのようなケアを受けているかであった。［……］米国の精神衛生組織［……］が、そのことをある程度物語ってくれよう。［……］

入院施設としては、急性期（短期）治療施設［……］があり、これらの病院では、大体三〇日を一応の入院期間としており、最も長い期間でも九〇日である（これは保険の支払いが大体三ヶ月位と限定されているためといわれる）。そして急性期（acute）という考え方は三〇日以内のものとしており、これは必ずしも病状の如何には関係しないと云うのである。［……］

この短期急性期の治療施設では、私達の経験からしては驚く程の大量量の薬物療法や、濃厚な治療が施されていて、例えば、常用されるハロペリドールにしても一日量六〇mg（日本では大体最高三〇mg、稀に四〇mg）が多くの場合使用されており、内服のみではなくて、筋注、時には点滴静注の形で使用されくいて、入院期間中、多くの患者はそのために文字通りにメロメロ状態となっている。これがIntensive Care（I. C）集中治療の一例だと思われる。

この短期治療施設でI. Cを受けた患者で、退院可能な人は家庭に帰るものもあるが、その多くは次の延長（extended）療養施設に移される。この施設の中心となっているのが所謂ナーシグホーム（Nursing Home）であ［……］る。私達は［……］日本の養老施設の一種と理解していたが、その本態は必ずしも養老のための施設ではな［……］い。［……］三種類にわけられる。

第一級をSkilled Nursing Homeと称している。これはR. N.（Reqistered Nurse）が常に二四時間勤務していることが条件である。これに精神科専門があり、主に精神障害者を収容している。この場合は閉鎖病棟の形をとっている所が多く、多くは強制的に収容されている（後見人制度がとられて、患者は収容及び治療を拒否することはできない）。

第二級は、Nursing Home（Intermediate Facility）と呼んでいる。一人のR. N.が昼間八時間勤務していることが条件である。以上第一級、第二級をSemi Hospitalと称している。

第三級は、Nursing Homeと云ったり、Board and Care Homeと云ったり、Halfway Houseとも称しておりR. N.の規定はない。

この延長療養施設は、短期を目標とはしているが、多くは数ヶ月、中には数年の長期間入所していることがあり、特に老人の場合は終生となることは已むを得ないだろう。

これらの延長施設で精神症状が改善されてくると、次の地域内居住施設に移ることが考えられる。［……］うまくいかない場合は［……］症状が重く長期の治療や拘禁（自他に傷害の危険が大きい場合が多い）のため［……］拡大長期治療病院院に移される。それが老人病院であり、州立精神病院であり、特殊なものとしての復員軍人病院である。これはある意味では、重症難治の精神障害者の最終的な受け皿となる。［……］精神症状と共に身体的合併症状をもつ老人精神障害者や、重い精神症状をもつ人は、どうしても長期の入院となってしまう（米国精神医療視察団編［1980: 12-14］）。

そして式場聡（常務理事）による「あとがき」から。

何と云っても我々の感じたことの大きな問題点としては、精神医療を医療の枠から福祉へ移行しすぎではないかとの印象である。アメリカにおける精神科医のあり方としては、開業医が経済的安定が得られるシステムがあり、ために福祉の枠に移った精神障害者は、ＰＳＷなどの世話を受けるようにな

り、医療の枠からやや遠ざかってしまっているように感ぜられる。［……］

アメリカ全体の意見とは考えられないが、地域精神医療への夢が現実化した現時点において、一部反省期に入りつつあるという感じを持ったのは私だけであったろうか。旧いマンモス精神病院の再現はだれも望んでいないが、こじんまりした二〇〇ベッド程度の精神病院の建設の希望も聞かれた。さてこれを日本の現実にもどしてみると、我々の地域精神医療に対する道は開かれ始めたばかりであり、医療経済機構のちがい、官公立と私的病院比率の差などから、アメリカ流の早急な地域精神医療、脱入院化などが実行されることは不可能に近く、現在の我々会員病院の内容充実、近代化を計ることが、急務であるが、現在の日本の精神医療経済からは、改善を計るためには増ベッドしかないという悪しき現状をどうするか、日本の精神病院を良くするために中小規模で、アメリカが望んでいるような病院をマンモス化するなど、我々としてはさけなければならない。アメリカの入院料の一／一〇の医療費で（ボードアンドケアーホームと同じかやや下廻っている）、我々の出来ることは、となると頭が痛くなる。デイケア、部分入院などのすぐれた増床を防ぐ方法も、現実では乏しい保険医療のおかげで実行は不可能に近い。

アメリカでのデイケア、部分入院料は入院費の約半分である。日本でも現在の入院医療費の半額を投じてくれれば、日本での社会医療化への推進へ大いに役立つと考えられる。

アメリカでの地域精神医療の現状を通じて日本での我々のとるべき道は、地域精神医療に対する幻想的期待はすてて、現実的な地道な精神病院の機能の改善を計り、着実な地域精神医療への道を作らねばならぬと信じてやまない（式場［1980:158-159］）。

第1章（二一頁）に紹介した「日本が一番」といった類の（二〇一二年の）日精協の会長の発言はさて

おくとして、初めから「あらさがし」の予定で出かけて行ったとしても、以上に書かれたことは、事実の一部ではあったのだろう。「脱」「移行」が正しいこととされ、それを否定はしないとして、しかし実際うまくことは運ぶのか運んだのかと、私も思う。米国でどのぐらいの人がそうした施設に入り、どれだけの人がホームレスになったのだろう。何もしないことも、厄介ごとに対する対処の一つだ。それもまた「個人主義」が是とされるところでは多くそれでよしとされるだろう。他方、視察に行った人たちは、自分たちのところの方がましなのだと、自分たちは必要なのだと主張する。うまくいっていない実際を見つけてきて、それをどのような話に接続させていくか。様々なところの様々な思惑が交錯し、とくにこの国では見えにくいところでことが運ぶ。

10 病棟転換・退院支援施設・老人保健施設……

供給側は、利得を得られる限りで、拡大すくなくとも維持を目指すこと、他方で「社会的需要」がある限りでそれを止めることは難しくなることを述べてきた。前者は、さらに病院でないものにも、ときにさきに病院よりひどいと批判したものをも参考にし、別の施設・施策にも関わろうとする。それは、一つに、だいぶ前から認知症の高齢者の取り込みとして、一つに、昨今の動きとしては「病棟転換型居住系施設」として現われている。その「転換」について『現代思想』二〇一四年五月号（特集：精神医療のリアル）では大熊［2014］が部分的に、浅野［2014］が主題的に言及している。それはその年の六月にも厚労省の検討会では結論を出す日程だったのだから、いくらか遅すぎるにしても知らされるべきことではあった。

これらは、病床数が長く増加し減少していないことにも関わるのだが、これまで言われてきたことであり、今さら確認するまでもないことのようにも思える。ただ、一つ、まったく昨日今日のことではないことを見ておくことは無意味なことではないだろうと思う。

ここでは「病棟転換（型）」云々といった発想、現実が今に始まったわけでないことを振り返り、そして、こうしたことを考えておく場合にふまえておくべきことを確認しておく。従来の精神病院に取り込もうとするのだが、そう簡単ではないとなれば、今度は別の施設を自分のところで経営しようとする。

つまり老人病院が批判されると同時期、精神病院は似たような動機と仕組みで取り込むのだが、福祉の方でとなれば、精神病院よりひどい場所として批判したこともあるナーシングホーム的なものを自らが運営しようとするのである。★10

一つはそれほど、というかまったく古いことではない。（二〇〇六年から実施予定だったが、障害者団体の反対があって延期され）二〇〇七年四月から始まった「退院支援施設」というものがあって、それには精神病院の外に設置されるものと、病棟設備を利用する「精神病棟転換型」と両方が認められ、さらに後者は病棟設備の転用または病棟建物外での設置と両方が認められた。この仕組みは、他の多くの制度・事業がそうであったように、さほど使われることなく現在に至っている。それはおそらく簡単なことであって、「精神病棟転換型」が病院の側にとってわりにあうものではなかったということなのだろう。ただこの制度についての研究があるという話も聞かない。いくらかわかったことがあったら別に記す（→HP「病棟転換型居住系施設」）。

一つはもっと前のことだ。一九八六年の改定老人保健法案で法的に制度化され、「医療と福祉、治療と介護、施設（収容）と在宅の中間に位置するもの」（朝日［1988:18］）とされ、今では「老健」としてすっかり一般的なものになり多くの人に知られている「老人保健施設」である。現在ではその施設は短期間での次への「移行」が前提とされていて（長くいたい／いさせたいのであれば）あてにならない施設としても一般に知られている。そして「精神」系の施設ではない。医療施設でもない。根拠法は老人保健法だった。ただ「国会審議の過程の中で、日本医師会からの強い圧力によって修正を余儀なくさせられたことでより明確になったように、その本質は明らかに〝第二種老人病院〟とでも言うべきもので、限りなく医療施設に近いもの［……］と考えておくべきであろう」（朝日［1988:18］）と言われた。「施設面でも病棟転換型をより容易にするため、一人当たりの床面積をもっと狭くすべきである、との要望も出されてきており［……］考え方（試案）よりも、あらゆる面で一歩も二歩も後退させられそうな状況にあるようである」（朝日［1988:30］、傍点は原文に付されたもの）とも言われた。

そして八六年度に全国七箇所でそのモデル事業が実施されたのだが（八七年度八〇箇所、八八年度一二〇箇所）、内訳は「病院併設型五ヵ所、特養併設型二ヵ所となっていて、厚生省が例示した独立型はひとつもふくまれていない［……］上、特養併設型二ヵ所［……］はいずれも隣接して老人病院を併置していることから、結局は、七ヵ所の全部が病院併設型と考えられること。［……］そして、七ヵ所のうちの一ヵ所は「痴呆性老人中心」とされているが、その母体は民間精神病院である」（朝日［1988:25,30］）。

そしてそれはさらに以前の「老人病院」批判を受けたできごとでもあった。いま引いている朝日［1988］は大熊一夫の『週刊朝日』での連載――後に『ルポ・老人病棟』（大熊［1988］）――があった頃に書かれたものだが、朝日はその「制度的位置づけについてはあまり知られていない」（朝日［1988:33］）として説明している。老人病院の制度は八三年三月から実施された「特例許可老人病院」と「特例許可外老人病院」に関わる規定に基づく。

前者は「医療法第二一条第一項ただし書の規定に基づく都道府県知事の許可を受けている病院」のことで、そのただし書は人員と施設記述等を規定しているのだが、そこに「ただし、政令の定めるところにより、都道府県知事の許可を受けたときは、この限りでない」と記され、「この政令の定めるところ」の政令は、医療法施行令第四の六(病院の従業者の定員の特例)で、「主として精神病、結核、らいその他厚生大臣が定める疾病の患者を収容する病室を有する病院」とし、さらに八三年一月一九日付の厚生省告示によって「老人慢性疾患」が指定され、「特例許可老人病院」の制度が新たに始まったというものである。この国の制度(の大切な部分)は多くこのようにして決まっていく。「精神科特例」についてはいくらか知られているとして(仲[2010]等)他はそうでもないのではないか。

また「特例許可外老人病院」は医療法上の規定はなく老人診療報酬点数の上で定められたもので「七十歳以上の老人の収容比率が六〇%以上の病院(病棟)」で、「結核・精神および伝染病棟、特例許可老人病院、および基準看護承認病院を除くもの」とされる。そしてつまり「これら二つの老人病院とは[……]老人を多く収容している病院について、例外的に少ない医療スタッフ配置を認めるかわりに、診療報酬点数もいわゆる〝まるめ方式〟の採用等によって、別枠で低く押さえることを目的として制度化された病院にすぎないのである」(朝日[1988:34-35])とされる。

こんな具合に、制度としての老人病院が、またこの制度とは別に高齢者を主な客層にした病院が、精神病院と同じ動機によってたくさん作られ、儲かる人(病院)はひどく儲かったことがある。そしてそうした病院におけるひどい処遇が批判された(立岩[2009])。ここまでは精神病院と変わらない。ただ、こちらでは削減策がいくらかは実施された。そして、福祉の方へ、在宅の方へという流れにはなっていった。精神医療に限らず医療業界は、当然のこと、以前から常に(経営として成立する限りにおいて)医療施設(であってきたもの)を維持・確保することは関心事としてきたし、そのもとで新しい者も参入してきたのだが[★11]、高齢者の場合には、所謂「老健」等病院に近いものを手がけ、病院ではない福祉施設を自らの側に置くこともあった。他方、精神病院の方は、経費を抑えてよいことと引き換えに、さらに、それが非難されもしまた病院側は配分される収入が少ないことを嘆き続けるのだが、人員等を抑えつつ、多量の薬剤投与等で経営が保たれ、人を病院に留め置くことについて事実上より大きな権限を有することによって大きく状態を変えることなく持続した。

こうして、精神医療に限らず医療業界は既に、むしろそれ以前から常に（経営として成立する限りにおいて）医療施設（であってきたもの）を維持・確保することは関心事としてきたし、それをときにより程度の差はありながら実現させてきた。

そしてさらに病院ではないものを医療の側にあるいは傍に置くこともある。経費を押さえてよいことと引き換えに、さらに、それが非難されもしまた病院側は配分される収入が少ないことを嘆き続けるのだが、人員等は押さえつつも多量の薬剤投与等で収益が得られる限り、それを受け入れることになった。

他方、予算の配分に関わり施設の配置に関わる政府の側も、さらには保険料や税を負担し自分や家族を案ずる側にとっても、各々にその時々に想定される合理性や実現可能性の範囲内で動く。他の選択肢がないときに、提示された条件で、既にあるあるいは新たに作って引き受けようというところがある。病院に経営がきびしいところは多いが、それでもやりようは――それは多く有害な行ないなのだが――なくはない。引き受けるところがある限り、そこに依存することはある。そしてその分、相対的にはまじめにやっているところの経営がさらに困難になることもあって、十全会の周囲にもそんなことがあったことを紹介した。

11　にもかかわらず可能であること

基本的には、人（本人というより、多くの場合に他人たち）が病院（入院）を必要としてしまう要因と、病院を作り病床を作りたいという要因がある。それがどのように混じっていて、どのような関係になっているのか。割合など測りようもないのだが、確認できることはしておいた方がよい。そこで双方に関わることを延べた。全体の詳細を検証することはそのうち誰かが行なうだろう。述べたのは、忘却や言い訳について、その事実と、その事実をもたらした事情・構造だった。それをわかったうえで、基本だけ見れば単純だ。

病院側も家族・家族会も、「広義の」――扶養することも含め抱え込むことの負担をいくらかは減らすことも含め――防衛（のための病院）を支持した。本人と家族の利害が一致すると限らないのは当然である。だがいかにもありそうなこうした事実はこれまであまり記述されていないのではないか。そして、脱病院と病院の必要とは併存していた。『ケネディ教書』で脱病院化が提起された後も、多いところに比べて日本が少ないことを言いつつ、その数を増やすべきことが言われた。やがて、それらは表立って言われなくなる。だがその時も、かねてから、同時に、一つに退院・地域の重要性を言っていたことによって、一つにそこに困難が現に存在することによって、矛盾を感じず、同時に時勢に乗って、時勢に合わないことは言わなくなるということが起こった。

他方、「防衛」を完全に捨てることができるかと思いながらも――そこで内部で立場が割れたり、病者たちに批判されたりすることになる――病院体制をよしとしなかった側は、問題の構造を、おおざっぱにではあるがつかんでいた。だがつかんでいたその同じ事情によって変えることができなかった（その間しばしば諸外国の動向がもってこられた。外国のよいところを見習うことはむろんよいことだ。ただ、それはときにさきにみたように、ナーシングホームよりはこちらの病院の方がましだという話にもなるし、認知症や精神病になったら早めに人生を終わらせること（第4章）を見習うべきだという話にもなりうる。あまり予め信じることにせず、全体を見た方がよいという教訓が与えられる）。

始まってしまったものが自動的に作動して事態の継続や拡大につながることはありうるし、そして実際あっただろう。しかしそれは変えることができるはずだ。そうならなかった長い期間をどう説明するのかという問題は残る。業界が熱心であってきたということもある。一つに精神病院という同じ看板のもとで、一つには名前を変えて、延命をはかってきた。こうして生き延びるものは生き延びているし、生き延びようとしている。ただそれは無理にとりつくろってきたということでもあり、そのまま別の可能性があり、基本的にはその実現は困難でないことを示している。ものごとの決め方と金のまわり方が変われば変わる可能性もあるということである。だから変えればよい。そのことを本書で述べてきた。

それでも結局厄介ごとへの対処が残る。自分が認知症になったら自分を死なせることにするといったことや、個々の心身の水準においてそれを根絶しようとするのは乱暴なことだと、第4章でその理屈は述べた（第4章）。しかしそれが理屈として通っていることは、「社会的合意」が得られること、人々のいくらかが、あるいは一人の自分の中のいくらかの部分が別様に現実をやっていく気になることではむろんない。厄介だと思う現実やその気持ちがなくなるといったことは起こらないだろう。ただ、多くの人は厄介払いをしたいのではあるが、その対象になる可能性は高い確率で自分にもあり、そうひどい扱いを受けたいとは思わないだろう。このことは皆が言っているし感じていることだから繰り返さない。

繰り返すのは、別の仕組みにすることである。その基本は簡単である。そしてそんなに難しいことではない。ならばこんなに長々と書くことはなかったとも思われる。ただ、しているようでほとんど何もしていないこと、できるのにできることをしていないことは、知られていないだろうから、述べた（第3章）。それはたんに「精神」の人に対する嫌悪や偏見から来ているものではない。あるいは「精神」とこの社会との関わりの面倒なところにも関わっている。つまり、手段を提供することは認めるのだが、それ以外のことをしようとしない。あるいはすることに慣れていない。しかしそれもまた変えられないことではない。このぐらいのことしかできない、そのぐらいのことならできる。それらを述べた。

註

★01　この国の人々の意識、「偏見」の度合いの差といったものはあるのかもしれない。よく言われる。それがどこまで本当なのか、私にはわからない。そしてこの意識の差も含めて、この国がどこの国に比べてどうかということも大切ではあるのだろう。しかし実際のところを知らない。各国事情についての書きものはいろいろとあるが、やはりわからないところはある。それはいったん考えないことにしておく。第4章に記したことにも関係するが、また本章第9節でふれる「ナーシングホーム」への「移行」といったことに関わり、病院の入院者や入院期間が減るのは基本的によいことであるとして、他になにごとが起こっているかまた行なわれているかが気になる。ちなみに「社会的入院」の要因に関する研究はたいへん少ないのだという（水口［2008］）。

★02　ハンセン病者や精神病者・精神障害者に隔離・収容策は厳然として存在した。しかし、私宅監置（呉秀三らの報告の現代語訳として呉他［2012］）、その後の病院・療養所への収容という流れはたしかにありつつ、言われれば誰もが同意するように、それだけのことがあったのでもなかった。例えば精神障害者を京都・岩倉の民家で預かってきた歴史があったことは比較的知られており著作も出されている（加藤伸勝［1996］、中村治［2013］）。ハンセン病者の自由療養地、私立療養所等の構想・実際について廣川和花［2011］。戦後韓国のハンセン病者の「定着村」について吉田幸恵［2015］。

★03　この領域の医学者にありがちなことだが（第1章註07・三八頁）、「狐憑史資料集成」といった著作が多くある。金子編［1965］の「序にかえて」は当時の日本精神病院協会会長石橋猛雄によるものだが、次のように始まる。

「金子準二先生は精神科医であり、その道に関する書籍と文献の収集家である。先生の書斎を訪ねたことのある人々は皆、その蔵書があまりにも多いのに全く驚くのである。また先生は精神異常者の治療と福祉や、社会防衛というか、社会に及ぼす影響についての研究に一生を捧げた人であるだけに、先生の記憶の中には、莫大な蔵書と同じように、明治、大正、昭和の精神病理学に関係する多種多様な、歴史的事実が詰め込まれている。現存の人として誠に貴重な存在である。しかも先生に代る人は全くないといってよいと思う。

先生が日本精神病院協会の代表を引退されてから、わが協会が先生を顧問として委嘱申上げたのは、主として、先生に御記憶の内容を整理して、文字にし、公開していただきたかったからである。万を越える蔵書の主なるものを要約して紹介して貰い、後輩者の勉学の資料にしたいと念願したためでもあるわけである」（金子編［1965:1］）。

略歴・著作目録が斎藤美穂［2000］にある。東京精神病院協会編［1980］に記述がある。追悼文として元吉［1979］。また田辺［1980］［1981］。織田［2012:153-154］では日本精神病院協会の最初の会長として金子準二をあげているが、創立時の理事長は植松七九郎。

★04　それはこうした人たちだけのことではない。石川清【103】は東京大学精神神経科医師連合の委員長で、つまり臺を追い出した組織の委員長をした人で、そしてそれをやめさせようと秋元に説得される人であり（しかし秋元はその説得の最中にクモ膜下出血に倒れる――しかし無事に回復して一〇一歳まで生きた人であった）【216】、そして臺の人体実験を告発する【129】人だが、その人も、一九六九年、『私はこう考える――東大闘争・教官の発言』と題される本に収録された文章で「しかも精神科病床は現在なお四十万床ほど不足しており」（石川［1969:95］）と記している【399】。

「四十万床」は――その数字を私は他で目にしていないが、言われたとして――最も多く見積もられた時の（既に存在する分を含めた）総数といったところであり、これはなにか誤植の類のようにも思われるのだが、それにしても、ともかくたしかに足りないと石川は言っている。造反派がおおむね（先述したように、実現させられなかったのではあるが）減らすことを主張したことは公平のために記しておくが、すくなくとも石川は六九年にはそう言っている。

それがどのように変わったのか。その前に変わったのかである。言説は人によってはいつのまにか、気がついたら変わっていたというように、あるいは変わったことに気づかれもせず、あるいは自分自身が気がつかないといった具合なのではある。ただ現実は変わらなかった、というより、それからも病床数は順調に増えていった。一つには今みてきたように、仕方のないことだとされるにせよ、もっと積極的にであるにせよ、まだ足りないといった言説の影響はあったのかもしれない。すくなくともかなり長い間、医療者・研究者の多数は増床を支持していた。こうしたこともまた、一九六〇年代（中盤）以降の精神医療史が書かれていないことに関わっているのかもしれない。

★05　十全会の病院の一つピネル病院に務めていたことがある（四七頁）。『造反有理』では「金沢大会」【84】「京大評議会」【112】

他を振り返る座談で、当時にそれに関わった人として登場しつつ、他の人たちよりも距離をとった発言をしている【97】。後に保安処分〜医療観察法に関わる制度（の変更）を批判されることになった【93】。

★06　だいぶ後の文章で高木俊介【115】も、石炭から石油へ、そして人口移動という話を反復している。ただそれは（地域差の説明としてでなく）、社会の変化に伴う需要――繰り返すが、本人のというより周囲の人々の需要――の高まりの指摘と捉える限りにおいて、当たっている可能性は否定されないだろう。

「高度成長を支えたのは、石炭から石油へのエネルギー政策の転換を伴って重化学工業へと日本の産業構造がシフトしたこと、農村から都市部とその周辺の工業地帯へと安価な労働力として大規模な人口移動が生じたことである。この人口移動を可能にしたもののひとつが、精神病院の急激な増加だったのである。／［……］地域の福祉サポートなど皆無であった当時の日本では、さまざまな障害をもった人たちの世話を各家庭で行っていれば、当然その家族の都市部への移住も、安価な労働力の代表であった女性のパートタイム労働も不可能になる。なかでも精神障害者は、その数からいっても大きな問題であった。そこで、国は精神病院を増やすという政策を行ったのである。／［……］新しい精神病院は、患者を求めてどこにでも救急車を出動させ、拉致するようにして病院に連れてきた。こうして、日本全国に「黄色い救急車」の都市伝説が生まれたのである。／きわめつけだったのは、さらに精神病院を安上がりにつくれるようにするために、医師や看護師の数の規制を大幅に緩めたことである。［……］／日本はある意味、「規制緩和」の先進国である。この五〇年前の「規制緩和」は、現在も生きている。驚くべきことだ。／人口大移動で労働人口が去った跡には、大量の精神科ベッドが残された。九州の各県は今でも人口当たりの精神科ベッド数が多い。石炭産業の隆盛によって多くの人が集まり、その後の急激な斜陽と同時期の石油産業への移行によって多くの人が去った。それに取り残された精神障害者が、今も精神病院に収容され続けているのである」（高木［2010:87-89］）。

★07　一九七〇年代後半の兵庫県の状況について。Hサナトリウムは十全会の東山サナトリウム。

「他府県病院の入院については、兵庫県下の人口万対病床数が十八床と比較的少ないため、隣接する他府県の病院を利用している場合も考えられるが、問題は決してそれだけでは終らないようだ。

入院先の病院ベスト三／①大阪府下茨木市A病院　一二〇人／②〃豊中市S神経科病院　九〇人／③京都市　Hサナトリウム　七四人／以下さらにずっと入院先の病院をみていくと、決して地理的に便利だとは思えない病院へかなり多数が、まとまって入院しているなど。たとえば、京都市内の十全会系の二病院だけで一〇〇人以上が入院している。／これらのデータについてはさらに具体的な検討を要するだろうが、少なくとも、いわゆる「老人」や「アル中」など問題を含むケースの相当数が、他府県の病院へ半ば選択的に（?）流れている（流されている）ことは確実と思われる」（朝日［1983:119-121］）。

★08　共著書『生の技法　第三版』（安積他［2012］）に新たに付した章の一つ「多様で複雑でもあるが基本は単純であること」（第10章）の第4節は「批判してきた側が同じことを言うこと」という題になっている。山本眞理へのインタビュー（山本［2014］）でも語られていることだが、かつて本人たちが不満や批判を表わし、自分たちのことを主張するときに言ってきたことが別のところで使われている。そのことを見ておく必要はあるということで、「自立」、そして「受容」「肯定」、「地域」、「医療から福祉へ」、「自己決定」をあげた。以下は「地域」と「医療から福祉へ」について書いた部分。

「一つは「地域」である。「地域移行」もまた政策課題となった。それはたんなる掛け声で実態は進んでいないという批判はもっともで正しい。ただここでは［……］描く。かつては施設の方が実際に安くすんだはずだ。働く人も少なく賃金も安かった。その結果でもあるが、暮らす人の処遇がわるく、その分安くすんだ。儲けになることもあった（そうして精神病院が乱立し老人病院が乱立した。後者については立岩［2009］第3章）。それでも少しずつはよくなってくる。するとそんなに安くはならなくなる（施設の方がかえって高くつくことは政策側からも言われることがある（三〇〇頁）が、そのことを立証して脱施設化を得ようと運動の側も言ってきた。その指摘は事実である限りしてよいだろうし、実際効果的なこともあるが、言い方には慎重であるべきだろう）。さらに、とくに数の多い高齢者のことを考えると施設を増やすのには限界がある。そしてあてにされているのは依然として「在宅」における家族である。家族に委ねることで――見かけ上、予算的には――節約されることになる。その負担が過重になる、そして／あるいは本人の生活がきつくなる。

そしてもう一つ、「医療から福祉へ」という標語が受け入れられるものになってきた。だが、障害者運動／障害学でも「医療モデル」が批判されてきたではないか。しかしその批判は、（本人の苦痛と時間とひきかえに、しかも多くなおらないのに）「なおす」ことが常に優先されることへの批判、医療者でなくてもよいのに医療者を、医療技術でなくてもよいのに医療技術を使わされてしまうことへの批判であったはずだ。無駄で加害的なことをされたくない、暮らしの場としてよい場でない病院に長くいたくないということだった。そのことと必要な医療は必要だということとは矛盾しない。しかし、病院から在宅へ、医療施設から福祉施設へという移行において、とくに重度の障害者（むろん多くの高齢の障害者が含まれる）が必要な医療を受けられない事態が起こっている。そして同時に、「業界」の側は、わりにあう場合には、客と仕事を離さないということも起こる。「中間施設」を精神病院をもつ医療法人が病院の敷地内に作ったりする。他方で、採算がとれない部分からは撤退していく、撤退せざるをえない。都合のよい仕事の独占、仕事からの撤退、両方が起こる。過剰と過少とが同時に生じている。障害者の運動も病者の運動もそんな現状を肯定したかったのではないはずだ」(立岩［2012e:518-519］)。

今は誰でも知っているように、「医療から福祉へ」「地域へ」において起こった/起こっていることは、医療「も」必要な人が医療を得られないといった事態でもある。それは「無駄な(延命)治療」の停止、不開始を支持する言説や制度——その法案もまた今の国会に上程されようとしている——と結びつくことになる。『良い死』(立岩［2008b］)と組になる『唯の生』(立岩［2009］)で老人病院(批判)のことを書いたのはそんな事情があってのことだった。

★09　その人は組合運動に長く関わり政策にも関わったことがあって、造反の世代の人たちの中では数少なく政策やお金のことに詳しい。一九四三年生まれ。七〇年京都大学医学部卒。兵庫県の公立豊岡病院(精神科・神経科)勤務。そこで労働組合運動に関わるようになり、様々を務めた後、九〇年自治労中央執行委員、政策局・自治研事務局長。著書に朝日［1983］［1988］［1992］等。朝日［1983］に収録された「兵庫県における精神医療」(生村他［1978］、初出は『精神医療』)は当時の地域・病院の実情を詳しく報告しており、そこには兵庫から京都十全会等への入院があることも記されている。その人は京都大学から豊岡病院にかけてのことを以下のように回想している。

「京都における学生時代には、とうてい簡単には紹介できないほど得難い様々な体験を積み重ねる機会に恵まれた。日本キリスト教団に属するある教会の牧師との出会いも忘れることのできない思い出の一つである。/卒業の時期が近づき、自ら医師としてどのような選択をしていくのかを自覚し始めたちょうどその頃、医学部のみならず大学全体が当時の学園闘争の中に巻き込まれていった。その中で私自身も医学生・青年医師運動に身を投じていったのは、ある意味で極めて自然な流れでもあった。「自己否定の論理」を前にして、時にはたじろぎながらも、せいいっぱい自問自答しながら多くの仲間と語り合い行動したこの時の体験は、今も私の中に脈々と流れていると言ってよい。

一年遅れで医学部を卒業することとなり、その時、私はほとんど迷うことなく精神科医となることを選択した。しかし大学に残って研究生活に入ることには全く魅力を感じなかったので、医師免許取得と同時に兵庫県の公立豊岡病院に勤務する道を選んだのである。/私が着任した当時の豊岡病院の精神科病棟は、建物は古ぼけて破れガラスが目立ち、しかも数少ないスタッフで多くの患者を閉鎖病棟に収容しており、お世辞にもよい病院とは言えなかった」(朝日［1992:ii-iii］)。

★10　施設の側が顧客を変えていく過程がある。まずハンセン病、結核があり、多くの人たちが収容されたがゆえに、また「患者運動」も起こった（四五頁）。そして前者の療養所については入居者が入れ代わることはなかったが、結核療養の入所者は減り、減らされていった。ではその場は消滅したかと言えばそうではない。新たな人たちが入る場所になっていった。

高齢者はどうか。すくなくとも国立の療養所で対応できるような数ではない。ただ民間病院、すくなくとも一時期日本で最大の病院であった十全会は、結核療養者から精神障害者へ、そして高齢者へと、お客の対象を変化させていったことも見た（そして、一九六七年、十全会闘争において最初に抗議を行なったのは、その時にもまだ結核療養者のいた十全会の東山サナトリウムの結核療養者たちとその組織だったようだ）。一九八〇年代の「老人保健施設」と「老人病院」についていくらか述べたのだが、その後、二〇〇〇年の介護保険開始までの動きも含め、医療業界と福祉業界の綱引きがあった。そしてそこに単純に「医療から福祉へ」が起こったと捉えることもできない。「老健」も含めその他様々を含め、それなりの基盤を有する医療法人が社会福祉法人を作って対応するといったこともいくらでも起こったし、起こっている。

★11　その時々の収入源を変え、様々に転換していった歴史を見ていく必要がある。

例えば人工透析。これはしばらく放置された後で、つまり自分で金を払えない人をたくさん死なせた後で、やはり一九七〇年前後の腎臓病の患者運動や新聞（『読売新聞』大阪本社版）のキャンペーンがあって（ややこしい話を縮めると）公費負担が実現することになった。そして、しばし相当の保険点数が設定され、それが透析を行なう病院にとっては大きな収入源になり、そうした病院が増え、透析が拡大した。前書の第1章でとりあげている六〇年反安保闘争〜安保ブントの系列の人たちのその後とその「地域医療」が語られる本（市田・石井［2010］）で、石井暎禧が自らの病院を経営していく時に目をつけたのも透析だったという（小松美彦による石井へのインタビューとして石井・小松［2014］）。そしてその後、徐々に点数は減らされていった。透析の日本現代史を巡る初めての本格的な研究書（有吉［2013］）が刊行されてその事情もいくらかわかるようになったのだが、次はその変化をどう見るかだ。よくつかわれる手法なのだが、一時の政策誘導が終わったためにあとは「普通」の価格にもっていったのだと見ることもできる。ただ、どこからなのか境ははっきりしないのだとしても、抑制が始まり進められたと見ることもできる。これは規範的に基準を設定しないことには言えないことであるとともに、それといくらか独立して、政策側や医療者側が何をどう見ていたか、見ているかということもある。そうした仕事が残る。

補章3　ブックガイド

＊出典のないものは『看護教育』（医学書院・年一一回刊行）の連載「医療と社会ブックガイド」（立岩［2001-2009］、全一〇一回）よりその第1～2・14～23・35～36・58～62回。この連載の一部は、『唯の生』（立岩［2009］）、『生死の語り行い・1』（立岩・有馬［2012］）にも再録されている。

＊最後の『造反有理』についての文章（22）は「精神医療現代史へ・追記」の一回分の一部を切り取って改変した。

＊それ以外は、文献表記の仕様を変えた他は初出のときのまま掲載した。『看護教育』での連載では毎回表紙写真を載せたがそのことに関わる記述もそのままにした。〔　〕内が本書収録にあたって補記した部分。21の註ももとの原稿にはない。

1　米国における「生命倫理」の登場（2001/01/25・連載01）

初回なのですこし自己紹介を。社会学を専攻しています。単著として『私的所有論』（立岩［1997d］）、『弱くある自由へ』（立岩［2000c］）、共著では『生の技法』（増補改訂版、安積他［1995］）があります。すこしも生命倫理とか医療倫理の専門家ではないけれど、そして専門家ではないから、狭い意味での「生命倫理学」「バイオエシックス」よりすこし広げて、これからいくつか本を紹介していこうと思います。

この稿は、大幅に書き加えられ、書き改められて、やがて（だいぶ先に）平凡社のブックガイドシリーズの一冊のその一部になるだろう（ならなかった）。そうしても詳しくは説明できない部分が多々あるから、ホームページ（http://ehrlich.shinshu-u.ac.jp/tateiwa/1.htm（→http://www.arsvi.com））に「ブックガイド」という項目を置き、そこに毎回書ききれなかった部分やあげられなかった文献、また関連ホームページへのリンクなどを置く。他に「五〇音順索引」等にも関連項目がいろいろあるからご覧いただければと思う。

さて、いつのまにやら「生命倫理」というものが語られている（ことになっている）のだが、これはいったいいつ始まったのだろう。日本でのことは後の回に記すし、その理解がときに間違っていることも述べる。今回はまず「常識」にしたがって「本家」の米国の動向について少し。

今まで教科書の類いはいくつか翻訳されてきた。だが、どのようにして「生命倫理」、医療者内部での規範とは別の「医療倫理」が成立してきたのか、その動きはよくわからなかった。

一つよくあるのは、第二次世界大戦時のナチス・ドイツにおける人体実験がニュルンベルク裁判で裁かれ、「ニュルンベルク綱領」が出されそして云々という、野蛮な過去を反省しだんだんよい時代に変わってきましたという筋の話である。

もう一つは、「訴訟社会」アメリカでは紛争に対応するルールが必要となり、患者からの文句を言われないためにインフォームド・コンセントが定着した、といったもっとうがった見方だ。

いずれも大間違い、ではないだろう。しかしそう単純ではない――歴史を知ることの一つの大きな意味は、単純な「物語」を簡単に信じてはならないことを知ることにある。その具体的な経緯を示す本がある。ディヴィド・ロスマンの『医療倫理の夜明け――臓器移植・延命治療・死ぬ権利をめぐって』（Rothman［1991＝2000］）。そして香川知晶『生命倫理の成立――人体実験・臓器移植・治療停止』（香川［2000］）。

ロスマンの翻訳書の副題は、この方が売れると思ったのだろうか。またたしかにそうした主題も後半で扱われている。だがそれよりこの本がおもしろいのは、全体の約三分の一を占める「人体実験」に関わる記述である。この本を文献として用い構成も似た香川の本の副題の方がロスマンの本の中身によく当てはまる。

第二次大戦後、被験者の承認を得ない人体実験がかえって増え、無規制状況におかれていた。一九六六年、ハーバード大学の教授だったヘンリー・ビーチャーが『ニューイングランド医学誌』に、被験者の情報を与えず同意を得ずそして加害的な人体実験が数々あることを指摘する論文を発表する（『JAMA』の方は掲載を拒否された）。この論文が後の動きに大きな意味をもった。とはいえ、もちろん論文だけがその後を決定したわけではない。メディア、政治、等々の動きをロスマンの本は追う。香川の本は重要な論文や本の内容を押さえていて、少し「専門家」向きかもしれないが、各文献についての紹介自体はわかりやすい。

読むと先の説明の不十分なところがわかり、誤解がとかれる。まず「訴訟社会」という説明だが、医療関係の訴訟が最初から多かったのではない。医療への疑念がどうして広がったか、その方が問題だ。その一つの契機として人体実験（に関わる告発）があった。しかしそれは過去のドイツのそれではない。ビーチャー自身はニュルンベルク裁判のことをよく知っていたが、アメリカではそれはおおむね他人事だと受け取られていた。その当の社会自体に存在することを問題にする力があって初めて事態が動いた。そして法律ができ、「学問」になり、大学で教育が行なわれるようになった。

他方、日本はそうはならなかった（だが実際はどうだったか。アメリカについての歴史の本が二冊も出たというのに、日本でなにがあってなにがなかったか自体が忘れられてしまっている。このことは別の回に書く〈書いていない、本書では四〇六頁の註03に少し〉）。ことのよしあしは別に、どうしてかと単純に思う。それを気にしながら読んでいくことになる。

第一にアメリカの医者は個人の権利、患者の権利を大切にするから、ではないことは、これらの本に経緯がかなり詳しく書かれているから、読めばよくわかる。ビーチャーの論文は同業者に非難された。内部に厄介事を抱えたときには外部に助力を求めたりもするが、それでも医療する側はそれまで自分が握っていたものを手放そうとしない。決定を外部に委ねることを拒もうとする。今までやってこれたことができなくなる可能性をもたらすからであり、自分たちで処理してきたことに別の人たちが関わると面倒ごとが増えるからである。その点はどこでも同じ、世界共通である。まず大切なのはこのことだ。どこでも医療側は抵抗する、それに対抗する力があって初めてできてきたのだということである（これは、医療倫理がもっぱら医療の「中」で論じられるならその中身も変質し弱くなってしまうということでもある。以前からあった同業者内での患者に対する対処法としての医療倫理に戻ってしまうことになりかねない。今の日本の状況はどうか）。

第二に、どこも同じといま述べたことと矛盾するように思われるかもしれないが、自己防衛が先に立ち、告発が嫌われ非難されながら、それでも「内部告発」がなされたこと、可能だったこと。これが対抗する力の一つである。ビーチャーは批判を予想し告発論文を周到に準備したがそれだけではない。これは内部に都合のわるい意見が内部から出ることをどう保障するかという課題に関わる。

第三に、メディアが騒ぎ、行政が気にし、政治家が関心をもち、という具合にことが進んでいったこと。これ自体はよくある。ただそれが、それなりに実質的な議論に結びついた。ビーチャー自身は問題が医学界内部で解決されるべきだと考えた。ただそれではすまなかった。医療の外側の人、たとえば哲学を専門にする人たちが最初はためらいながらも入ってきた。そうして「法律」とバイオエシックスという「学問」がもたらされる。機動性があり、同時に蓄積が可能だった。

ではそこで産み出されたものは十分か。そう思わない。それは医療の利用者＝消費者の権利を獲得しようとする動きとしてまず現われた。それで必要で十分な部分もある。ただ、双方の本の後半で取り上げられる「植物状態」の人や障害をもって生まれた新生児の治療停止の問題などは、当人の意思の尊重、インフォームド・コンセントの重視という路線では片がつかない。これをかの国の「バイオエシックス」は妙な仕方で片付けてしまっているように思われる。ロスマンの本はその辺をうまく主題化できていない。香川の本は、対立する見解を紹介するがその検討が始まる手前でいったん終わっている（続篇が書かれるのだろう〔香川の次の本は香川［2006］で、立岩［2012d］で紹介した〕）。

問題が問題として現われた経緯を知ることは大切だし、米国がそれに対してとった対処の仕方に、私たちが使えるところはたくさんある。ただ、問題の処理が限られた範囲でなされたために、学問としてまとまりがつき、また社会に受け入れられやすかったのかもしれない。そういうことを慎重に考えながら、なお使える部分を使う、そういう構えが必要なのだと思う。

2 「消費者主義」の本（2001/02/25・連載02）

前回は、人体実験に関わる医学内部からの批判をきっかけとした米国での「バイオエシックス」の始まりを扱った本を紹介した。日本でも同様に現在につながる重要な動きがあった。このことについても述べようと思うが、前回紹介したような本はないから（米国の歴史の本が何冊も出て日本についての本がないのは変だ）、こちらで探してまとめなくてはならない。時間をいただくことにし、今回はその後の米国のことから。

ものごとを考えていく時、α：基本的な方向が定まっていて後はその実現のための手段を考え実行していくという方向と、β：どちらに行ったらよいのか自体から考えないとならない場合と、二つある（関連する私の文章として「闘争と遡行」（立岩［2001b］）。最近、トップページからこの連載のコーナーに入れるようにしました。この文章他、追加情報もあります。どうぞよろしく）。

「バイオエシックス」と言われる時には、β：ことの「よしあし」を考える「学問」というイメージが強いかもしれない。だが、「患者の権利」を明確に打ち出し、その実現をはかっていこうとする流れもまた大きくあり、「普通」の病気の人にとってはこちらの意義の方が大きいとも言えるだろう。前回に紹介した動きもこの流れに関わる。そして一九六〇年代以降の社会運動があった。人種差別に抗議する公民権運動があり、フェミニズムの運動があり、環境破壊に抗する運動があり、学生運動、反戦運動があった。これらのある部分を体制は受け入れることはなかったが、「消費者主権」は誰もが（ではないかもしれないが）否定できない流れになっていく。医療のための社会学と一味違う「医療社会学」（別の回にとりあげる）の登場もこの「叛乱」に関わる。また「バイオエシックス」についてこの側面を強調してきた人として木村利人がいる。

「消費者主権」に生理的？拒否感を示す人も（意外にたくさん）いるし、パターナリズムといった主題を考え出すと、これも先で述べたβの主題だと言えなくはない。ただ、これについてはどこかでふれることにし、ここでは議論の出発点だと考えることにしよう。とすると課題は現状の分析と方法の提示である。

日本ですぐに役に立つのは日本で最近出たものだ。本だけでなくいくつかホームページもある。そういうものをこれから紹介していきたいと思う。ただ、一つには行きがかり上、一つには参考になるところがあると思うから、まずは米国から出た本。

『アメリカの医療告発——市民による医療改革案』（Inlander et al.［1988 = 1997］）。刊行時に八年の歴史があり会員数一七五〇〇〇名の民間団体「市民医療協会」（People's Medical Society）から刊行されている。著者はこの協会の会長インランダー、イェール大学医学部（「訳者あとがき」では公衆衛生学部）の教授レヴィン他。

この本はそんなに多くの人が読んでいないだろう。値段も高い。原著の発行は一九八八年だから、最新情報が盛られているというわけでもない。米国では訴訟が多いと聞くからきっとそのような事例が並べられていて、日本にはそのまま関係がないと思うかもしれない。しかしそうではない。意外におもしろい。

第Ⅰ部「序文」に続き、第Ⅱ部「証拠ならびに専門家による証言」。第Ⅲ部「要約ならびに結論」には弁護士で協会の理事会副会長であるロリー・アンドリュース（代理母出産についての著作等でご存知の方もいるだろう［——これらについてその人と私の考えが異なることについては立岩［1997d→2013:297］——］）の立案になる「病院開示法案」が全文掲載されている。悪いところばかりあげつらっているとか、日本はそんなにひどくないと言いたい人もいるかもしれない。けれど、思い当たるふしがないかと問われて、全面的に否定できる人はいないだろうと思う。そしてなによりこの本がおもしろいのは、またさきに参考になると思うと述べたのは、どこに問題、問題の背景がある（と考える）のか、その分析に立ち入り、それを受けて医療における消費者主義の主張が正面から、そして具体的に論じられているところである。

「われわれがだらしない消費者だったから、間違った医療がおこなわれているのである」（二五六頁）。徹底した消費者主権主義に貫かれ、そこから様々な方策が提示される。

例えば「消費者が同僚審査の過程に含まれるべき……連邦政府との契約によるどんな同僚医療審査機構も、理事会の少なくとも五〇％は消費者代表が占めるべきだ……より進んで、同僚審査チームのメンバーの少なくとも五〇％――そのグループは実際に医療を審査する――が消費者であるべきだ……」（二五〇頁）。

「訳者あとがき」にも、「一見過激ともみえる改革案……の中には、わが国で現実的ではないようなものもある」（三〇七頁）とある。ただ（とりあえず）現実的でないところから発想しないとだめな時があると思う。また非現実的なことがやがて意外にそうでなくなることもある。この本はそういう視座を得る参考になる。消費者側が不利な位置にいるのは病気だからでなく、供給側が強い立場にいるのは立派な仕事をしているからではない。例えば消費者側が時間と場所と情報量とで不利だからだ。ならば大学院を消費者教育あるいは消費者による研究の場として機能させられないか、といったことも（まずは考えるだけなら）考えられる。

同時に必要なのは徹底的に具体的な情報である。毎年『週刊読書人』が年末に今年の三冊、みすず書房の『みすず』が新年号に昨年の五冊というアンケートを掲載する。私が後者の最初にあげた二冊（前者には間に合わなかった）が、『大阪精神病院事情ありのまま（第二版）』（大阪精神医療人権センター［2000］）。そして『東京精神病院ありのまま』（東京都精神医療人権センター・東京都地域精神医療業務研究会［2000］）。ちなみに他に挙げたのは、D・ハラウェイ『猿と女とサイボーグ――自然の再発明』（Haraway［1991＝2000］）、A・セン『集合的選択と社会的厚生』（Sen［1970＝2000］）、『ウェルカム・人口減少社会』（藤正・古川［2000］）。各々についてのコメントはホームページでどうぞ。

例えば大阪の方の本は、府内六四病院のうち公開されているデータを六一病院について記載した後、六一病院から得られたアンケートの結果、四二病院についてはセンターのスタッフや精神病院への入通院の経験者たちが訪問し入院者に話を聞いてまとめられた調査結果が載っている。

本人の選択が大切だくらいは誰だって言う。しかし、あてずっぽうに選ぶしかないなら選んだことにならない。また供給側にしてみれば、知られ、比べられ、選ばれることによって、自らを高めていかざるをえない。別言すれば、こうした動きは、少なくともよい仕事をしている医療機関にとっては、また自らの場をよくしていこうとしている医療者にとっては、歓迎すべき動きである。

各々の病院についての記述はそう長くはない。一度の訪問でどれだけわかるかという指摘もあるかもしれない。しかし固有名を明かして評価するこのような本があることの意味は大きい。私が看護学にせよ医療社会学にせよ不満なことの一つは、実名を記した調査がほとんどないということだ。実名公表では調査させてくれないという事情はわかる。しかしそれでは変わらないものは変わらない。法的な強制力がないとできないこともあるだろう。ただ民間でもかなりのことはできる。調査への協力を断られても、断られたことを記すことができる。読者もなぜこの病院は入っていないのか、回答が無愛想なのかと考えることはできる。場合によったら調査に応じないこと自体が評判を落とすこともあり、それを考えると民間の調査でも応じざるをえない、ということにもなりうる（つまり、ここまでやれる調査があってはじめて実名公開ができる。ならば研究者はこうした調査に協力・参加することで日頃のもどかしさを解消できるかもしれない)。

また公的な調査は公平性、客観性に束縛されてしまうことがあるが、その場で体験した「感じ」が、それを誤解と思う側は反論できるという条件が必要だが、大切なことがある。この調査からは精神病院の依然きびしい状況、あの匂いがかなり伝わってくる。「はじめに」に、調査に協力的な病院が増え改善も見られる一方、格差が広がる傾向があると述べられている。こうした調査は、その格差を少なくし全体を底上げしていく、一つの、しかし重要な手段だ。書かれることで、当たり前になってしまっている当たり前でないことに気づかされることもある。こういう本を買わないとならない、と思う。

3 医療社会学の本・1——専門職・専門性について(2002/03/25・連載14)

まずお知らせ。『現代思想』(青土社)(二〇〇二年)二月号が「先端医療」の特集(特集「先端医療——資源化する人体」)で、私も「生存の争い——医療の現代史のために・1」という(またも一回で終わらない)文章を書いた。関連情報をホームページに掲載(三回めで中断し、第四回の分からは『ALS』(立岩[2004b])になった。立岩[2014-]で再開)。

前回(『看護教育』二〇〇二年二月号)は森岡正博の本を紹介したのだが、それ以外に日本の優生学に関する文献としては松原洋子の文章を前々回に紹介したにとどまる。ここ数年の間に、藤目ゆき『性の歴史学——公娼制度・堕胎罪体制から売春防止法・優生保護法体制へ』(藤目[1999])や藤野豊の近年の著作等々、重要な書籍が何冊も出ているのだが(ホームページには掲載)まだよく読めていない。紹介は後になってしまう。

こうして積み残しがありつつ、今回から「医療社会学」について。

医療社会学って何、の答は一つではない。まず、とくに第二次世界大戦後、地域医療、予防医学の興隆などに伴って、医学・医療の中に社会科学的な手法を用いた調査、研究が増えてきていた。この流れはもちろんずっと続いていて、大きくなってきていると言ってよいだろう。

その後、それと一味ちがう流れが起こってくる。医療のために社会学的な手法を役立てるというのではなく、近代医療そのものを批判的に対象化しようという姿勢をもった医療社会学が始まるのである。その時期は、この連載の初回（二〇〇一年一月号）で紹介した「生命倫理学」が登場してくる時期とそう違わず、両者は共通の背景を有している。

あとで紹介する『医療社会学を学ぶ人のために』の「医師」という章に、進藤雄三は次のように書く。「集団としての近代専門職に対する社会意識の変化……。こうした変化を象徴的に示したのは、公民権運動、フェミニズム、消費者運動、学生運動が大々的に展開された「異議申し立て」の一九六〇年代の時代を背景に、「クライエントの反逆」と呼ばれた教育・医療・司法領域への批判の高まりを受け、利他主義の象徴とさてきた専門家－クライエント関係を「支配」という観点からとらえようとするアメリカにおける傾向であった。一九七〇年に上梓されたフリードソンの『医療と専門家支配』は当時の時代意識を代弁している。この延長線上にイリイチによる一層急進的な医療批判（……『脱病院化社会』……）が展開されることになる」（進藤［1999］）。

こうして、少なくとも医療社会学のある部分は、医療、近代医療に対してあまり友好的ではない。というか、その基本的なところがかなり疑わしく思える、そんな感覚から出発している。「医療における社会学（Sociology in Medicine）」に対するところの「医療を対象とする社会学（Sociology of Medicine）」という言葉も、このような違いを表わすために現われ、使われてきた。

もちろん、現実の推移はより複雑で多様性に富んだものだ。またもや主に米国のことに限られてはいるのだが、そう長くない、しかしそれなりに複雑な医療社会学の歴史を追い、そこで示されてきた知見を整理し紹介するのが、進藤の『医療の社会学』（進藤［1990］）である。

品切れになってしまっているのだが、日本語で読める類書はない。いまさら一九六〇年代からの文献を端から読んでいくわけにもいかないなら、少し以前からのことを知りたい人はどこかで借りてでも読むことになる。出て一〇年以上が経っているから（私の手元にあったのは一九九五年の第三版となっているが、内容に大きな変化はないようだ）、その間の進展を含めて改訂版あるいは新著を出してもらえたらありがたいと思う。

その医療・医学にあまり友好的でない方の医療社会学の古典として、さきほどの進藤の文章でも言及されていたフリードソンの『医療と専門家支配』（Friedson［1970 = 1992］）がある（in と of という二つの社会学の違いについては三七頁以下に言及がある。もちろんこの書は of の方に属する）。訳されたのは九〇年代に入ってからだが、原著は一九七〇年に出版されている。

医学や看護の領域で「専門（性）」という言葉はほぼ肯定的に使われる。しかしここではそうではない。著者は専門家、専門職者によるクライエントの統御、支配の様子を捉える。そして、その力の源泉を、従来のように知識や技能における優越に求めるのではないところが重要である。医療という場における、クライエントとの関係における位置の確保、仕事の独占により支配が可能になりまた存続するのだとする。そして著者は、それを批判し、別の関係のあり方、そのための方策を提案する。

難解な部分はないが、まじめな学術書である。眠い時に読むと寝てしまうかもしれない。けれども、考えるところがある人にとっては、考えながら読んでいくと、いろいろ思いあたるところがあったり考えさせるところがある。そして、淡々と記述は進んでいくのだが、その積み重ねの上で、けっこうずばり、はっきりとしたことを著者は言うのである。

「知識の適用が患者の自由選択を制限するある権限によって支えられている、というのが医療専門職の特徴であり、この権威は科学者の権威よりも官吏の権限に類似しているのである」（一一七頁）。

「「専門職」という語は対社会的イメージを改善しようとする事実上すべての職種が、自職種の称号としてその使用を主張する言葉なのである」（一二〇頁）。

「保健医療サービスは厳格で機械的で権威主義的であり、有機的な連携を欠いているといわれるが、これらの現象の過半は、官僚制的な原理によってというより専門職を中心に組織化されていることによって引き起こされている」（一二三頁）。

「一般的に専門職、とりわけ医療専門職は、その本性からして、自分の仕事の内容と条件とを統制する完全な自律性を所有するかぎり、そして分業体制において支配的地位を占めるかぎり、自ら表明した理念に忠実であることはできない……。……私が提案したのは、管理者に対する責任、個々の患者自身に対する責任、そして医師と競合しうる職種の計画的育成によって、医療専門職による支配とその自律性とを制限する方法なのである」（二一四頁）。

あるいは次のような指摘。

「サービスの自由選択という教義が患者だけでなく医師をも保護している、ということはおそらくそれほど理解されていないだろう。専門家はこう語りかけることができる。すなわち「ようするにですね、ジョーンズさん。あなたは誰かに命じられて私のところへきたわけではありませんし、助言に従わせる力が私にあるというわけでもありません。協力するのがお嫌でしたら、どこか他をあたってください」と。

この教義の要諦は、医師が患者の側に服従の義務を課し、服従が患者自身のためになるという説得する責務から医師を免れさせる点にある」。

　こうして、ある程度の深さと幅をもった分析がなされるためには、やはり一つの主題について一冊の本が書かれないと、と思う。ただ、そうした本は日本で書かれたものにはまだなかなか見あたらない。

　何冊か概説書のようなものは出ている。むしろ、概説書のようなものしか出ていない、と言った方がよいのかもしれない。その一冊として、ひとまず『医療社会学を学ぶ人のために』（進藤・黒田編［1999］）をあげる。本の題のわりには易しくない章もあるが、それでも、すこし勉強してみようという人のまず一冊、としてはよいだろう。まず何冊かある本の中では新しい。全体の章立てとしても、医療のかなりの部分を扱っている。巻末には、この本の編者の一人でもあり、先に文章を引用し、そしてフリードソンの本の訳者の一人でもある進藤の「文献解題」があり、私が本誌に書いているものと比べ、簡潔ではあるが包括的でバランスのとれた紹介がある。もう一人の編者の黒田浩一郎は「調査法」「専門誌と学会」を書いている。

　各章の著者はホームページに掲載したが、章立ては、医学、病者と患者、医師、コメディカルおよび非正統医療、医療施設、医療システムと医療政策、医療化と医療化論、資格職と専門性、医療倫理、ジェンダーと医療、精神医療、医療産業、世界医療システム、といった具合。

　私はこの中で「資格職と専門性」（立岩［1999］）という章を担当した。資格というものが正当化されるのは、供給されるサービスの品質を保証するという消費者保護の要がある場合に限られること、しかし、自らの仕事を確保し自らの利益を維持するために用いられてしまうことがあることを述べた。そしてさらに専門性・専門家についていくつか確認した後、では看護という仕事はどのように捉えることができるのか、少し考えてみた。医療社会学が問題にしてきた専門職について、私の見方を手短に書いたという文章である。よろしければご覧ください。関連する文章に「ふつうのことをしていくために」

（立岩［2001a］）、等。こちらはホームページに全文を掲載しています。

4 医療社会学の本・2——ゴッフマン『アサイラム』（2002/04/25・連載15）

前回は医療社会学の初回ということで「専門家」についての本を紹介した。ほかに医療社会学の対象は様々だが、一つに「病院」「施設」がある。病院とは、慣れれば慣れてしまうのだろうが、しかしやはり不思議なものではある。

『アサイラム』という本（Goffman［1961 = 1984］）がある。著者のアーヴィング・ゴッフマンは一九二二年に生まれ一九八二年に亡くなった米国の社会学者で、歴史上の社会学者を一〇人あげなさいとなったらその中に入る人だろう。医療社会学という領域の学者ではないが、『アサイラム』は医療社会学の古典として必ずあげられる〔ゴ（ッ）フマンの仕事を紹介する本として中河・渡辺編［2015］〕。

彼は、人と人との間のやりとり、そこで何を示し、何を隠し、どのように自分を示していくか、演じていくか、それがどう受け止められ、そして……、といった相互作用を、多くは比較的小さな関係の中で記述した本を書いた。「社会」を大きく語る流れや、統計調査によってなにごとかを言おうとするのとは違う流れの元祖、ではないにしても先駆者の一人ではあり、このように社会学をやってもよいのだと多くの人が思い、社会学の大きな流れの一つが作られていった。自己像、アイデンティティを巡る戦略、相互作用における作法、演出、そうしたことに関心のある人はまず彼の本を読む。

主要な著作のいくつかが翻訳されている。もっとも有名で読みやすくもあるのは『スティグマの社会学』（Goffman［1963 = 1970, 1980］）だろう。スティグマは訳せば烙印。負の価値を与えられた属性をもつ人たちが、対人関係の中でそれを隠そうとしたり等々、どうふるまうのかが記述されていく。とくに医療の本というわけではないしあまりに有名な本なので、ここで内容の紹介はしないが、昨年改訳版が出されたから、表紙写真を載せてもらおう。

他に「ゴッフマンの社会学」というシリーズで誠信書房から出版されている四冊があり『アサイラム』もその一冊（ホームページのこの連載の欄で「施設／脱施設」「ゴッフマン」等の項目にリンク。著作のリスト等掲載）。手元にもう一冊と注文したら品切れだった。びっくりした。そんなことがあってよいのだろうか。それで、これまで表紙写真を載せるのは入手可能な本に限るようにしてきたが、今回は例外である。

この本は四つのかなり長い論文からなっている。精神病院でのフィールドワークに基づくが、それだけでなく修道院や刑務所や強制収容所について書かれた文献も使われている。第一論文が「全制的施設の特徴について」、次に「精神障害者の精神的閲歴」、そして「公共施設の裏面生活――精神病院における苦境の切り抜け方の研究」。

「全制的施設 total institution」という言葉は彼が作った言葉ではないが、彼の名前とともに知られている。「多数の類似の境遇にある個々人が、一緒に、相当期間にわたって包括社会から遮断されて、閉鎖的で形式的に管理された日常生活を送る居住と仕事の場所、と定義できよう」（v頁）とある。

そこに入っていくこと、暮らすこと、そこから出にくいことが入所者にとってどんなことか、そこで働くことが職員にとってどんなものであるかを記述する。とくにこの本がおもしろいのは、施設の中で生きていく術が描かれていることである。

例えば「第二次的調整 secondary ajustments」。「特定の組織内の個人が非公認の手段を用いるか、あるいは非公認の目的を達するか、あるいは双方を同時にするかして、彼の為すべきこと、得るべきもの、かくして彼の本来の存在様態とされているものなどをめぐる組織の非明示的仮定を回避すること、と定義される。第二次的調整とは、施設が個人に対して自明としている役割や自己から彼が距離を置く際に用いる様々な手立てのことである」(二〇一頁)。

このあたりは、前回紹介した『医療社会学を学ぶ人のために』では金子雅彦の「医療施設」(金子[1999])でも紹介されていて参考になる。ただゴッフマンの著書のような本は、そうした紹介でだいたいどんなことを言っているかわかった上でよいから、微に入ったその記述そのものを読むとよい。

ゴッフマンが調査したのは一九五〇代で、つまり今から四〇年以上前の話で、そして調査の対象になったのは米国の、入院者七〇〇〇人という巨大な病院だ。日本の、そして今の状況との違いはたしかにある。そして米国の状況も変わっていった。この後、いわゆる「脱施設化」が始まる。この本もその流れの中で読まれた。ただ、それはこの本を今読むことの意味をなくすものではない。

例えば、「全制的」の定義からは少し外れるにしても、学校のことを思い出してみる。全校集会での校長先生の訓話をいちおう聞いているふりをしつつ、わからないようにおちょくったりしている生徒たちがいる。「生徒会」や「自治会」がなにやら嘘っぽいことを知っている。誰もがそういうことを体験してきた。あるいはじかに体験したことはないが、映画や小説などに多少誇張してではあるにせよ、描かれる刑務所での受刑者たち独特の世界があることを知っている。なのに、教えたり管理したりする側になるとそれを忘れる、あまり考えないようにする。だが、教育の「改革」にしてもそういう空間でなされるのだから、なされているはずのことと実際に起こっていることはずれていく。この本は、そうすんなりことが運ぶはずがないことを思い出させてくれる。だからといって職員と住人とが一丸となって進んでいくことをただ肯定するわけにもいかず、「反抗」や「逸脱」をやたら持ち上げてもはじまらない。ゴッフマンもこの状況下で採用するしかない方法としてその処世術を記述する。さてどうしたものか。容易に答は出ないにせよ、少なくとも実際あるものをないことにはせず見ていこう、考えていこうということである。

第四論文「医療モデルと精神障害者の病院収容――修繕業の多様性の範囲に関する覚書き」。読むのに一番忍耐を要するかもしれない。もっと整理して書けるだろうとは思う。しかし私は、今回ほとんど初めて読んだのだが、なかなかよいと思った。

客が自分のもっている故障した機械の修理を修理屋に依頼するといった修繕サービスモデルで精神医療もまたなされることになっているのだが、実際にはそのようにはなっていないこと、その由縁が記述される。

そのことを言うのに、ゴッフマンというと連想される微視的（ミクロ）な接近法だけが用いられるのではない。モデルと現実のずれがどこから来るのかが一つ一つ挙げられる。それは、医療が相手にするのは部品ではなく人間全体である（でなくてはならない）という、近頃よくなされる主張では捉えきれない部分を視野に入れる。そうした「良心的」主張の妥当性を吟味する上でも役立つ、分析的でクールな記述がなされるのである。

そして、ここもたいせつなのだが、ずれているにもかかわらず、なされていることがサービスモデルの文脈で語られてしまうことについての分析がある。ここからも考えていく上でのヒントを得ることができる。

さらに私は医師は修繕技術者だと割り切って考えた方がよいと前回紹介した「資格職と専門性」（立岩［1999］）に書いたことがあるのだが、そんな主張――私自身はこの立場とゴッフマンの分析は矛盾しないと考えている――とどう関わるか。そんな主題もある。

社会学者が精神病院をとりあげるのにはもっともなところがある。つまり、病院とは治療の場だとされるのだが、精神病院が治療に役に立っているようにはあまり思えない。むしろそれ以外の機能を果たしている。それは狭義の医療の側から分析されることではなく、社会学、社会科学の出番だというのである。ただ、精神病院に限らず病院の多くにそんな部分を見出すこともまた可能だ。むろん「社会的入院」といった言葉もそれに関わり、その解消がとくにこのごろは財政を気にする側からしきりに主張されている（ちなみに米国の脱施設化は、施設外に暮らす場が用意されず、病院を出た人、出された人のかなりがホームレスになってしまい、とても成功したと言えないと評価されもした）。そんな今どきの問題にもこの本は無縁ではない。

しかしこの本は今買えない。出版社が増刷に踏み切るまでは、どこかで借りてもらうしかないのだが、一つ、黒田浩一郎編『現代医療の社会学』（黒田編［1995］）所収の美馬達哉「病院」（美馬［1995］）が、この第四論文を、珍しくと言ってよいだろう、取り上げている〔その後もう一つ天田［2015b］〕。美馬は、ゴッフマンの論を紹介しつつ、病院に「社会統制」の装置という面のあることを言い、日本の病院の歴史にふれ、そのことを跡づける。さらに、現在進行している事態をただ病院化というだけで捉えることのできないことを指摘する。前回、短い文章を集めた概説書だけしかないのは困ると不満を述べた、そうした本の一つの章で、やはり短すぎるのが難点だが、参考になさるとよい。

5　大熊一夫の本（2002/05/25・連載16）

医療社会学を一回休む。とはいえ連続性はある。前々回紹介した『医療社会学を学ぶ人のために』（進藤・黒田編［1999］）の「医療施設」で、金子雅彦は「医療施設の研究には、医療サービスの受容者、つまり患者サイドに立って医療施設の世界を考察するアプローチがある。日本ではこのテーマの研究は皆無に近い（ルポルタージュとしては、大熊一夫『ルポ・精神病棟』などがある）」（九二頁）と記した上で

「欧米におけるこのアプローチを代表する研究」として前回取り上げたゴッフマンの『アサイラム』の紹介に移るのである。

一九七〇年代に生きていた人の中には『ルポ・精神病棟』(大熊[1973])という本を覚えている人がいると思う。この本の著者、大熊一夫は、一九六三年から朝日新聞社で新聞記者、『週刊朝日』『AERA』に関わった後、一九九〇年退社、フリージャーナリストとなる。一九九八年から三年間大阪大学(人間科学部・大学院人間科学研究科)の教員(ソーシャルサービス論)も務めた後退職。今はまたフリージャーナリスト。

この本の経緯は大阪大学のホームページ掲載のインタビューでも語られている(www.hus.osaka-u.ac.jp/interview/interview05.html)。いつものように私のホームページからもリンクしたのでどうぞ。そこで「世の中ほんとめちゃくちゃなことがあるもんだな、僕の知らないことがいっぱいあるもんだな、と思ったよね」と大熊は語るのだが、私はこの本をたしか中学生のときにどうしたわけだか読んだ。旧ソ連での強制収容所のことを書いたソルジェニーツィンの小説(Солженицын[1973-1975 = 1974-1977])が話題になっていたりした時期でもあった〔ソ連における精神医学と収容所について天田[2012]〕。とにかく、げっ、という感じだった。私がいまの仕事をしていることになにがしかの影響を与えたようにも思う。

昔ふうの言い方でアル中患者を装って精神病院に一二日間入院して経験したことを書いた記事が、一九七〇年に『朝日新聞』に連載され、それが冒頭に来る。本はずっとその話のような記憶があったのだが、再読するとそうではない。むしろその部分は短い。この部分の印象がそれだけ強かったということかもしれない。

中身は、文庫版で入手できるから読んでいただければよい。一気に読める。終わりの部分には、第九回〔本書では略〕でとりあげた第二次大戦下のドイツの「安楽死」作戦への言及もある。

ただ一つ、調べたり書いたりすることの意味に関わり、この本（のもとになった連載）の反響について大熊が書いていることについて少し。

彼は連載への反応は大きく、その中には非難も多くあったことを書いている。そして自らの罪状を「一部の悪徳病院を誇大に取り上げた罪」、「一生懸命やってる人をがっかりさせた罪」、「暴露に終始した罪」、「政治が悪いからだ、といわない罪」の四つに分け（文庫版七三頁）、それぞれに対して反論を加えている。例えば、第一番目については一部の病院の問題ではないこと、四番目については直接に医療に関わっている人が免罪されてしまうこと、等。また「あとがき」でも、「ある新聞の精神病院攻撃」について「書くほうは、精神病院をやっつければ、病院が向上すると考えている」と非難した上で、事実は逆で、よいところをとりあげてほめた方がよいのだと斎藤茂太〔二五五頁〕が著書で書いているのを取り上げ、再反論を加えている。

後の著書『精神病院の話』（大熊［1987］）でも大熊は次のように書いている。「過去一七年間、私は怨念の標的だった。「入院者の虐待」を問題視するよりも「入院者の虐待を指摘すること」のほうを問題視するというのは、あきらかな倒錯である。この倒錯がこれからも続くのかと思うと、気も重くなる」（二七六頁）。

こうした部分もまた直接読んでもらうのがよいのだが、思うのは、今でもこうした反応は変わらないということである。それは多くの場合、「関係者」からある。一つは医療者、看護者である。一つには家族である。病院の他のまじめな職員の努力が無になるとか、業界で普通にやっている病院もいっしょにひどい病院にされてしまうとか、それで施設・病院に入れるのが肩身が狭くなるとか。

こうして「マスコミの扇情主義」を非難したい気持ちはわからないではない。しかし、全体のイメーが下がってしまうからというような言い方で、一部の（かもしれない）やはりひどいとしか言いようのないことが隠されてきたことがいくらもあることは否定できない。わるいことを指摘すること、暴露することは、その事実について間違っていない限り、大切だと考えるよりないと、やはり私は思う。そして結局、そういうことを、業界の外側にいる人たちでない当の業界・学界内部の人たちが、どれだけ言えてきただろうか、言えるだろうか、と思う。

ただ、この本を書いてしまった大熊は、外野の、無責任な、一時的な、扇情主義者ではいられなかった。わるいことばかりあげつらうという非難は彼には当てはまらない。すでにこの本ではいくつかの改革の試みが取り上げられている。そしてその後もずっと取材を続け、ずっと書き続けていくことになる。

精神医療、精神障害者については『新ルポ・精神病棟』（大熊［1985］）、『精神病院の話――この国に生まれたるの不幸・1』（大熊［1987］）等がある。また高齢者に関わる本に、『あなたの「老い」をだれがみる』（大熊［1986］）、『ルポ・老人病棟』（大熊［1998］）、『ルポ・有料老人ホーム』（大熊［1995］）、『あなたの老後の運命は――徹底比較ルポ　デンマーク・ドイツ・日本』（大熊［1996］）等がある。

『ルポ・精神病棟』の刊行から一二年後、新聞連載の一五年後の一九八五年に出された『新ルポ・精神病棟』では、栃木県の報徳会宇都宮病院の事件のことがまずとりあげられる。石川文之進というとんでもない医師・経営者が経営していた、看護人他による患者のリンチ死事件他で有名になったその病院のことは誰もが覚えている、知っている、だろうか。心もとないものがある。

また、『精神病院の話』は『ルポ』冒頭に収録されている『朝日新聞』の記事や『新ルポ』の前半にある宇都宮病院についての『週刊朝日』の記事等、本になったものを含む、大熊の書いた記事が掲載年月日入りで再録され、それに大熊自身による後日談とでもいった性格の「ノート」が付されている。

そして同時に、これらの中でも様々な改革の試みが取材され紹介されている。大熊も、日本に比べてまともなところとして外国、とくに北欧の国を取材し書いている。大熊由紀子のロングセラー『「寝たきり老人」のいる国いない国――真の豊かさへの挑戦』（大熊［1990］）もそうした本である。ただ、知っている人には知られているように、精神医療ではイタリアがおもしろいことになっている。『精神病院の話』の後半では、イタリアでの精神病院をなくしていく改革が取り上げられている。

そしてより多く国内での試みが紹介されている。『新ルポ』の第Ⅱ部は「「宇都宮病院」をなくすために」で、本全体のちょうど半分の分量が、もちろん斎藤茂太に言われたからではなく、様々な精神病院や地域での活動の紹介に割かれている。病院でないところで有名な（はずの）ところでは埼玉の「やどかりの里」とか、私がおもしろいと思うのでは四国・松山の「ごかい」――『天上天下「病」者反撃！』（「病」者の本出版委員会編［1995］）といった本をそのうち紹介できればと思っている――とか。

彼がこういう本を書いていく理由はまったくはっきりしている。いまある状態がひどいからであり、だからなんとかしようと思ってそれで書く。異議はない。さて「学者」は何をするか。大熊は前記のインタヴューで、学者の作品は「味も素っ気もないものになっている。つまらない文章ばかりだし、こんな研究して何で障害者のためになっているのかわからないようなものばかり目立つ」と言う。そうかもしれない。

もちろん、統計的な調査がこうしたルポルタージュと並存し互いに補って意味があることはあるだろう。では、前回取り上げたゴッフマンの著作のような質的調査、フィールドワーク、エスノグラフィー、エスノメソドロジー……、などと呼ばれたりするものはどうだろう。私は、ジャーナリズムの作品とこれらの間になにが違うというほどはっきりした違いはないし、またある必要もないと考える。ただ、大熊の批判を肯定しながら居直るような妙な言い方になってしまうのだが、衝撃・感動・……をとりあえず与えなくてもよいという自由が「研究」にはあって、それがうまくいった場合には利点になるとも思っている。このことについてはまた別の機会に書こう。

6 臨床社会学（2002/06/25・連載17）

まず御挨拶。職場が変わり（→立命館大学）引越して、ホームページを変更しました。http://www.arsvi.com です。ラテン語で ars vivendi は「生の技法」といった意味で、それがいわれです。

さて今回と次回は「臨床社会学」の本。最初取り上げようと思った本がまだ段ボール箱に埋もれているという事情もあるけれど、もう一つ、前回大熊一夫が学問が役に立たないことを嘆いていたのだが、臨床社会学は（臨床に）役に立つことを目指すものでもあるらしい、それをどう捉えるかというつながりもある。

有斐閣から二〇〇〇年に『臨床社会学のすすめ』（大村・野口［2000］）、二〇〇一年に『臨床社会学の実践』（野口・大村［2001］）が出た。編者は大村英昭と野口裕二の二人、後者は野口・大村の順番になっている。他に、もうしわけなくも執筆時未見だが、大村英昭編『臨床社会学を学ぶ人のために』（大村［2000］）、畠中宗一編『臨床社会学の展開』（現代のエスプリ、至文堂、二〇〇〇年）。短い間にずいぶんたくさん出ているとも感じる。『すすめ』の序章「臨床社会学とは何か」で編者の大村もふれているが、「臨床社会学」という領域はアメリカにも以前からあるにはあって、ただ近年はそう活発でもなくおもしろいものではない、だからそれはそれとして、こちらで始めていこうというところのようだ。目次などは例によってホームページに掲載した。いずれにも多くの文章が収録されていて、一つ一つについて紹介し検討したら散漫になるし、また分量が多くなってしまう。私なりに思うことを書こうと思う。『すすめ』の第1章「サイコセラピーの臨床社会学」で編者の一人の野口は、臨床社会学には二つの側面があって、一つは臨床と呼ばれる現象を対象とする「対象としての臨床」という側面で、もう一つは臨床現場・実践への貢献を直接追求するという「方法としての臨床」という側面だと言う。このことを下敷にして考えてみたい。

「対象としての臨床」の方から。この臨床という括りはどういうものなのか。一つに、野口から直接に聞いた話だが、医療というのでも福祉というのでもしっくりこない領域、あるいは両方にまたがる領域があって、それらを包括する語として「臨床」はよいという判断もあるようだ。例えば「看護社会学」というものもあってかまわないが、そうしていくと少し細かくもなり、むしろ隣接する部分といっしょにやっていった方がよさそうだ。そしてこういう領域についての「需要」が増えてきていることもまた確かなことではある。それで、そうした領域でも（もっと）社会学が仕事をした方がよい、仕事ができるはずだ、ということになる。こうした事情は、「ケア」という語の頻出や、「臨床哲学」といった領域を立てようという動きにも共通する。そしてそんな状況があるから、一定注目を集めるだろうという（出版社側の）読みも成り立ちうる。もう四冊本が出ているのにはそんな事情もあるだろう。

その一冊『すすめ』中の看護に直接に関係する文章には、『はじめての看護理論』（勝又［1995］〔第二版勝又［2005］〕）、『ナースのための社会学入門』（勝又［1999］〔その後『ケアに学ぶ臨床社会学——理解社会学の再生を求めて』（勝又［2010］）〕）の著者勝又正直の「看護に学ぶ臨床社会学」がある。また『実践』にはここ〔『看護教育』〕では紹介するまでもない宮本真巳の「臨床社会学の体験と方法——精神看護の実践・研究・教育を通して」（宮本［2000］）があり、前々回紹介したゴッフマンの本をどう受け止めたかにもふれられている。

そんな章を含みつつ、『すすめ』は二五二頁の本に九章あって、家族、学級、保育政策、政策過程、等々が論じられる。一つ一つが短く、文章は短ければ短い方がよいという人もいるだろうけれど、私はいささかもの足りなかった。また『学ぶ人のために』の方も、目次を見る限り、かなり多様な主題が並んでいる。まずは一冊という意味があるにせよ、なにやら散漫な感じがしないでもない。

扱う領域が広いのがいけないということはまったくない。ただ、なんでもよいということになれば、とくに社会学の前に言葉を加える必要もないということにもなる。私自身はいささかもこの領域を背負ったりはしていないから、その未来を心配したりもしないのだが、そのようにして本が作られていく状況が続いていくと、その像が拡散していって、訴える力が薄れるという可能性はある。この辺りはこれからどのようになっていくのだろうか。

それに比して『実践』は一一章構成だが全体の分量が多く、精神障害者福祉、老い、ホスピス、呆け、死別、子ども虐待、等、より普通に臨床といってイメージする領域、困難なことがありそれで具体的に人が出会う場所に着目する。「なおすことについて」という妙な文章を書いている私以外は、それぞれその臨床の場のまん中で、あるいは傍で仕事をしてきた人たちが書いている文章で、その場に存在する切実さが生み出す力のようなものがあって、読むと重めの手ごたえを感じる。

大雑把な印象はそんなところなのだが、ではそれは、一つに対象領域をある程度絞りながら、もう一つに「目的意識」をはっきりもったものであること、つまり野口の言う「方法としての臨床」というもう一つの側面、臨床に「役に立てる」ということが大切だということだろうか。

目的をよしとすれば、そのために役に立つことはよいことである。ただ、わざわざそういうことを言うにあたっては、社会学が外側、外野から好きなことを言ってるだけで役に立てていないという感覚がある。編者、とくにその一人の野口の苛立ちは私にもわかるような気がする。で私は、まずは野口の提起に賛成する。

ただそれは問題の対象もそれが解決されるべき方向もはっきりしていて、あとはそれをどう解決していくかだけだということでは——むろん野口はそんなことを言っていないのだが——ない。ここで急いでつけ加えると、そんな部分もあるのではある。精神病院の状態がとにかくひどいから、なにをしたらよいか、いくらも行なうべきことがある。ただ、その上で、というより同時に、「まだわからない」と仕方なく言い続けなくてはならない部分もあり、そしてそれは「対象としての臨床」という主題に再び関わってくるとも思う。

一つに、そこで「何が起こっているか」について知らないことがまだたくさんあるということ。ただこのことを言うだけでは、「それはそうでしょ」と言われるだけだろう。具体的に何を知らないのか、何がわからないのか、あげないとならない。そこで今回一つ、次回にもう幾つか、例示しようと思う。

私は、『すすめ』では樫村愛子の「「自己啓発セミナー」の臨床社会学」（樫村〔2000〕）がおもしろいと思った。セミナーで明るく元気になるならばよいではないか、と思う反面、なにやらうさん臭く感じるところもある。それに対してある種の新興宗教を批判するように詐欺だ洗脳だと言うという手もある程度は有効であろうけれど、どうもそれだけではないような気がする。とするとあれはいったい何なのか。どこに問題があるのか。樫村がその章で、そして著書『ラカン派社会学入門——現代社会の危機における臨床社会学』（樫村〔1998〕）で考えているのはそういう主題である。

副題にではあるが「臨床社会学」の語があるのはこの本が最初かもしれない。本の「帯」には「社会を読み解く技として誕生し、やがて細分化されすぎていった社会学。「臨床社会学」は、今、ここにある「ひと」を捉え、その生を支えることを目指す」とある。ご存知のように、本の帯の文はたいてい出版社が書く。本人だと恥ずかしくて書けないようなことも書けるからだ。ただそれを見てすぐに（臨床に）役立つ社会学、と願って手にとると、その人は困ってしまうかもしれない。この本は著者の論文集といった性格の本であり、第1章がセミナーについて論じた本である他は、主体、他者、性、コミュニケーションについて考察が展開される。精神分析派の中でも難解をもって知られる〔ということは私を含むほとんどの人は何も知らない〕ジャック・ラカンの理論についての、『源氏物語』やアンゲロプロスの映画についての論考他が収録されている。それをこの連載で紹介する一冊とすることのいささかの無理は承知しつつ、しかし「こころざし」という古風な言葉をひとまず使うが、その強さから、表紙写真の方は『すすめ』でなくこちらの方にした。

樫村のセミナーの解読の妥当性はどうなのか、私は納得できたが、その評価は分かれるかもしれない。ただ一つ言いたいのは、私たちは、臨床について考えるとき、場合によっては、あくまで場合によってはだが、めんどくさくてもなんでも、こんなことも、こんなところまで考えないとならないのだということである〔その後の樫村の著書に『「心理学化する社会」の臨床社会学』（樫村［2003］）〕。

そしてそういうかまえは臨床社会学の主唱者・首謀者の一人である野口の論考にもある。その著書『アルコホリズムの社会学』（野口［1995］）については次回とりあげることにしようと思う。

7 出口泰靖・野口裕二（2002/07/25・連載18）

出口泰靖は、前回あげた『臨床社会学の実践』（野口・大村編［2001］）に、「「呆けゆく」体験の臨床社会学」（出口［2001］）を書いている。また次回その中身を紹介する〔その間にべてるの家の本が届いてすぐ次回が書かれたため、紹介しなかった〕『フィールドワークの経験』（好井・桜井編［2000］）には「「呆けゆく」人のかたわら（床）に臨む――「痴呆性老人」ケアのフィールドワーク」（出口［2000］）が入っている。彼は一九六九年生まれの社会学者で、ホームヘルパー二級の資格をもっていて、特別養護老人ホームやグループホーム等で通いや住み込みのボランティアや研修生をしながら、そこから得たものを論文に書いてきた。私は彼が書いたものを読んで、ああそうなのかと思った。

つまり、呆けることがどんなことか、それが少しわかった気がしたのだ。身近にいたり、その人とつきあうことを仕事にしている人は知っていると思うかもしれないが、そうとも限らない。近くにいるから知ろうとしないこともある。

その私たちは、知らないながらも、なんとなく呆けるとは本人の自覚のないまま知的な能力が衰えていくことだと思っているのかもしれない。出口もそう思っていたと言う。ところが「私にとって衝撃的だったのは、Aさんのように自分が呆けはじめたことに「何らかの形で」気づいている人がいることであった」(『実践』一四三頁)。「彼女は「呆けゆくこと」の気づきを何らかのかたちで示し、その原因を自分なりに考え、仕事をし続けられないことに対して言いしれぬ不安を感じ、悲嘆に沈み、この事態に何とか対処しようとしている、ここで私の心を捉えて揺さぶった問いは、そうした「呆けゆく」体験をかかえた人たちにわれわれはどのようにかかわればよいのだろうか、ということだった」(一四四頁)。

もちろん人により状態によって様々だろうが、呆けていくことについての自らの思いがあり、それがどんなものか、周囲の人が直接に体験することはできないのだが、そこをなんとか記述していく出口の記述を読んでいったとき、読む側も初めて少しわかったように思うのだ。例えば私が読んで思ったのは、不謹慎かもしれないが、酔っ払っている時の状態に近いところがあるかもしれないということだった。何の自覚もなくただ酔っ払っていることもあるが、我ながら酔っ払っていると思いながらとか、そこまではっきりしないが普段とは違うと思いつつ、あるはずのものが見つからないとか、辿り着くべきところに着かないとか、それで我ながらなさけない、といった感じに少し似ているのかな、などと思いながら読んでいく。さらに、気づかれないように取り繕ってしまったりすることもある(が隠しきれずに、やはり情けないと思ったりする)のも似ているように思ったりする。そのような「パッシング」という行ないを記述したのは四月号で紹介したゴッフマンだが、なるほどここでもそんなことが起こるのだと思う。そして「高齢者福祉」や「痴呆老人の介護」についておびただしい文章が書かれてきたのだが、こんなことが詳しく書かれているものは見たことがなかったと思うのだ。

さらに出口は痴呆の人を相手にする人の側が、そんな態度をとることがある、知らないふりをすることがあることを言う。「「パッシングケア」……は、本人に「呆け」と直面させることは残酷であるとみて、そうした場面に出くわしそうになると話題をかえたり、「私は呆けたか」というような気づきにも、話をすりかえたり、やりすごしたりして、「呆け」様態を周囲の側から包み隠すケアである」(一五六頁)。しかし、周りがそのようで、しかし本人は気づいているとなると、それを自分だけで抱えてしまってやはり困ってしまう。それはよくないのではないか。と出口は思い、呆けることを自らがわかることを組み入れてデイ・ケアをしているところを見つけて、今度はそこでどんなことが起こっているのかをやはり記述するのである。

社会科学は人間のしていることを相手にしているから当然なのだが、それが言うのは、言われてみればそう不思議ではなく、そんなこともあるだろう、というぐらいのことだ。だが、知らなくはないが、見過ごしているか見ないことにしていることをあらためてはっきりさせる意味はある。そしてそれは、出口の場合はどうやって呆けゆく人たちとつきあっていったらよいのだろうという関心につながっている。毎日忙しく働いていると、そんなことを考えたら日常の仕事が滞る。しかしそれではやはりまずいなら、立ち止まらないとならない。研究者だけがそれを行なうこともないのだが、とりあえず研究者がそれを行なってもよい。

野口裕二は一九五五年生まれ、前回紹介した本の編者であり、またたしか出口泰靖の師でもあったはずの社会学者だ。私思うに、臨床社会学の主唱者・首謀者の一人となる以前、彼の最初の本『アルコホリズムの社会学』（野口［1996］）がすでにおもしろい本である。

酒がどうしても飲みたいという感じは、私はわかるように思う。しかし、なぜそこまでなって抜けられないのかは、わかるような気もするが、わからないところもある。次に、アルコホリズム（普通はアルコール依存症と言われることが多いのだろうが、野口はあえてこの語を使う）の人たちのセルフヘルプ・グループ、例えばＡＡといった組織があるのだが、あれはなかなか不思議なことをやっているようにも思われ、なにやらうさんくさくも感じられるのだが、しかしなにか核心をついた活動のようにも思われる。これらはいったいどういうことなのだ、それをどう理解したらよいかと思う。

アルコホリズムに付着するスティグマの成り立ち、アルコホリズムの医療化の過程、セルフヘルプ・グループ、集団精神療法と地域ネットワーク、「共依存」と「アディクション」がこの本では論じられるのだが、とくに私の関心に引きつければ、まず第1章「アルコホリズムとスティグマ」で、アルコホリズムを「意志の病」とする人々の信念について述べている部分。彼はそれが誤りであることが証明されない構造になっていることを指摘する。つまり酒をやめられれば意志が強い人で、その人はアルコホリックではなかったことになり、他方やはりやめられなければ、それは意志が弱い、だから正真正銘のアルコホリックだとされるのだと言う（二二―二三頁）。なるほどそうかもしれない、とも思う。

こんなこととも関わり、本の後半、第10章で野口は、Ｇ・ベイトソンの議論を紹介して、酩酊は、覚醒時の自分のあり方が誤っていることに対する正しい修正だと考えられると言う。ここで自分が間違っているとは、その人が人間関係で失敗しているといったことを指すのではなく、自らが「意志する主体」であること、自らを制御する主体であろうとすることが――これはもちろん、近代社会では正しいあり方とされるのだが、しかし――間違っているということだ。人は酒を飲んで酩酊してそれを修正する。それは人をアルコホリズムに導くものでもあるのだが、ＡＡの成功とは、そのような自らが自らを統御しようとする私のあり方を放棄することから始めることにあるのだと言う（一七一―一七二頁）。そうかなあと思うところは残る。だがそれだけですべて説明できるかどうかはともかく、言われればそうかと思うところはある。前回紹介した樫村愛子による「自己啓発セミナー」の分析もそういうものだった。知らない現実をまず明らかにするところから始まる出口のような研究もあるし、まるで知らないのでもないがよくわからないものをどう理解するかというところで読んでしまう仕事もある。

野口は東京都精神医学総合研究所等で斎藤学らと仕事をしてきた経験がある。私は「現場至上主義」は支持しない。またアルコホリックの人がどうなろうと知らないという人が研究してもかまわないと思う。しかしどんな研究が結果としておもしろいかと言えば、相手をおもしろいと思いながら、このままではつらかろうと思い、ではどうしようかといったことを考えている人が考えて書いたものであることが多い。まず野口は断酒会やＡＡがおもしろいと思ってしまい、その前にアルコホリックの人に思い入れてしまったのだ。

同時に、そんな自分自身も含めて距離をとることが、相手が何なのかを言うためにも、どうするかを考えるためにも、求められることがある。そのとき「学問の蓄積」が使えることがある。野口自身が序章で逸脱論、医療社会学、臨床社会学、近代社会論と列挙するように、彼はアルコホリズムに対するのに特定の接近法だけを使ったのではない。例えば臨床社会学といった、ある対象領域や接近の方法や構えを包括する旗印を掲げ、本を編集し、その全体を盛り立てていくことにも意義はあるだろう。ただ結局は、そこで起こっていることは何なのかという問いが基本の問いなのではある。その問いに答えるのに野口のこの本は短すぎる。それが惜しい。アルコホリズムについてもっと書いてほしい。出口には、呆けることについて、どうだわかったか、という本を書いてほしい〔その後『週刊医学界新聞』での連載（出口［2003-］）が始まったが、まだ本にはなっていないようだ〕。

8 『べてるの家の「非」援助論』・1（2002/08/25・連載19）

北海道の浦河町にある〈べてるの家〉とは何かはなかなか説明しがたいのだが、ホームページには「小規模授産施設、作業所、有限会社、共同住居の四つの柱からなる共同体の総称です」とあった。ここ二週間ほど時々開いているのに、さっき初めて組織図と地図が巻末に折り畳まれているのに気がついた。特に地図を見るとなんとなく感じがつかめる。そしてひどく存在感のある人々の写真、おもしろいと言うほかないイラストというか漫画（鈴木裕子・作）があってなんだかわかるような気がしてくる。この〈ケアをひらく〉シリーズの本は使っている紙が軽く、それで本も軽いのだが、その軽さがそうやってぱらぱら漫画を見ながら読むのに適してもいる。

これから書くように、ここで行なわれていることは理にかなったことだから、どこでもいろいろと使える技が入っていて参考になるかもしれない。しかしそれだけならいやだ、と私は思ってしまう。ここにあるのは「私は病気、はいそうです」みたいな乗りだ。そこがやはり大切なのであって、この乗りを外して、部分を取り入れたらかえって気持ち悪いことになるのではないかと思う（が、そんな半端なことはできないに違いない、とも思いなおす）。

この乗りを表わす標語がいくつもあるのだが、一つに「降りる生き方」という言葉がある（四〇頁等）。これにはあっさり舞台から降りてしまう爽快さがあるのだが、さらにここでは「心」が絡み、私に見えないものが見えたりもし、またどうにもなさけない部分もあるから、あっけらかんさだけでなくて、同時に、水底とか谷底とか、底の方にずっと下っていく艶めかしさがある。断言してしまうと、これは必然的に多くの人を捉える。この本がどれだけ売れても私は驚かない（ことにする）。

もっとも、人生がわかったような、患者に温かい眼差しを注いだりする、医療者による本、ではない本はこの本が初めてではない。あるにはあった。私がわずかに知っていると言えば身体障害の人たちがしてきたことだが、そこにこの乗りはあったし、だから私はおもしろいと思って調べたり書いたりしてきたのだ。精神障害の人たちだと、例えば集まる場所が五階にあるからというただそれだけで「ごかい」という名前のついた集団?が四国・松山にあり、たくさんは売れなかったと思うが、本も出ている。べてるの本ともう一冊並べるならそれかなと思った（しかしスペースがなくなったので次回）。

しかし、そうした人々にしても、そのまったく正しい姿勢を保ちながら社会で生き続けていくのは、なかなか難しいだろうなとも思っていた。なにせ世間はあまり正しくないのだから、なんとかやっていこうというときにはなにか工夫がいる。

ベテルの家はとても変わったことをしていると受け取られるのだろうか。しかし私は、当人たちがどう思っていようが、たいへんまっとうな道を行っている、正解だと思った。どのように正解なのか、まだわからないところもあるが、そう思った。自分一人の内側に閉じさせようとするこの社会の仕掛けが効かないようにし、問題を周囲に波及させ拡散させて、少し自分が楽になる、そういう装置を様々なたちでもっていて、同時に、受け止める側（実はその人たちも受け止めてほしいと思うその人と同じ人たちだったりする）、受け止める装置もまた緩くできている。「大切なのは、あまり真剣に、深くこころから、そして熱心には信じないことである」（二〇八頁）。そしてさらにそれを（世捨て人になりたくない人は）この世をなんとか渡っていく仕掛けにもしていく。ひとまとめで言うとそんなところだ。まず今回は、それを「仕事」「事業」に即して見ていこう。

べてるの家は商売をやっている。昆布を売っているし、「精神分裂病を生きる」全一〇巻（一巻六〇〇〇円）というシリーズのビデオテープ等々も売っている（ホームページからも注文できる）。みなさんよく働くかというとそんなことはない。生産性は低い。それを無理して高くしてもしかたがないということになっている。うまくいくはずのないコンセプトで、しかしかなりうまくいっているという。これはとりあえず謎である。

経営・経済については詳しく書かれてはおらず（むろんこの本にはそれは不要だ）、よかったら誰か調べてもよいと思うのだが、読んでわかることにまず一つ「病気を商売にする」がある。まずは「障害者ねた」である。「プロジェクトB」（Bは病気）でビデオを売りさばいて「病気御殿」（北海道には昆布御殿というものがかつてあったという）を建てようというのである（九〇頁）。

ビデオはここだけの特産品である。こうしたものについては、先行者だけに与えられる有利さがあり、残念ながらまねしてもうまくはいかないかもしれない。つまり（講演、ビデオ等）芸能系の仕事で誰もがやっていけるようには、ならないだろう。だが、それにしてもこれは、後で考えてみれば、一定のお客が確実にいて少しも不思議でない。しかしべてるの家の前には、この商売はなかった。

もっと普通のもの、昆布も売っている。昆布はたくさんあって、他のところのものを買っても同じ昆布だが、こちらのを買う人がいる。マーケティング的には「差異化」されている、付加価値があるということだ。むろんどこの作業所でもそうやって売ってはいる。しかし多分、「かわいそうな気持ち」といっしょにというのと違う買われ方がされている。

またもっと現場的に、昆布の販売場で具合が悪くなってしまって、まわりの人が売って買ってくれたという、「発作で売る」がある（七一頁）。表に姿を表わし、そして人の力を借りる。それもまた、窮状に胸を打たれて、とはすこし違うように、そしてあざとくも思われなくもないが、やはり必然性をもって、「消費を喚起」するのだ。このことについては次回もう少し言えればと思う。

もう一つは、基本的な生活の手段は最低なんとかなることが前提になっていること。これは大切なことだ。べてるの家は儲かっている方だろうが、すこし関わっている人など様々だろうから、単純に割ればよいというものでないにしても、年商一億ほどを一〇〇人で割れば一人一〇〇万で、これは売上げだから、利益はもっと少ない。だからたいしたことがないと言いたいのではない。基本的な収入が年金にせよ生活保護にせよまずあった上で、儲けを狙うのだ。あるいは、その分、仕事を減らすことができる。またその余裕が地域に対する「貢献」を可能にする。効率がよくないからとして他が撤退する部分あるいは参入のない部分で商売を展開し、地域に必要なものを提供する。建物や道路に（というか、それを作る会社に）お金を出して「地域振興」というやり方はもう（あるいは以前から）よくない、一人一人にお金を出した方がよいということでもある。

消費者の力を借り、また引き出し、社会の力を使う、この二つを組み合わせていく。これはこれしかない戦略である。むろん、それはここにしかない条件ではない。年金で食べながら近所の作業所へ、というのはむしろ一般的でさえある。ただ、それをどのような位置に置くか、力をどのように使い、抜いていくかである。

悩みを抱えた市民の相談を受ける「べてるのメンバーによる市民相談会」に人に頼まれると断わりきれず引き受けてしまい行きづまってしまう中年のサラリーマンがやってくる。下野勉（六一頁に写真）は「これは重症ですね。このままいくと、めでたくぼくたちの仲間になれます。基本的に、あなたはいい人です。いい人なんだけど、自分をいい人だとは思えない」と言い、さらに松本寛（一三一頁に写真）は「病気になれば人にものを頼まれなくなるから、いっそのこと病気になるか、そんな会社を辞めるか」と言う。その人は真面目な人なので「会社を辞めたら食っていけないし」と返すのだが、松本は「そんなことないよ。生活保護を受けたらいいですよ」と答える（一〇七頁）。

そういうスタンスから、にもかかわらず「会社」をやるのだ、この人たちは。下野勉はどんな会社にしたいかと聞かれて「一人ひとりが、いろいろある仕事を全部覚える。自分がいなくなったときでも、ほかの誰かがすぐ代わりになってくれる会社」（六〇頁）と答える。それが「永遠不滅のキーワード」としての「安心してサボれる会社づくり」（五九頁）ということになる。言うだけなら言えることかもしれない。実際、下野はそう言いながら、言った後、休まずにがんばってしまい、疲れ果ててしまう。だから現実に、さぼることができる場を作り、自分でさぼれるようになっていこうというのである。

では、そうしてなぜ会社を作ってやっていくのか。これは愚問なのだろう。商売は、お金を儲けることは、苦労することも含めて、おもしろいことでもある。私たちの多くは、資金集めのための廃品回収やバザーや模擬店に熱中できる。それは稼ぎにもならない単調な仕事をさせられ、それが「訓練」だとされ儲からないことの言い訳にされることと違う。

同時に商売は難しい。とくに人間関係が難しい。けれど関係には否応なくそうであるしかない部分もある。人と関係していく以上はきつさはなくせないし、また完全になくしてしまってもつまらない。だが他方で、そのきつさを緩められる部分も、一人ではできないが、ある。両方を知り、両方でやっていく。やはりこれは正解だと思う（続く）。

9 『べてるの家の「非」援助論』・2（2002/10/25・連載20）

〔二〇〇二年〕六月に出た浦河べてるの家『べてるの家の「非」援助論――そのままでいいと思えるための25章』（浦河べてるの家［2002］）を紹介している。前回は、自分に閉じないこと、外に広げていくことについて、そして「事業」をやっていくことについて書いた。今回は、語ることとしての閉じないことから始めよう。もう一冊斉藤道雄の『悩む力――べてるの家の人びと』（斉藤［2002］）がやはり今年出て、やはりよい本で、写真はその表紙を載せた〔その後同じ著者で斉藤［2010］〕。

精神病はなおり切らないことも多く、幻覚や幻聴やなにがしかの不調や不思議な部分を抱えていくことになる。それが脳内の現象だと言われても仕方がない。それがその人の病気を抱えた人の人生ではある。あなたには見えず聞こえないものが私には見えたり聞こえたりする。世間一般には存在しないようであることはわかっていても、しかし圧倒的な存在感でそれはやってくる。薬を使うにしてもいつも効くわけではない。なんとかつきあっていくしかない。

まず他の人と違うから、へんなことをしてしまうから、自分のことを知らせず隠そうとする（この様子を描いたのが第一五回・四月号（三〇八頁）に紹介したゴッフマンの『スティグマ』）。一見して明らかな身体の障害に比べたら隠せることもあるが、しかしうまく隠し通すことは難しく、その困難と失敗が状態を悪化させもする。というか、それがこの病に関わるつらさの大きな部分を占めている。

だから、どういう者だと、どうにもならないんだと言ってわかってもらった方がよい。下野勉が書いた第7章「安心してサボれる会社づくり」の副題には「弱さの情報公開」という言葉がある。まず自分のことを自分たちに語る。すると多様でありながら共通していることがわかる。あるいはわからなくても、自分のことを話してもよいことはわかる。

そして自分のことを他の人にも、町の人にも話す。問題を起こすかもしれない自分が「御迷惑はかけません」と請け合うのはつらい。昆布販売業に携わりつつ、「偏見・差別大歓迎！」という集会をやってみたりする（第5章）。どこでもうまくいくかどうか、それは請け合えない。過疎の昆布が売れてほしい浦河町という町の「地の利」はあるかもしれない。ただ隠すことはつらく、不可能なことでもあって、語ることはたしかに生きやすさに関わっている。

かつて「反精神医学」と呼ばれるものがあり（乱暴にもゴッフマンがその中に入れられることもある

【117】)、「主流」に批判され尽くされ消えたとされる。それは社会に病の原因を見出し、普通の意味での医療を否定し、社会の変革を主張したとされる。やり玉にあがる人たちの書いたものにそう読める部分もあり、狭い意味での「原因」についてなら脳の中に病気を見る主流派の方が当たっているのかもしれない。しかし、病の人の暮らしは症状を抱えて困ったりすることの全体であり、それを病気と呼ぶかどうかはともかく、その全部を人は生きる。その困難に社会が関わっているのはたしかなことであり、関わり方が変わるときに、現われる症状が変わり、あるいは変わらなくとも楽になることはある。その応じ方を治療と言うかどうか。そこに関わるのは医療者だけではありえないのだし、言えないし、言わない方がよいだろう。ただこのような広い意味では、やはり社会は原因でもあり、対処のあり方も社会にある。だから、この意味では、あるいはこの意味に解すれば、批判派は正しいのかもしれない。とすると今までの批判で何が言われたのか、もう一度振り返ってみたい。そんなことも思ってしまう(「原因論」については青土社『現代思想』四&六月号「生存の争い——医療の現代史のために」二&三〔三〇三頁〕で少し書いたのでよろしかったらどうぞ)。とはいえべてるの当人たちはなにか勉強したわけではない。薬も医者も使うものは適当に使いながら、そんなものでは到底どうにもならないところで生きているのだ。

さて、近頃の言葉で言えばカミング・アウト、等々がうまく行けばよい。どんな場もそうなった方がよいのではあるだろう。しかしそれが難しいから困っているのだ。ではそのところがどんな具合になっているか。

まず自分たちがいる。べてるは、以前からの言葉ではセルフヘルプ・グループみたいなものでもある。そんなことでは相乗効果でますます混乱が大きくなり、収拾がつかなくなるのではないか。実際そのようなことがいくらも起こり、それが描かれてもいる。ただ、それでもまあよいということになれば、時間はある。結局かかるのは膨大な時間だ。第11章は「三度の飯よりミーティング」。暮らしている人にはその時間がある。こういう場での話し合いなるものがうさんくさいのは、結論が用意されているところなのだが、それはここでは——なにもないのではなく、肯定的であること、分かち合うこと、が基本にはあるのだが——ない。

そして「支援者」もまた、仕事のあり方にこだわらなければ、とくに職業者はともかくもお金をもらってそうした仕事に関わっているのだから、相当につきあうことはできる。第25章は「公私混同大歓迎」。いつも混同がよいということはなく、例えば身体障害の人たちは余計な世話を焼かないでくれと言って「支援者」の介入を防いできた。これも正解なのだが——そしてべてるにしても狭い意味での医療はむしろ背後に控えたものになる——しかし、とりわけべてるの人たちのように生きていくのに関わろうとするなら、この仕事に対する構えが変わることだ。

むろん、関わる人自身も変わらないとならないといったことはよく言われてきたことではあり、そして正しいが息苦しい感じがする。しかしそういうことではなく、それを求める、その方がよいと思う部分が、多くの人に最初からあるのだと思う。

うまくいかないところも含めて、そのままで肯定されること、その方が楽だとたしかに思っていることがある。そのままで、とは、自分が変わってしまうことでもあるのだが、それを求めてもいるということだ。

さらに周りの人たち、例えば書く人も巻き込まれていく。「ジャーナリストが取材対象に同化して取りこまれてしまうというのは、一般的には力不足の証拠とされている。その意味ではまったく力がなかった。しかし三十二年間報道現場にいて、取材しながらこれほどまでに自分の生き方を考えさせられたこともない」(『悩む力』、二四〇頁)。斉藤の本は、そんなとても真摯な本で、私は前回「降りる生き方」をずいぶん脳天気に紹介したのだが、斉藤は「絶望のなかからのといかけ」(二三六頁)を言う。

今回紹介しているポップな本と両方読んだらよいと思う。

べてるには重くそして軽やかな魅力がある。とはいえ、引き受ける、とまで言わないとしても、かかずらわるのはたしかに負担でもある。商売という、例えば家族という関係よりは濃くない関係に関係を置く、あるいはそこから関係が始まるのは、より楽だ。前回述べた、「福祉のお世話」になりながらいま自分にある力で商売したり生活するというのも、自分たちが、そしてその周りの人たちが、楽になりながらやっていける方法の一つだ。そして、究極的につらい関係に追い込まれるのでなければ、繰り返しになるが、実は多くの人は、べてるの人たちのような人たちとつきあいたいのである。

この本は少しも難しく書かれていない読みやすい本だが、「難解」でもある――『悩む力』の斉藤も『べてるの家の本』という別の本（べてるの家の本制作委員会［1992］）について同様のことを書いている（九六頁）。例えば「責任」について。

第23章「べてるの家の「無責任体制」」という章に、向谷地生良は「「自己責任体制」のことを書いている。また、山崎薫は「べてるの良いところは、どんな失敗をしてもちゃんと責任をとらせてくれるところです」と言うのだが（二〇一頁）、その二行後には「彼女は幾多の失敗を繰り返した。自暴自棄になり、みずからを責めさいなむときもある。そんなときには「ＯＫ！　それで順調！」という仲間の声に励まされたり」とある。これもまた「当たり」だと思うのだが、どういうことなのだろう。

やっかいごとは普通はどこでも起こってしまう。何も起こらないような病院が用意されても、それはそれでつまらない。何かを背負ったり、ときには責めたり責められたりがこの世というものだ。ただ、自己責任がこの社会では普通のことだというだけのことではないようにも思う。

やむにやまれぬことでも、しかしそれをしたのは私だという感覚があり、それは私にとって大切なものだということだろうか。それは他人が責めたり罰することにすぐつながるわけではないが、私がやったことを私として引き受けねばということがあり、そしてその人にそのような態度を引き受けるように言うこと、そのように人を遇することが人を遇することだということなのだろうか。

大切なのは、べてるでなされているのが、自由な部分は自由にし締めるところは締める、どこかで線を引くというのでないことだ。あらかじめ、おおむね、信じてしまう。同時に、その一部として、「責任をとってもらう」。こうなっていると思う。

それにしても、私は「降りる」ことをもっぱら言ってきたが、それと「引き受ける」ことはどう関係しているのだろう。やはりまだ、よくわからない。べてるは、そんなことも、いくつものことを考えさせる。

10　サバイバーたちの本の続き・1（2002/11/25・連載21）

前回・前々回と「べてるの家」についての本を紹介した。そして第一六回（五月号）で紹介した大熊一夫の本が告発したのも、またその前の第一五回（四月号）でゴッフマン『アサイラム』が取り上げたのも精神病院だった。さらに遡れば第二回（二〇〇一年二月号）の「「消費者主義」の本」でも『大阪精神病院事情ありのまま』を紹介した。なにを知っているわけでもないのに、精神医療に関係する本の紹介が続いている。なにも知らなくても目につく本は他にも多くありきりがないが、あと二回ほど続ける。精神障害の当人による、そして当人たちの運動についての本である。

べてるの家は、そしてべてるの家について書かれたものは、すくなくとも少なからぬ人たちに好かれる。前回紹介した『悩む力』は講談社ノンフィクション賞をもらった。私もべてるの家についての本がいくらでも売れてほしいし、私が思わなくとも実際売れるはずだと述べた（実際、私の紹介が最初のものだったかもしれない『べてるの家の「非」援助論』の後も、たくさんの本が出てたくさん売れた〕。ただ同時に、今回から次回取り上げるような本と比べて、なぜそれが受けるのかを考えてよいとも思う。

また、セルフヘルプ・グループも好意的に受け入れられる。いまどきセルフヘルプ・グループの意義をまったく評価しない人はそうはいない。七月号で取り上げた野口裕二の本の主題でもあるアルコール依存症のような場合、医療ができることはそう多くなく、医療者側もある部分あてにせざるをえないところもある。

しかし世の中にあるのはそうおとなしいものばかりではない。それは反医療的であったり反社会的であったりする。そんなものに文句を言われる側が出会うと、どうするか。

一つには耳障りだから聞かないことにする。実際、その人たちは自分たち、もっと個別に自分が知っている人をときには激烈に批判する、批判するというより非難する、難癖をつける。だから無視したくもなる。

そしてもう一つ、それらをごく単純に片付けてしまう。もっとも単純な話は、それは精神医療総体を否定しているが、自分はその立場には立たない、だからそれは支持せず、取り上げない、というものである。

つまり聞きたくないことを聞かない、そのときに相手を単純な狭いものにしてしまう。よくあることだ。だがそれでも、そこにも理があること、一理はあることも直感的にはわかっているし、そして、患者主体や生活モデルといった理念は自らが支持しているはずのものでもあるから、無視することもできない、したくない。そのとき、外国のことだと、それはつまるところ遠くで起こったことであるために、あまり怖くない。「改革派」の方も、「海外の動向」がこれこれだから、とそれを利用することがある。だから、ではないが、まず「海外物」を二冊〔ジュディ・チェンバレン『精神医療ユーザーのめざすもの』

（Chamberlin［1977＝1996］、原題はOn Our Own）、メアリー・オーヘーガン『精神病者自らの手で』（O'Hagan［1991＝1999］、原題はStopovers: On My Way Home from Mars）」。

米国のチェンバレンとニュージランドのオーヘイガン、両人とも女性で、（精神医療）ユーザー、コンシューマー、サバイバー（使い分けについて三四二頁）。精神病者も精神障害者もしっくりこない呼び名であることもあって、こんな言い方がこのごろされる。精神医療の利用者、消費者、そして精神医療からの生還者。サバイバーは、この世を生き延びている人、この社会の仕組みの中で／に抗して生き延びる人、と受け取ってもよいように私は思い、よい呼び名ではないかと思う。

この号が出る頃にはもう終わってしまっているのだが、ＤＰＩ（障害者インターナショナル）の世界会議が一〇月一五日から一八日まで札幌であり、チェンバレンもオーヘイガンも来日し会議に参加、その折に各地で招かれ、講演会で講演し、シンポジウムで発言している。どんな職種や立場でも、ともかく「精神関係」の援助に関わっている人でそのことを知らなかった人がいたらそれはいけない、情報源が不足しており偏りがある、と少々脅迫めくが、言ってしまおう。ＤＰＩについてはＤ・ドリージャー『国際的障害者運動の誕生――障害者インターナショナル・ＤＰＩ』がある（Driedger［1988＝2000］）。この組織や大会や本についてのもう少し詳しい関連情報は私のＨＰから辿ることができます。

じつはこの二人は本邦初登場ではない。『精神障害者の主張――世界会議の場から』（「精神障害者の主張」編集委員会編［1994］）が出ている。これは一九九三年八月、千葉県・幕張で開催された世界精神保健連盟の世界会議のサブテーマの一つ「ユーザー活動」の報告、論議を、第1章・私の体験、第2章・権利を守る、第3章・ささえあう仲間、第4章・世界のユーザー運動、と再構成し収録したもの。日本各地のたいていはごく小さな組織で活動している人たちの報告、セルフヘルプ・グループの研究者の報告、各国からの報告、討議がある。ここにオーヘイガンの基調講演「国際ユーザー運動」、チェンバレンの「ユーザー運営のセルフヘルプ・プログラム」「精神医療サバイバー運動」が収められている。それも一つの機会になって彼女らは（知られる人には）知られることになり、また彼女らも日本のことを知る。「国の違い、文化の違い、そして民族的背景の違いはあっても、わたしたちの経験と信念は驚くほど共通していました」とオーヘイガンは書くし（『目指すもの』一頁）、チェンバレンも同じことを言う〔チェンバレンからの影響も含めオーヘイガンについて伊東［2016］に紹介がある〕。

さて、回り道が長く本の紹介は短くなる。チェンバレンの本の原著は一九七七年に発行された。一九八〇年代、流産の後にうつ状態になって自ら精神病院に入院し、そして……、という自らの体験が語られ、精神医療について、そしてそのオルタナティブについて、それを行なおうとする米国のいくつかの組織について書かれる。医療者との関係は権力関係として捉えられ、そこでは「反精神医学」と括られる見解のいくつかが引かれもするが、医療者の実践としての反精神医学に対しては批判的でもある。

もう一冊の著者、オーヘイガンは一九八七年にオークランドでサイキアトリック・サバイバーズを結成、一九九〇年に米国、英国、オランダを訪問した記録がこの本なのだが、そのきっかけについて次のように書く。「もっといいやり方があるに違いありません。わたしは自分が何を探しているかについてさえ全く知らずに、図書館で調べ始めました。そしてそれはあったのです」。それがチェンバレンの本だった。「この本全部が、従来の精神保健体制に代わる活動を自分たち自身でつくり上げた元患者について取り上げています。この本を読んでわたしは、精神医療のサバイバーの運動をたどる旅を始めたのです」（二一―二二頁）。

オーヘイガンの本――みすず書房の『みすず』の読書アンケートでその年〔一九九九年〕の五冊の一冊にあげた――をまず読むとよいと思う。そのよさの一つは、必然的で普遍的な悩みが示され考えられているところにある。

単純で一本調子であろうとなんだろうと、同じことを言わなくてはならないのなら言わなくてはならないのではあろう。ただこの本には、サバイバーの運動が変化もし、多様になる中で、そこに生じている問題、論点について、著者が思ったり迷うことが記されている。

「訪れたいくつかのサバイバーのグループについて疑念を持ったので、本書を書くのに困難がありました。わたしは自分の感じたことに正直でありたいと思います。しかし同時にいつも手助けをしてくれ、もてなしてくれた仲間を傷つけたくありません」(二二四頁)。

そして苦痛を感ずる自分のこと、薬の使用など医療との関係における難しさ、自分たちの運動、組織をやっていく上での悩みは、この本の訳者・長野英子(=山本眞理【111】)のものでもある。「翻訳者あとがき」には、「私たち『精神病』者は何者か」、「わたしたちの狂気の意味は」、「わたしたちの組織をいかに運営していくのか」、「中心的活動家は専門家と同様の権力を持ってしまうのではないか」、「政治活動と支え合いの統合はいかに可能か」と問いが列挙され、それは「精神医療サバイバー運動に携わるだれもが日々悩んでいるところではないでしょうか」と書かれる(二三四頁、「あとがき」は訳者のHPに掲載されており、私(→生存学研究センター)のHPからもリンクされている)。

それを読むと、私たちは不平不満を言うことをとかく単純化して考えてしまうのだが、そうでもないのだ、と思う。そう思って次に考えることは、一本調子と思える告発もまた、いろいろあることはわかっても、それでもこう言わざるをえない、そういう場所から言っているのかもしれないということだ。

例えば、著者は「強制医療」についてその是非が問題になるいくつかの例を連ねた後、「これらすべての問いに私は答えられない」(四九頁)と書く。ただもちろん筆者は、これを読んで医療の強制もやはり必要なのだと安心してもらいたいのではない。むしろ、まず私たちが受けとるべきは、それでなお医療の強制に反対することの意味のはずだ。

11　サバイバーたちの本の続き・2（2002/12/25・連載22）

前回は、行った人はみなよかったと言う札幌でのDPI世界会議（その報告書としてDPI日本会議＋二〇〇二年第六回DPI世界会議札幌大会組織委員会編［2003］）にもやってきた米国とニュージーランドの二人の精神障害の人が書いた本を紹介した。今回は国内篇だが、その前に別の種類の本を取り上げる。

本誌（『看護教育』）一〇月号「あまのじゃくのススメ」（宮本博章、私のすすめる本10）でも取り上げられた小沢牧子の『「心の専門家」はいらない』（小沢［2002］）が読まれているようだ。私が買った第三刷の帯には「「心のケア」「心の教育」ってどこかうさんくさい！」とある上に「大反響！」と刷られている。それには必然があると思う。

私自身はまったく門外漢だが、日本臨床心理学会という学会が、それまでカウンセリングをする人の資格化の方向で進んでいた議論を止め、自分たちの仕事を「問い直し」たりしてしまう作業を一九七〇年代初頭から始めてしまう。それが九〇年代、臨床心理士の資格化に関わってさらにひともめし、結局は実現された資格化に最後まで賛成しなかった少数派が作ったのが日本社会臨床学会で、小沢はずっとそこで活動してきた人で、そしてこの本に書かれていることをずっと言ってきた人だ。実際今度のこの本にしても、その学会の活動や学会のメンバー達の主張が言ったり書いたりしたことがかなりの分量をとって紹介されている。

この学会が編集したりそこに関係した人たちが書いた本を私はずいぶん前に読んで、同業者の学会・団体のくせにこれでは少数派になるのは無理もなく、なかなかきびしい自己矛盾的なことをよくまあやっているなあと思うと同時に、しかし八、九割当たってはいるが、全部を受け入れることもできそうにない、それをどう言えばよいのだろう、などと思い、そんなところからものを考えてきたところがある〔『私的所有論』第7章註23（立岩［1997d→2013a:534-535］）〕。

そういう私も含むのかどうか、それらはかなり特殊な?関心をもつ人だけによって読まれた。その活動を知っている人は多くはなかった。だが、いまも少数派であることにまちがいはないのだが、『カウンセリング・幻想と現実』（日本社会臨床学会編［2000a］［2000b］）は上下二巻、各三〇〇〇円という分量、価格であったにもかかわらず、書いた当人たちが思った以上に読まれた（小沢は上巻の第一章を執筆している）。そして今度の小沢の本である。

ここでは『心理テスト・その虚構と現実』（日本臨床心理学会編［1979］）の表紙写真を載せてもらった。調べてみたら日本臨床心理学会編の本で今買えるのは二冊だけらしく、そのうちの一冊である――もう一冊は『裁判と心理学』（日本臨床心理学会編［1990］）。一九七九年発行の本なのだが、上記の『カウンセリング・幻想と現実』や『「心の専門家」はいらない』は話題にもなり店頭でも見かけると思うから、これにした。また、この二〇年以上前の本にすでに基本的な論点は出ていると思える――ということは批判の側もそこからそう詰めていないとも言えるのだが――からでもある。

受けるのには必然性があると先に述べた。どうしてだろう。二つあって、基本的にはやはり「うさんくさい」からである。ただ、以前からうさんくさかったのだが、そのときには批判の対象そのものがそう大きなものでなかった。だが、それなりに大きなものになってくる。例えば学校や職場にも入ってくる。それでそのうさんくささを相当に多くの人たちが感じ始めたということがあるだろう。それでいま手にとられ読まれているのだろうと思う。

対して専門家筋の方は、そんな主張はカウンセリングの全否定、専門職・専門性の全否定という極端な論だから（一つの見方としては聞きおくにせよ）肯定はしないというのが常套的な対応なのだが、しかし小沢らにしても、そんな批判はもう三〇年も受け続けているわけで、その上でなお言っているのだから、そのようにだけ返しても仕方がない。

私自身は、ひどく乱暴に言えば、薬でも医者でも使えるものは使えばよい、という立場だ。そこそこ安全ならファスト・フードだって食べるというようなものだ。前々回紹介したべてるの家の人たちにもそんなところはある（米国では〔とくに近年では米国に限らないようだが〕、サバイバーは医療、とくに薬を拒否する人＝医療からの生還者、コンシューマーは、医療を使う人という違いがあるようだ）。しかしもちろん、話はそう単純に終わらないからやっかいなのだ。ではなにが単純でないのか、考えられたらよい。私は本来はもっと噛み合う議論が可能だと思う。

それを論じると長くなる。前回からの流れでは、本人の書いたものを取り上げるのだったはずなのに、脇に逸れている。けれど、私としてはつながっている。小沢の本を最初にもってきたのは、その中に吉田おさみ【299】のことが書かれていたからだ。彼は精神障害の本人で、すでに亡くなっている人で、私は文字を介してだけ知っている。小沢の本によれば、一九八四年に五二歳で亡くなっている。

彼には日本臨床心理学会の学会誌等に遺した文章の他、二冊の著書があって、一冊目の『〝狂気〟からの反撃』（吉田［1980］）はもう品切だが、一九八三年刊行の『「精神障害者」の解放と連帯』（吉田［1983］）はまだ買える。

まずこれを買ってくださいとはなかなか言いづらい本ではあるが、言ってしまってもよいかなとも思う。

一つには資料的な意味があって、七〇代から八〇年代初めの（ごく一部の）精神障害の人たちの動きについて書かれている。もっと詳しい方がありがたいが、他により詳しく書いた本がそうあるわけでもなく、貴重な資料の一つではある。

文章そのものも時代がかっている。「患者大衆の運動への結集」などと書かれると、そういえば昔こういうのってあったと思う人と、ただ漢字が多く使い方が妙だなと思う人と両方いるのかもしれない。たしかに時代の本ではある。それにも、今はこんな言い方はしないというのと、今ではこの主張はそれなりに一般的なものになってしまったというのと二つある。非常に稀な人だと思うが吉田の本を読んでいる精神科医（のすくなくとも資格はもっている人）がいて、その人が吉田おさみってすごい過激な奴だと思っていたけど、読み直したらすごい普通のことを書いていると思ったと、こないだ言っていた。それもそうだなと思う。

同時に、私はひさしぶりに読んで、この人はきちんと考えているではないかと、あらためて思った。これは一人のまっとうな思想家・思想者の本でもある。

精神病であることについて。「むしろ人間は単に能動的・主体的な存在でなく受動的・受苦的存在であり、ティピカルな「精神病」者は受動的・受苦的存在としての人間なのです」といった箇所は拙著『弱くある自由へ』（立岩［2000c］）の「一九七〇年」（立岩［1998b］）という章でも引いたことがある。これは、障害者も健常者と同じなんだ（同じになるんだ）という捉え方と異なる捉え方であり、できる／できないでいえば、「できない（と思われていた）人もできる（ようになる）」と言うのでなく「できないものはできない」と言う。この構えはとても重要だと思う。「障害学」について紹介するときにまた触れようと思う。

さらに『臨床心理学研究』に掲載された文章には、「問題は誰がなおしたいかということです。身体病の場合は主として本人がなおしたいのであり、精神病の場合は主として社会がなおしたいのです」という文がある（小沢の本の八九頁に引用）。極端と思われるかもしれず、たしかに極端だが、しかしことの本質を捉えていると言わざるをえない。

ただそれでも本人が苦しいこともある。では治療をどう考えるのか、薬はどうか。医療も、薬も、カウンセラーもいらない、という一本気な主張にもなるし、苦しければ使えばいいさという話にもなる。また本人にはいらないかもしれない医療がなぜあるのか、という問いも続く。

さらに鋭いのは例えば病因論についての言及。「反精神医学」として括られる批判は、身体生理的な要因論の否定、社会要因論の主張と捉えられた上で、それは科学的に否定されているからもはや命脈が尽きたとされるのが今は一般的だ。しかし吉田は、近代精神医学・医療/その批判という対立の中には、たしかに原因をどこに求めるかという対立が含まれており、生理/社会という対があるのだが、この原因論における対立は、またその対の一方の社会要因論をとることは、批判の核心でありえないこと、むしろそれは問題を逸らせてしまうことを『解放と連帯』の中ではっきりと述べている。

こうして吉田はとても基本的なところから厳しく考えていく。ただそれは、その本人に即せば、そのまま下がっていけばよいのだと、「降りる生き方」を認めようという呼びかけでもある。楽であろうとするために、どうして楽できないのかを問うのだ。吉田が生きていたら、これはどういうことかと反問したいところもある。読めば考えてしまう。いつも過去を振り返らなければならないのではない。しかし知らないともったいないこともある〔『造反有理』【298】で紹介・検討した。cf. 第1章註08・三九頁〕。

12 サバイバーたちの本の続き・3（2003/01/25・連載23）

前回は吉田おさみの本をとりあげたが、ディープなところに一直線というのも刺激が強すぎるかもしれない。今回はすこし普通の感じのものから。月崎時央『精神障害者サバイバー物語——八人の隣人・友達が教えてくれた大切なこと』（月崎［2002］）。近年は精神障害に関わる領域での仕事が多いフリーのジャーナリストが八人にインタビューして書いた。「「サバイバー」という隣人」という前書きから読み出した人は、どんどん読んでいってすぐに最後まで読んでしまうだろう。登場するのは名前・写真掲載OKという人たちで、書かれたものを読んだことはあるがどんな人なのかなと思っていた私のような者には、顔写真を拝見できたりするだけでうれしかったりする。

べてるの家の早坂潔が最初に登場して、べてるの家の本を読んで写真も見た人は、またこの人だ、と思うはずだ。そして埼玉県の宇田川健、奈良県の菊井俊行、大阪府の夢村、新潟県の小島康。「運動」している人ばかりではないが、全国精神障害者団体連合会（全精連）事務局長の有村律子（埼玉県）、大阪精神医療人権センターの山本深雪、そして個人として様々に活動・発言している神奈川県の広田和子も出てきて、精神障害者による精神障害者のための運動のこと、それに関わっている人のことを知るという意味でもおもしろい。

例えば山本深雪の章は著者が病院訪問に連れて行かれるところから始まる。NPO法人大阪精神医療人権センターは精神病院を——書かれている例では前日夕方の予告で——訪問し、その情報をまとめて報告する活動をしている。その報告書がこの連載の第二回（二〇〇一年二月号）で紹介した『扉よひらけ——大阪精神病院事情ありのまま』。そしてこの活動は、大阪府から財政支援を受けながら、予告なしの訪問調査等、独立した活動を行なう「精神保健福祉オンブズマン制度」の開始につながった。これは昨年開始され新聞等でも報道されたからご存知の方も多いだろう。なぜその活動をどのように行なっているのかがはっきりわかる。

もう一冊、『自立生活運動と障害文化』（全国自立生活センター協議会編［2001］）。「二〇世紀の終わりにこれまでの障害当事者たちの社会変革運動の歴史を、何らかの形で残しておきたい」という思いで、全国自立生活センター協議会が企画・編集した。キリン福祉財団の助成を受け、原稿を依頼したり、インタビューしたものをまとめたりして作った。

「団体篇」の第Ⅰ部に一五、第Ⅱ部は「個人篇」に二八の文章があるが、精神障害の人はとても少なく、第Ⅰ部に二つだけ。これが現実を反映しているかは判断が難しい。本を編集した組織が今のところは身体障害の人の多い組織だからということもあるだろう。ただ、以前から注目されるべき活動は様々ありながら、大きな組織は家族の組織という状態が長く続いてきたのも事実だ。そこは身体障害の人たちの運動が本人主導のものになって久しいのと事情が異なる。その中で、少数派を自他ともに認めながら長く続いてきた小さな組織と、わりあい新しいそれほど小さくない組織と二つとりあげられている。一つは全国「精神病」者集団。長野英子〔＝山本眞理【111】〕が書いた。この組織は一九七四年に結成され、前回紹介した吉田おさみもその会員だった。一つはさきの本にも出てきた全精連。一九九三年結成。加藤真規子〔第3章註03・一四六頁〕が、地域の組織、精神障害者ピア・サポートセンターこらーる・たいとう等のことも含めて書いている。この二本と他の多くの文章と込みで、この厚くて高くない本がお勧めになる。私も一九九九年に死去した高橋修の章〔立岩［2001c］〕を、生前のインタビュー記録等を使って、彼のことを思い出しながら、まとめた。

前々回〔三三五頁〕はセルフヘルプ・グループの本だった。半澤節子『当事者から学ぶ精神障害者のセルフヘルプグループと専門職の支援』〔半澤［2001］〕がある。現在は長崎大学医学部保健学科で精神看護と精神保健を教えている著者が大正大学大学院に提出した修士論文を単行書にしたものだ。

第三章の冒頭、著者は三つの流れを分ける。「第一の流れは、一九五〇年代の院内患者自治会の活動に始まり、病院を退院した回復者による、あくまで精神病院に入院経験を持つがゆえの苦しみを動機とし、一九七〇年前後の世界的な「造反有理」や「自己否定の論理」を反映した反精神医学的な思想を持つ運動としての患者会活動」、「第二の流れは、同様の院内患者自治会の活動から始まりながらも、およそ一九六〇年代に始まる精神医療との協調関係を持つ流れ」、「第三の流れは、およそ一九八〇年代以降、この二〇年間の制度施策の動向を背景とした当事者活動」(一一七頁)。

そして三番目の活動に限る理由を述べる。「第一の流れについては、筆者が反精神医学的な立場にはないということ、また、実態はともかく、もともと専門職の関わりを望まないグループであるため、支援のあり方に対して考察することが困難であるためである。第二のグループについては、これまで多くの研究者によってすでに論じられてきており、改めて本章で考察する必要が乏しいと判断したためである」(一一八頁)。

論文や本は、まずは自分が書きたい主題を書けばよいのだから、それ以外のことが書いてないと言うのは、まさにないものねだりだ。そして書けることは限られており、書けないことの方が常に多く大きい。だからこれはこれでもちろんよい。

ただ、ここで第一の流れとされているもの——私は、「院内患者自治会の活動に始まり」「病院を退院した回復者による」「あくまで精神病院に入院経験を持つがゆえの苦しみを動機とし」「反精神医学的な思想を持つ運動」という記述のすべてが少しずつ違うと思うのだが〔cf. 桐原・長谷川[2013:39]〕——も、私はやはりおもしろいと思う。それはつまりは個人的な好みによるところがあることを否定しない。けれどそれを差し引いてもおもしろい。その一つは、前々回紹介した「外国」の人たちの本にもあった多面性、困難そして同時に強い解放感が共存するところにある。それは紹介してきた本でも、みな一つ一つが短いから、十分には描かれてはいない。

第一グループの中でも最も嫌われそうな「「精神病」者グループごかい」という集団がある。一九八一年に始まった愛媛県松山市の集まりで、ビルのたまり場のような場所が五階にあったから(に加えて「互会」)から「ごかい」。やがてその周辺に人が住んだり自分たちの建物をもったりして活動し

ながら、「政治闘争」を展開する。そうしていく中で人は次々と脱落し入れ替わり、しかし細々となが
ら存続している。本に『わしらの街じゃあ!――「精神病」者が立ちあがりはじめた』(「精神病」者グ
ループごかい編[1984]、増補改訂版[1990])があるが、既に品切れ。ただこの本の反響を受けて出た
『天上天下「病」者反撃!』(「病」者の本出版委員会編[1995])はまだ買える。この本では、ごかいだけ
でなく、全国のさまざまなマイナーな集まりの人たちが自分たちのことを書いている。

ごかいにはホームページ http://www.geocities.jp/gokaino1/ もあって、私のところからもリンクさ
れている。見ると、ここまで紹介した人や組織を含めほとんどすべてが槍玉に上がっている。私はその
主張と主張の方法を全部支持したりはしない――こんなところでアリバイを主張しても仕方ないが。た
だ、そういう消耗的な争い、内輪もめに巻き込まれないことに決めてしまうというのもどうかなと思う
のだ。とくに精神障害に関わると、自明に正しく皆が一致する要求、というのですまない部分がある。
それは外部からの攻撃だけでなく、内部分裂や仲間からの突き上げを食うことになり、とくに後者は辛
いものだとさきに紹介した本の中で加藤真規子も書いている。しかしそれでもその人たちはやっている。
苦しいことは確かにあるのだが、しかしそれだけでやれるものではない。やはり仕方なく必要だと思う
から、それだけでなく自らにとって解放的だから、やっている。

一つには(狭い意味での)「政治活動」と「自分のこと」との関係である。例えば『わしらの』は前回
紹介した吉田の論理的な本とはある意味対照的な本で、みながてんでに書いているのだが、しかしそれ
以前そんな本はあっただろうか。べてるの家の本には「幻聴さん」が出てくるが、ここには「盗聴さ
ん」が出てくる(河井将史「よもだ・スケベ・コンピューター。」)。なんでも言う、なんでもまずはよしと
する態度の獲得は、やはり現実・社会への態度のあり方と関わっているはずだ。

そして「社会との付き合い方」について。べてるの家は多くの人に好かれるが、ごかいはそうではな

い。私は、やはり好かれた方がよかろうと思いつつ、考えてしまう。『天上天下』の表紙写真には「働かない権利を！」という垂れ幕が下がっている〔HPの表紙にはたぶんそれと同じ精神神経学会松山大会での写真があり、その一つの垂れ幕には「処遇困難者施設反対」（cf. 桐原［2016］）とあって「病」者集団、ごかい、前進友の会はそちらに、もう一つは「働かない権利」とあって「反」全精神連・全家連・Dケア・作業所と書かれている〕。それとべてるの家の「病気を商売にする」との間に実はさほどの距離はないはずだが、さて少しの距離とはどんな距離か。そんなことも考えたくなるのだ。

13 『PTSDの医療人類学』（2003/02/25・連載35）

今まで名前のついていなかった様々な状態が、ACとかADHDとかたいていアルファベット何文字かの略語になる障害・病気として登場することがあり、そのことについて、なんでも病気にしてしまうと批判的にも語られる。それは病気だと言うのと言わないのと、どちらがよいのだろう。そして多くの人は同時に両方を思っているはずだ。つまり一方で、それが病気であること、深刻なことであることは認められるべきだと思う。一つは、だがそうしてなんでも病気だとしてもよいだろうかと思う。どう考えたらよいだろう。

そのためにまずハーブ・カチンス他『精神疾患はつくられる――DSM診断の罠』（Kutchinsb & Kirk［1997 = 2002］）を紹介しようと思った。これには政界内幕物のようなおもしろさがある。だが次回にしよう。今回は、もっと重要にちがいないと思いながら、ずっと手がつけられずに放置してあったもう一冊の方（Young［1995 = 2001］）を紹介する。

この本はとても長い。部分部分を少し読んでみても、どうにもつかめない。「苦悩はリアルである。

ＰＴＳＤもリアルである。ただ、現在ＰＴＳＤに帰されている事実がリアルであるほどには（無時間的な）真理といいうるだろうか」（xviii頁）。「新しい概念拡張は、強烈な恐怖・混乱体験の際には、患者による意識的統御がない自動症的行動と反復行為の中に記憶が隠匿されているという考え方による。［……］これは、一八世紀ならば文字どおり思い描くこともできない考え方である」（ix頁）。わかるような、わからないような感じの記述は、一九世紀以降の医学についての記述を追うところでも続く。ここでは一切省略し、先に紹介した『精神疾患はつくられる』の中で、より具体的に説明されている部分に飛んでしまうことにする。

米国ではベトナム戦争の帰還兵の中に戻ってきたがうまくやっていけない人たちがたくさんいた。日本でも公開された何本かの映画でそんな人を知っているような気がする人もいるだろう。そうした人たちの抱える状態をＰＴＳＤ（心的外傷後ストレス）としてアメリカ精神医学会の疾病分類マニュアルであるＤＳＭに採用させようという運動が起こり、一九八〇年に実現する。そして帰還兵への精神医療的な対応が政府によって予算化され、専門的な医療機関ができた。これが歴史的な経緯である。

それは社会的政治的運動を背景として起こった。その意味で社会的に構築されたとも言える。しかし実際に苦悩は存在し、だから社会運動も起こり、そしてようやく実現したということなのではないか。救済されていなかったのだから何もない状態よりよいではないか。とすると、著者は、何かが気にいらないようなのだが、何が気にいらないのだろう。

著者は、想起される事件そのものが存在しない場合（ＰＴＳＤに懐疑的な人たちはこの例をよくあげる）があり、また、現在（というかその事件以後の過程）が過去（の事件の記憶）に影響する場合があることを指摘する。ところがＰＴＳＤでは過去の事件が現在の状態を規定している場合だけを想定していると言う。このことに関わり、人が抱える状態の深刻さは、事件の大きさ小ささそのものとは別であると言う。同じ状態を経験しても、症状が現れる人と現れない人がいる。そのことが考慮されていないことを指摘する。

さらにこの事態に対し、精神医学の側は、個人の間に予め素質の違いがあるとすることで、つまり当該の事件の手前にそうした要因を置くことで差異を説明したことにし、過去の記憶が現在を一方的に規定するという図式を維持していると言う。

こうした指摘はもっともだと思う。しかし曖昧な部分はいつもあるから、ある程度は仕方のないことではないだろうか。強烈な記憶があってそれで人生がうまくいっていない人がいるのも事実で、帰還兵にとってよいなら、よいのではないだろうか。まだそのような思いは解消されない。

こうした疑問をもちながらこの本の後半、第3部を読んでいく。それ以前の部分が歴史的、理論的な記述であるのに対して、この部分は、組織体制の変更に伴って後に閉鎖される「国立戦争関連ＰＴＳＤ治療センター」（仮称）でのスタッフによる診断会議やグループ療法の場に実際にいてとった記録などからなっている。会議の記述では、かなり不確かなケースでもＰＴＳＤであるとされる過程、そうなってしまう場の構造が記述され指摘されるが、療法の部分はほとんど解説が加えられることなく患者や医療者たちの間のやりとりの記録が連ねられる。読めばそこで何が起こっているかははっきりしていると著者は言うし、それはその通りで、ここはいちばんおもしろいところでもあるのだが、登場人物も多く、記録をずっと読んでいくのは、せわしない人には少しつらい。ただ「言いたいこと」はこの辺りにあるらしい気がしてくる。全体に淡々とした記述の中に、ときにこんなことを「学術的」な本——ウェルカム医療人類学賞を受賞している——に書いてよいのだろうかと思うようなことが書いてあったりする〔なにか「客観的」にしか「学術的なもの」は書いてならないという思い込みが一部にあるようだが、多数の名作はそのように書かれてはいない〕。

「彼はスター患者である。たちまち規則やセンター言語を覚え、治療イデオロギーをたちまち実行する」(三四七頁)と描かれるマリオンともう一人ロジャーという「患者」について。実際のこの二人のかけあいについては読んでいただくしかないのだが、「部外者の私からすれば、マリオンとロジャーがワークしているのをみると不愉快だった。執拗さと信心家のふりと何でも一般論にする正論との三つ組は見るのも不愉快だった」(三五一頁)。

著者は、反抗的な患者を英雄的に描いているのではなく、患者を被害者として描いているのでもない。乱暴な人間や嫌な人間はそのように描かれている。かなり暴力的なあるいは元気な人たちもいて、医療者たちの対応は大変だろうと同情したくもなる。そしてPTSDの診断はその人たちにたしかに益をもたらすものでもある。「この診断名は、なるほど病気ではあるが精神病ではなく、社会的原因によって起こる可逆的な障害であって精神疾患じゃないと言ってくれる。かつて精神分裂病だと診断されたり、今日まで自分はクレージーになりつつあるのはまちがいないと思い込んでいる者には魅力的な思想である」(三〇六頁)。この状態には回復の可能性があるとされる。そして補償金を政府から受け取れ、それはときにはかなりの額になる(三〇八頁)。帰還兵の事態を改善しようと運動があり、実現された。どこにも悪人はいない。しかし、という苦い話が第3部の話だ。

このセンターでは精神分析の流れを汲む方法が使われるのだが、問題は精神分析固有の問題ではないだろう。心理的と言っても生理的と言っても、そう変わらない。そもそもの問題は例えばある事故だったとしても、それは既に過去のことでそれ自体はどうにもならない。そこで、何かしようとすると、それは過去の対象に対してではなく、その記憶が内在している個人にあるということになる。攻撃的であることも無気力であることも、覚えていることも覚えていないことも、記憶という内的なものに由来する。自分に覚えのないこと、関係がないと思えることはその存在を否定する根拠にならない。これは、自分の内にあるが自分で否定できないものとして存在する。

病院とその治療者にとって、その治療はかなりの疲労を伴うものはあるだろうが、この図式自体は既にあり安定している。そしてこの場では、入ってくる人も本人もその施設の目的に（いちおうは）同意するとしてその施設にやってくることになっており、ＰＴＳＤであるとされる限りで受け入れられる。

記憶がもらたすものを減らすことが課題になる。少なくともその人に内在しているものであるからには、その体験を各人が呼びさまし、それに向き合い、そのことによって解決するという筋の話になる。そしてまた、現在その人が抱えている様々な困難もこの図式で説明され、やはり回収されてしまう。「たしかに彼らは、戦争に行けなかった、臆病すぎる連中から不可触賎民のように扱われ、彼らをベトナムに送った企業人は今彼らを「クレージー・ヴェトナム・ヴェット」と陰口し、まともな職を与えようとしない。まだまだある。これらの文句に対して臨床的に正しい返答は、これが「病的非難」（他者への責任転嫁）であり、ＰＴＳＤの症状であるという認識を持てということである」（二七四頁）。

それは、事件をたしかに経験しそして困難を抱えている人にとって、またその経験に対する私たちの対し方としてよいことだろうか。そうではないはずだと著者は言っている。そしてこのことを言うために、ＰＴＳＤという説明が科学的ではない、証明されていないという批判だけではあまり効き目がない。もっともらしいところはある限り、暫定的な説でも慎重に使えばよいということになり、そこで終わりになってしまうからである。間違いでない部分を確かに含んでいる診断と治療の全体の中で、人が何を引き受けなければならないのか、その仕掛け、構造を描き出さなければ、事態の苦さは伝わらない。そしてこの苦い事態は、過去と現在の因果関係の理解を変えることで改善できる部分と、それでは片がつかない部分とがあるはずだ。この本に書かれていることから考えるべきことはたくさんあるのだが、それを伝えるのには紙数が足りない。次回、別の本の紹介の中で続ける。

14 『精神疾患はつくられる――DSM診断の罠』(2004/03/25・連載36)

これは題名通り、日本でも広く使われ精神科関係の人なら誰でも知っている(がそうでない人はほとんど知らない)『DSM』(Diagnostic and Statistical Manual of Mental Disorders = 精神障害の診断・統計マニュアル)についての本。「まえがき」には次のようにある。

「アメリカ精神医学会(APA)の権威あるマニュアルとして、DSMは精神科の病気を定義し、分類し、記述してきた。それは、ありふれた精神医学書などとは比較にならない存在なのである。DSMは、社会的価値観と、政治的妥協と、科学的証拠と、そして保険請求用の病名のごった煮が入った大鍋である。本書では、この影響力の強いマニュアルがどのように開発され発展してきたか、診断というものがどのように創られ、また捨てられてきたか、そしてそれがどのように利用され、あるいは誤用されてきたか、を述べてゆくつもりである」(iii―iv頁)。

前回に紹介した『PTSDの医療人類学』と比べると、この本に難しいところはない。深刻といえば深刻な話なのだが、まず内幕物としてのおもしろさがある。私は読んでないからわからないが、猪瀬直樹の道路公団についての本がおもしろいとすれば、それと同じようなおもしろさがあると言ったらよいだろうか。なお監訳者の一人である塚本千秋には『明るい反精神医学』(塚本 [1999]) という、また別の意味でおもしろい本がある。

ごく短く要約すれば、さきの前書きからの引用のようなことになるだろうが、こういう本は要約しても仕方がないところがある。まずは読み物として読んでみたらよい。目次は、第1章「精神医学診断とセクシャル・ハラスメント論争」、第2章「これも病気? あれも病気?――日常の病気化」、第3章

「同性愛という診断名」の浮沈」、第4章「DSMに持ちこまれた戦争」、第5章「マゾヒスティック・パーソナリティ障害、屈辱を喫す」、第6章「境界紛争——あるいは、いかにして彼女は主治医を誘惑したか」、第7章「精神科診断の中に生きつづけるレイシズム」、第8章「精神医学のバイブルを診断する」。

例えば第3章では、同性愛がDSMからはずされるに至るまで、同性愛者たちからどのような抗議がなされ、それにどのような対応がなされたのかが書かれているし、第5章では、「自己犠牲」といった女性に帰されやすい性格を「マゾヒステック・パーソナリティ障害」（MPD）としてしまうことにフェミストたちが抗議しやはり結局は取り下げられるようになった経緯が描かれている。また第4章は前回とりあげたPTSDの話で、帰還兵やその支援者たちの運動が効を奏してDSMに採用された（が結局それは負の影響をもたらしたと著者たちは考える）事例としてあげられている。なぜ精神疾患、精神障害とされることに問題があると見るのか。次のように言われる。

「診断名をつけることが被害者にとってはかえってあだになる。なぜなら彼らは外傷の後遺症に苦しんでいるのだ。さまざまな困難を抱え、できる限り支援していく必要はあるけれども、精神障害を抱える人はほとんどなく、PTSDに陥っている人はさらに少ないことが実証されている。

PTSDの長い歴史は、DSMの短所を数多く物語る。［……］帰還兵らはPTSDのDSMへの採択を求めて必死に戦った。彼らは自らの問題を精神障害として同定することに熱中したのではなく、戦争が彼らに悪影響をもたらし、その後遺症を克服するには援助が必要であるという事実が認知される必要性を感じたために、戦ったのである。彼らの支払った代償は、精神障害であると認められることであった。

［……］PTSDは普通の人々の不運な出来事の影響を定めるレッテルになったのである。これは、

破局的な出来事に対する正常な反応をも、しばしば精神障害であると解釈されてしまうことを意味する。さらに、援助を受けるためには、どれほど「病気なのか」を示さなければならない」(一五九―一六〇頁)。

私は、病気や障害であること、ここでは精神病・精神障害であるということになることがどんなことなのかを考えたいと思っている。そのことのマイナス面をいま著者たちは上のように記した。ただ、その中でも言われていることは一つだけでない。さらに他の場所には、医療保険の請求との関係だとか、米国的な事情にもふれられていたりして、それらも加えるともっとたくさんある。

私のように社会学などやっている者にとっては、精神病・精神障害とは「レッテル」であるという理解はわりあい馴染みのあるものだ。その種の議論を「レイベリング理論」といった名称で括る場合もある。私はそこで言われてきたことの多くはそれとして当たっていたと考えているのだが、同時に、そう一筋縄ではいかないものだとも思うようになってきた。昨年、『べてるの家の「非」援助論』を紹介したときにもすこしふれたが、病気であることを否定するのではない構えの積極性のようなものも他方には存在するようなのだ。それは、そんなことは気にしないという態度でもありうるが、場合によっては、もっと積極的に受け入れてしまおうという場合もある。やはり昨年、何冊か紹介した「障害学」の本の中にもそのような視点がある。

たしかに現在、様々な状態が診断され、名前がつけられる。それはいかがなものか、と思うところはあるのだが、しかし、他方、病気だとか障害だとか言うのは自分で自らの状態を引き受けることからの逃避だ、自己正当化だといった言い方で批判し、非難し、ばっさり切り捨ててしまうのも違っていると私は思うのだ。さて、ではどう考えるか。この辺からが勝負どころである。

病気であるということになると、また障害があるということになると、どんなことが起こることになるのだろうか。どのようなよいことがあるのだろうか、あるいはどんなよくないことが起きるのだろうか。またその手前で、どんな時に、私たちは、また医学は、病気だとか障害だとか言うことになっているのだろうか。そこで、この本も、いったんはおもしろい内幕物として読んだ後、著者たちは精神疾患とされることの何がいけないと言っているのか、それらしいところを抜いてきて、並べて整理して、一つ一つ確かめるということもやってみようということになる。この辺について著者たちはそう詰めて考えているようには思えず、そこにもの足りなさもあるのだが、少なくとも私たちが考えるための材料は様々に与えられている。私は、そんな整理の作業をし、自分なりに言えることを探そうと思う〔『自閉症連続の時代』（立岩［2014b］）がまず一つその結果であり、［2014-］がその続きとなる〕。

さてこの一年も着々と始まってしまっているのだが、以下、みすず書房の雑誌『みすず』に書いた「二〇〇三年読者アンケート」の全文（「別のところ」とあるのは『週刊読書人』の「二〇〇三年の収穫」）。最初の三冊はいずれもこの連載で紹介。その後の五冊のうち②③④も今回を含めこの連載で紹介。

《別のところであげた三冊は、上農正剛『たったひとりのクレオール――聴覚障害児教育における言語論と障害認識』（上農［2003］）、向井承子『患者追放――行き場を失う老人たち』（向井［2003］）、『現代思想』一一月号・特集「争点としての生命」。今回はこうした？領域に限って――その現代史が大切であることは『現代思想』の拙稿（立岩［2003］）に書いた――あと五冊。①天田城介『〈老い衰えゆくこと〉の社会学』（天田［2003］）。とても大きな本で、もとは博士論文だが、退屈な本ではなく、気合が入っていて、私ら（以下）の世代ががんばって書いて、この辺りまで。だがそれは、これ以外の書きようがあるということか、ないということか。多分ある、と言いたいが、それがどういうものかは私にはまだよく見えない。②アリス・ウェクスラー『ウェクスラー家の選択――遺伝子診断と向きあった家族』（Wexler［1995 = 2003］）。同じく翻訳書で、③ハーブ・カチンス他『精神疾患はつくられる――DSM

診断の罠』(Kutchins & A Kirk [1997 = 2002])。いずれも、この本を読んだらそれでわかってしまうという本ではないが、この本がないと知ることのできないことが書いてある。人が知らない(そして知る価値のある)ことを高密度でたくさん書いた本は、今のところ翻訳に偏っている。後者の主題(の一部)についてのさらに大きな本格的な仕事としては、昨年出た本ではないが、④アラン・ヤング『PTSDの医療人類学』(Young, Allan [1995 = 2001])。おもしろいが、全体をなかなか把握し尽くせない。そして、さらに読みこんで把握できたとしても、ある状態を精神疾患と名指すことをどのように評定したらよいか、答は直接には出てこないと思う。しかしそこから考えることができるだけのものは与えられる。最後に、⑤優生手術に対する謝罪を求める会『優生保護法の犯した罪――子どもをもつことを奪われた人々の証言』(優生手術に対する謝罪を求める会編[2003])。なお、以上の本の多くについてホームページhttp://www.arsvi.com にもっと長い紹介がある。また以上であげられなかった「思想系」の本についてはこの一月に出た拙著『自由の平等――簡単で別の姿の世界』(立岩[2004a])の注・文献表を参照のこと。》

15 書評:佐藤幹夫『自閉症裁判――レッサーパンダ帽男の「罪と罰」』(2005/11/15・立岩[2005b])

1 二つ、明示されている

二〇〇一年に浅草で男性が女性を包丁で刺して死なせた事件が起こった。刺した男(以下「男」で通す)は自閉症の人だった。弁護側は、そのことが理解されておらず、捜査側の主導で供述書が作られ検察もそれに乗っていると指摘し、裁判所はそのことをわかれと主張した。しかしその主張は認められず、無期懲役の判決が下された。本書はこの事件を取材して書かれた。なお、男はいったん控訴するが、この本が書き終えられた後（二〇〇五年四月）控訴を取り下げて――いずれについても弁護士に相談はなかった――この裁判は終わってしまった。

著者の佐藤幹夫は一九五三年生まれ、養護学校の教員を二一年勤めた後、二〇〇一年からフリーライター。ここしばらく、読み応えのある本の多くがそうした書き手たちによって書かれている。著者のホームページ――私のところからもリンクされている――があって、それを見るとわかるが、既にたくさんの紹介・書評が出ている。おおむねきちんと紹介し評価してあって、どんな本かがわかる。あとは実際に買って読めばよいということになっている。

この本にあるメッセージははっきりしている。一つに、自閉症といった状態にある人が犯罪を犯したときに、その状態がどんなものであるかをきちんとわかってから、わからなくてもわかろうとしながら、捜査にしても裁判にしても、対処すべきだということ（裁判では、この障害の有無自体が争点になった。その場合の鑑定のあり方とか、あるいは鑑定に――自閉症なのか自閉傾向なのかといった対立が起こってしまうこととか、その場合の裁判のもって行きかたとか、それも議論の対象にはなるし、この本でもそれも言及されているが、ここでは略す）。また一つに、この男がこの行ないに至るまでには、この男が、この男だけでない人々が生き難い事情があるのだから、そこをなんとかすることが大切で、そちらが先決だということ。

以上について、まったく異論がない。この二つは、言うだけなら言えることかもしれないが、この本には、たしかに本当にそう言えるのだと実際に思わせるだけのことが書かれている。

だから私には書くことがない。そんなときにはどうするか。一つはより基本的なところに論を戻し、考えてみることだ。私は、これまでもずっと、責任をとるとか、罰するということがどんなことであるのか、考えた方がよいことだとは思ってきた。しかし難しくてわからない。そこで罪とか罰といった主題を避けてきた、私には書けないから誰か考えてくれと書いてきた。ただ、確率による判断・処遇、とくに集団で括った場合の確率の差に応じた対応について、それにある合理性はあっても、できるだけ行なうべきでないといったことぐらいは言おうと思った。そして、ある人が被害者であるとき、その関係者例えば家族もまた被害者ではあるが、それでも両者は基本的には同じでない、と考えるべきではないか。そのぐらいのことは言えそうな気がする。だが、やはり様々にわからない。それでもメモを作ってみたりした。まとまらないまま、この文章の三〔→四〕倍ぐらいの量の文章がホームページ（http://www.arsvi.com/→「立岩真也」→二〇〇五年）に載っているから、そちらでどうぞ。

2　そのうえで・1――わかることについて

・まず、わかろうとすべきである

それで、もう少しこの事件と本に即してみよう。

証拠として採用された調書は、いくつもの理由で、本人がしたこと、思ったこと、語ったことそのままだとは思われない。このように弁護側が言っていることはもっともだと私は思うが、結局は検察側の主張に沿った判決になってしまった。このことについての評価・判断は、この本では読者に委ねる書き方になってはいるが、問題点ははっきりと伝わる。この本が出なければ、この事件がどのような事件であったかを知る人はとても少なかったはずだ。裁判は終わってしまったが、これからのこともある。

その人が置かれている状態について理解に努めるべきだということ。それはその通りだ。知的障害に限ったことではない。例えば聴覚障害の人が被疑者、被告になった場合。通訳がなされなかったり、通訳がへただったりして、まったく間違ったことが伝えられることがある。外国語しかわからない人の場合にもそんなことがある。まずはどんな取調べがなされたのか。例えばビデオに録画しておいて必要な場合に後で見られるようにすればよいという案が出されている。それはよいと思う。

・では、わかるとはどんなことか

しかしこのことはわかった上で、どのようにわかることがわかることなのかという疑問は残る。ある種の知的障害と呼ばれるものはいくつかの癖の塊のようなものであって、そのことさえひとまず飲み込んでいれば、かなりの部分はなんとかなる。ここまでは言えるし、そのこともわかられていないのだから、言う必要はある。わかってもらえないと、裁判の結果も違ってくる。ここまではわかる。

そして少し身を引いて見てみると、それらの癖はときに当惑させられときに迷惑なものではあるが、それ自体としてよいとかわるいとかということはない。それにいちいち腹を立ててしまうのは、つまりはこちらがよくない。ここまでもよい。他方、検察側は、そして判決において裁判官は、非常にありきたりに異常な人間として描ききってしまう。それがおかしいことはよくわかり、確実に伝わる。そこまでもわかる。

ただ、障害にもより人は様々、というところをもう少し越えていく、あるいは越えることが求められてしまう場面がある。たとえば「動機」やあるいは「反省」が求められる場面、求められてしまう場面がある。そんな場面ではどんなことを考えたらよいのか。同時に、私たちが越えることを求めてしまうことの意味、「わけを言え!」と言いたくなったり、「悪いと思っているか!」と言いたくなったりすることの意味とか、そんなことが気になったりするのだが、その時にも、どうしたってわからないところは残るのだろうなと思いつつ、やはりわからない、というか、いったいそこはわかるものだろうかと思う。

・もう少し行けたのではないか

著者は幾度もこの男の言うことが不可解であると述べる。たしかにわからないという感じはある。また、その男の態度に憤る。著者は被害者の遺族にも幾度も会い、話を聞く、その心情を聞いている。ここもかなり丹念に本に記されている。とおりいっぺんの——と思われてしまう——反省の言葉しか言わない被告に憤りを感じる。弁護士も、困ったり、ときに苛立ったりしている。それはそうだと思う。

そしてさらにやっかいというか微妙であるのは——それはまた希望でもあるのだが——その人の状態は脳のどこかがどうかなっていることからやってくるものではあっても、それは宿命のように固定されたものだとも言えなさそうだということである。実際、この男が語ることに変化はあって、そのことを弁護士も法廷で語ることがある。そしてどんな場で話すか、誰と話すかによっても、幅はあるようだということ。このこともまた記されている。

わかればそれでよいというわけでもない。ただ、変化や幅を含めて、わかるところの限界というか、わかるのだかわからないのだかわからなくなる地点（がわかるように思う地点）というか、この本は、そこまで行っていないという気がする。この隔靴掻痒感というのがどこから来るのか。近づけばわかるというものでもないとも思うし、何かわかったような気がしたとして、それが当たりなのか、これもはっきりしないだろうとも思う。それにしても、「本体的なわからなさ」、というのでは多分ないように思えるわからなさが残る。

・本人に聞けたらどうだったか

ときには、直接に聞いてみることは不可能ではない。何年か前に精神障害の人が起こした傷害事件があって、裁判になって、一審の判決が出た。その事件を長く取材している新聞記者の人から話を聞く機会があった。その人は、拘置所にいるその人に何度も会って、話を聞いてきた。浅草の事件の場合と違って、その人は多くのことを、ときに過剰に多いと思えるほど、語る。しかし一審判決の後、拘置所の側の裁量ということになっているそうなのだが、接見を拒否される。それは不当だと、裁判を起こそうと思うと言っていた。

筆者は自閉症についての文献からいくつか見解を紹介する。それはそれで有意義なのだが、まだわからないという感じは残る。この事件でも、本人に聞いてみるということを、もちろん著者も考えたはずであり、しかし不可能だったということだろう。会いたいと言っても、先方は会いたくないだろうから会えないだろう、また会えたとして、弁護士が様々に働きかけてみて受け取ったものや、過去のことをよく知る人が知っていること以上のものを引き出すことはできなかっただろうとは思う。そして本人が何か語ったとして、それをどう受け取ったらよいか、やはりわからないところは残るだろう。だからまさに無理難題というものだが、しかし、ありうべき本から見たときには、この本にないものがあることは言っておこう。それにしても拘置所や刑務所での面接室では条件はわるい。もちろん公判の場も。ほんとうならもっと別の場で、あるいは別の人からであっても、何かを受け取れるかもという気がする。

男は困惑はしている。こう振舞えたらたぶんよいのだろうと思っているが、振舞えず、そのことに困惑しているようでもある。反省の言葉が求められる。実際反省の言葉を言う。しかしどうもリアリティがないことに困っている。としたら、この困惑はどんな困惑なのだろう。例えば、悲しいことだと論理としてわかっているが、それを表現するのが苦手である（七九頁）とはどんな事態なのか。こう言われるとなんとかわかった気になるのだが、しかし、少し考えてみるとやはりわからないところが残るように思われる。等。

3　そのうえで・2――つきあうことについて

・刑法三九条との関わり

次に、犯罪や、刑罰や、「医療観察保護」の前にすることはあるだろうという、もう一つのメッセージについて。これは、刑法三九条の「心神喪失」「心神耗弱」の扱いにも関係はする。この本を出したのと同じ洋泉社から、二〇〇三年、だったか、後に『刑法三九条は削除せよ！　是か非か』（呉・佐藤[2004]）となる本に収録する原稿を依頼されたことがある。書けないと思いますが、書ければ書きます、というようなことをたぶん言い、しかし一字も書かないままに時は過ぎ、結局お断りするかたちになった。最初に書いたように刑罰や責任のことがよくわからなかったし、いま書いたように様々な障害のことがあまりにわからなかったからだ。書かなかったにもかかわらず、この本が出版されると、送っていただいた。いろいろな人が書いている。佐藤はその本の編者の一人でもあり、一つの章を書いている。

ただ、この本（『自閉症裁判』）は、三九条の正当性そのものを検討するといった本ではない。そしてこの事件で、弁護側は、「心神喪失」「心神耗弱」を言って、刑を科さないこと、刑を減ずることを主張したわけではない。違うところに裁判の争点（に弁護側がしたかったもの）があったことは最初に述べたし、そのことは、この本の中で幾度も確認されている。つまり、この男が刑罰の対象にならないと言いたいわけでない、しかし裁判はきちんとしてほしいということだ。そしてこの点において、つまり（きちんとした）裁判を受ける権利という点で、三九条の扱いをどうするかとこの事件とは関わりもある。そんな関係になっている。

・副島弁護士のこと

ここでもまた私は何か書けるわけではない。ただ、一つ、この本に書いてあることから、詳述はされていないところに移っていってみたい。

刑事責任の減免に関わる問題に関しても、刑罰や「医療観察保護」ではない対応を優先せよという主張に関しても、「人権派」という言葉が、予め否定的な、揶揄する言葉として使われることがある。「あまい」とか「ぬるい」とか、そして「ばか」だとか。しかし、これもずいぶん単純にした話だと思う。

私が知る人は人権派の人たちの方が多いと思うけれど、そう脳天気な人たちではない。

どんなきっかけからだったか、この事件を担当した弁護士の一人副島洋明さんをたぶんかなり前から知っている。それでこの事件のことも、マスメディアが報じたのと違う事件として少し知ってはいた。副島さんは障害（とくに知的障害）が絡んだ、施設における虐待等、金になりそうもない裁判にたくさん関わってきた人である。著書に『知的障害者　奪われた人権――虐待・差別の事件と弁護』（副島［2000］）等がある。お会いしたのは三回ぐらいのものだと思うのだが、その最後が二〇〇二年？のある集まりで顔をみかけた時だと思う。副島さんが声をかけてくれて、短い時間雑談をした。副島さんは、刑務所にいる人たちの中にかなりの数の知的障害の人がいるという話をされた。精神障害の人、知的障害の人の犯罪率は高くないと言い続けてきて、それはそれで間違いでないのだが、しかし、他方で刑務所に多くの、詐欺罪（無銭飲食や無線乗車）や窃盗罪で捕まった知的障害者がいるのも事実だ、と。そのことをどう言ったらよいのか、どうしたらよいのか。難しい、という話をされた（このことはこの本では二四〇頁などに書かれている〔そして山本譲司の『累犯障害者』（山本［2006］）等で知られるようになった〕）。そんなことを話しているうち、たしか（たぶんこの浅草の）事件の関係で、彼の携帯に電話がかかってきて、それで話はだいたい終わりになった。最後、難しい問題だから（あなたは学者なんだし）考えてくださいよ、みたいなことを言われた、と思う。

それ以後会っていない〔二〇一四年一〇月逝去〕。それでも、この浅草での事件のことや、それ以外の副島さんたちが関わっている多くの事件のことが報告されているEメイルのニューズレターをずっと送っていただいていて、そのいくらかは読んでいた。

・危険であるとしても、という立場

副島さんは、基本的には直情型の正義漢だと思うのだが、しかし様々なやっかいごとを知っていて、自分の仕事をやっている。また、さらにもっと直接に知的障害や精神障害の人とつきあっている人たちや、その本人たちがやっかいごとに直面している。たとえば作業所を作って運営したいと思う。それで、近所の人たちに彼らは、あるいは私たちは無害だと言う。おおむねその通りではあるのだが、それでもものをとってきたりものを壊したりする人はときにいる。それが繰り返されると、同じ場所で運営を続けられないから、自主規制を厳しくする。それがさらに苦しくさせ窮屈にさせることがあることを知っていて、それでどうしたものかと思いながら、日々やっている。

他方に、無害な知的障害者・精神障害者を切り離し、そしてその（多数派である）部分について、普通の暮らしを、という――表立ってそうは言わないにしても、つまりはそういうことになってしまう――流れがある（この本では三五―三六頁で政策としてのこの流れに触れられている）。「偽装された正義」といったものがきらいな人たちは、そういう流れを批判すればよいのだ。

そんな流れと違い、保安処分や医療観察保護法を批判してきた精神障害の本人たちに、自分たちは危険ではない、とは言ってこなかった人たちがいる。危険であることがある、危険であるかもしれない自分たちから、しかし予防拘禁はやめろと言い、裁判はきちんとやってくれと言ってきた。そのことの意味はきちんと受け取り、その先を考える必要がある。

・共生舎の人たちのこと

次に、それを言いながら、それにしても犯罪――も様々だから一緒くたにしない方がよいが、すくなくとも傷つけたり殺したり――は――残念であっても、根絶したりはできないのだが、それでも――止めたいし、避けたい。そのことについて。

札幌で「共生舎」という障害者の生活支援をするグループがある。そこの岩渕進さんも、直接の面識は全然ないのだが、まったく知らないという人ではなかった。ときどき、Eメイルの檄文というか、いただいていた。また、私のHPにリンクの依頼をもらいリンクしてもあった。彼が言うことにはおおむね賛成なのだが、なかなか表現が激烈で、この人はいったいどういう人だろうと思っていた。するとこの本では、いかにも、という感じの人物として登場する。「真っ白な長髪を頭の後ろで結び、長いひげを生やし、年のころ六〇過ぎの一人の人物」「杖をもってはいるが、眼光鋭く、背筋の伸びた人だった」「どう見ても堅気じゃない」(一六七頁)。

ホームページの写真を見るとそれほどでもない、好人物ではないか、と私には思われるのだが、ともかくこの人とその仲間は、まず副島弁護士から連絡を受ける。「彼こそが報道陣に囲まれた男の家に乗り込んでいき、テレビカメラやマイクをなぎ倒した人物であった」(一六七―一六八頁)。マスメディアはこの事件が「障害絡み」であることをやがて知るとさっと引いてしまうのだが、その前にはとても熱心だったのだ。こうしてようやく副島弁護士らは、父親から弁護士選任の印鑑をもらえることになる(五〇頁)(二〇〇七年の夏、松山であった「障害児を普通学校へ全国連絡会」第二二回全国交流集会で講演した時に岩淵氏に初めて(そして一度だけ)会って酒を飲んだ。堅気の人ではなかった。二〇〇八年逝去)。

共生舎の人たちは男のことを知らなかった。そしてその男は、東京に行ってしまい、女性を刺してしまい、捕まっている。もう何もできない。後悔するのだが、もう遅い。ここの人たちは、この事件でこの男の妹を知る。男の母は亡くなっていて、父の仕事もなかなか続かず、男もそれは同じで、家のものを持ち出したりしてしまう。家出はするし、前科はつく。妹は、中学校を出て、家の仕事をし、勤めに出て、二二歳でガンを発病し、しかし仕事を続け、二五歳で亡くなってしまう。その最後のところで、共生舎の人たちは彼女の暮らしをせいいっぱい手助けする。

もちろんその女性を手助けすることと、その男に何かができたかもしれないそのことと、違うのではあるだろう。しかし、役所への申請や役所とのやりとり等、その人たちが手伝って、それで彼女はその人生の最後の時期を、その以前よりはよく、生きることができた。この本は、そんなことがあったらたぶんなんとかなったはずだと、その妹の女性の支援を記述することによって、伝える。

ぎりぎりのあたりでなんとかやってる、というかやれないでいる人たちがたくさんいる。そのままに放置されている。それが、まわりまわってではあっても、この男の行ないに関わってはいる。そして、犯罪にあたる行為をするとかしないとかにかかわらず、困難はある。それはなんとかした方がよい。結局はその方が、様々なことがうまくいく。これはいささか予定調和的な話のように思われるが、それでも、おおむね当たっている。ただ聞くだけだと、なにをとぼけたことをと、とくにそう言いたい人は、言う。けれども、やはりそういうことはあるのだ。

・捕縛の手前で何ができるか

この部分でも、この本は説得的である。言葉だけいいかげんなことを言う人がいるなら、それを責めるのはよいだろう。しかし、なにか引き受けている人がいて、その人はやはり「人権」、と言うし、言わざるを得ないでいる。さて私は、このすこし変わった（ように見える）人やその仲間たちをただ持ち上げようというのではない。彼らは「触法障害者」に関わってきたという。それはどんな具合のものなのだろう。このことが気になる。もっと知りたいと思う。

「地域で」と、ただ言うのは危なくはある。地域とはまた恐いところでもあるからだ。また民間で、つまり「素手」で向かえというのか、ということもある。世の中にすごく迷惑な人はいるし、手におえないことはある。人間はたしかに危険だし、その危険はなくなりきったりはしない。ときには物理的に対処せざるをえない。しかし、武器になるものが様々あるから厄介だが、それ以前には一人の人間には一人の人間の身体があるだけなのだから、はなからどうにもならないというものではないかもしれない。刑罰にせよ、医療という名がついている刑罰もどきのものにせよ、それらのいずれにも行かずその手前でなんとか、が現実にどのように、どのくらい可能なのか。そこのところをわかりたいと、というかその感触を得たいと思う。触法の障害者には福祉支援が断たれる。しかし共生舎は札幌でそんな人を相手に「法外福祉」をやってきた――なのに、その男に会えなかったと、後悔するのでもある。「なにかにつけては警察沙汰になるものがいる。共生舎では世帯分離させ、単身独居。そして二四時間、誰かが必ず連絡できるようにしている。そのことで警察の世話になることはほとんどなくなる」のだと岩渕さんは言う（一六九頁）。

「触法」の人たちとどうやって「法外」につきあって、それでどの程度どうにかなるものなのか。ただそれはこの本には書いてない。なんとかなったり、ぎりぎりなんとかなったり、あるいはなんともならなかったり、そのことを巡って何をしてきたのか、どんなことが起こってきたのか。そしてそれは札幌でだけなされてきたことではない。全国各地で様々起こってきたことだ。知りたいと思う。

・この本の後に知りたいこと二つ

こうして、この厚い本にも、まだ書いてないことがあったと思う。公判に通って記録を分析し裁判を批判する、犯人の過去を辿っていく、また被害者側にもきちんと取材する。それは犯罪もののノンフィクションの正統的な書かれ方でもあって、その部分でもこの本は成功しているし、そして伝えるべきことがたしかに伝わっていることは述べた。裁判の問題性は明らかになり、もっとましな方向も明示されている。ただ伝わったこと、わかったことと対になって、もっとわかりたいことが二つあったということだ。

一つ、障害なら障害のことがわかって取り調べなり裁判なりすべきだということは伝わった。けれども、この男にとっての罪と罰がなんであり、そのことと関わって、この男、この男の犯罪にどう面すればよいのか、そのところはやはりわからなかった。というか、何がわからないかをわかりたいと思った。

もう一つ、刑罰や強制的な「医療」以外の対応、手前の対応が必要だということも伝わった。ただ、その行ないが実際にどのようになされているのか、なされうるのか。それも、結局は一つめのこととも深く関係するのだが、知りたいと思った。それはたぶん、裁判を追うという仕掛けの本では無理がある。裁判は、わからないものはわからないと言うとか、法で解決しないように対応しようとするといったことから遠い場所だからである。このように定型の場所に収まらない領域を調べて書くのは手間のかかる仕事でもあるだろうが、この本の著者でないにしても、誰かが追って書いてくれたらと思う。

16 天田城介の本・1（2006/03/25・連載58）

紹介しようと思ってずっとできなかった天田城介の本を紹介する。天田は一九七二年生まれの社会学者。立教大学の大学院を出て現在は熊本学園大学助教授。単著が二冊。一冊が今回紹介を始める『〈老い衰えゆくこと〉の社会学』（天田［2003］）、もう一冊が『老い衰えゆく自己の／と自由――高齢者ケアの社会学的実践論・当事者論』（天田［2004］）。最初の本は博士論文を本にしたもので、第三回日本社会学会奨励賞（著書の部）を受賞。他に医学書院から刊行予定の著書もあると聞く〔その後の単著に天田［2010］［2011］〕。

前回も紹介したが、二〇〇三年の何冊かの一冊にこの本をあげたことがある。次のように書いた。「とても大きな本で、もとは博士論文だが、退屈な本ではなく、気合が入っていて、私ら（以下）の世代がかんばって書いて、この辺りまで。だがそれは、これ以外の書きようがあるということか、ないということか。多分ある、と言いたいが、それがどういうものかは私にはまだよく見えない」。

「私ら（以下）の世代がかんばって書いて、この辺りまで」、つまり（今の私らがやれる）限界あたりまで行っているということ、その今の私らを基準にすれば、これは優れた本であるということ、しかし、「これ以外の書きよう」というより、ここに書かれたことが書かれた後で何を考えたり書いたりするのか、ということ、それが「まだよく見えない」という感じがあり、それは私に限っては、それから二年経っても変わらず、どうしたものかと今でも思っている。むろん天田にはたくさん書きたいことがあって、自身は困っていないと思う。だが、例えば私だったらこの本の続きに何を書くことになるのだろう、と考えてしまう。そんなことを考えたりしながら書こうと思うのでこの度の紹介はすこし長くなり、今回はその一回目ということになる。

『〈老い衰えゆくこと〉の社会学』は大きな本だが、筋は通っていて、その筋は単純にすると単純なものだ。その手前には天田の確信がある。彼は怒っているのだが、その場から退けないと思っている。あとはそれをどう書いていくか。本には様々な本があるが、この本もそんなでき方の本だと思う。

第一に、今この社会で、今この社会であるがゆえに、高齢者が存在させられているそのあり方が、基本的なところで、間違っているだろう、まずいだろうと思う。そこでそのことを言う、説明する。それは全体でなされているのだが、まず第1章「視座とアプローチ――自己と他者」、第2章「老年学の現在」で理論的に示される。

第二に、そのような社会の中では、実際、その高齢者自らにおいて、また周りの人において、両者の間で、様々につらいことがあり、苦闘が闘われる。それが調べられ、記述される。第3章「施設において老い衰えゆく身体を生きるということ――「痴呆性老人」によるアイデンティティ管理と施設介護」。第4章「在宅で老い衰えゆく身体を生きる家族を介護するということ――「痴呆性老人」と家族介護者の相互作用過程」、第5章「老い衰えゆく高齢夫婦の〈親密性〉の変容――〈老い衰えゆくこと〉の意味をめぐるエスノグラフィー」。

第三に、そうでないあり方というものがあるのではないかと思う。思うから、いまのこのあり方は違うと思ったのでもある。第6章「老い衰えゆく身体を生きる――〈老い衰えゆくこと〉の困難と可能性」、終章「〈老い衰えゆくこと〉の社会学による新たな地平へ」は全体をまとめながら、別のあり方に向けて書かれる。

第一・第二の部分を著者がまとめるとこんな感じになる。

「現代の老いを生きる人々は、老年期においても絶えず自らの身体を制御し、かつての価値や制度を吟味・改編の対象としつつ、自らが何者であるかを自問・再認する〈再帰的自己〉であることを暗黙のうちに命令されている。[……]こうした「絶えざる・寄る辺なき再帰性による物語」としての自己は、自らの存在が価値あるものであることを証明しようとしてアイデンティティ管理に躍起になり、また自己内部の〈他者〉としての発見とパラレルな形で、自己外部にある〈他者〉を発見／創出する[……]そして更には〈他者〉として発見／創出された人々は自らの自己の否定性を何とか返上しようと更なるアイデンティティ管理の実践へと囚われてしまう」(五一八頁)。

で、第三に、どうするか。

「〈老い衰えゆくこと〉をめぐるケアを媒介にした間身体性、すなわち「応答可能性としての主体」どうしの〈あいだ〉では、高齢者が「存在していること／存在してきたこと(be)」によって、あるいはその来歴によって、介護提供者も自らの「存在していること／存在してきたこと(be)」が身体に繋ぎとめられ、また他者が語る言葉や声にもならない呟きや嘆きや叫びを通じて、お互いに「他者がいまここに現に・共に生きて在ること」を肯定することが可能化するのである」(五三三頁)。

そして、これだけであればいかにも抽象的だが、天田は現実にそんな場面があることを書いていくし、本の終わりの方で、とくに「理論的」な話が好きな人は、気取って、しようとしない、具体的な提言を幾つかする。それらもまたもっともなものだと私は思う。

ただ、こうした把握をしごくもっとも、と思うかどうかは人によるのかもしれない。他に様々な了解の仕方があった。

まず高齢者のことについてろくに書かれない時期、書かれるとすると否定的に書かれる時期があり、その後、高齢者への偏見を指弾し、「普通の人間」として高齢者を語る語り方が現われる。しかしそれだけでよいのだろうか、と思う。

とすると、「医療社会学的」に、「医療化」といったものの言い方で事態を言えばよいか。つまり医学・医療のもとで高齢者の経験が「痴呆」とか「認知症」という病気にされてしまった、と。

天田はいずれもが「はずしている」と思う。そのことは、博士論文ということもあるのだろうが、先行研究をまとめながら進んでいく第2章――ここは既存の研究を概観できるところで、そういう領域を勉強したい人には有益なところだ――あたりで論じられる。

「これまで先行研究で指摘されてきたような医療化によって「痴呆」が作られたという「テクノロジー決定論」は論理的な説明力を欠いており、むしろ近代社会が〈自己同一性〉とその前提たる全能的不死観としての〈生〉を欲望するがゆえに、「医療化」が産出・徹底化され、「痴呆」が作りあげられた、と考えるべきであろう。

［……］高齢社会における近代的自己の人生全般への拡大化・普遍化によって登場した「主体的高齢者」と、医療化によって「発見」された「痴呆性老人」は、言わば〈自己同一性〉の原理を母体として生み出された双生児・分身なのだ」（五三二頁）。

こんなふうに考えていくこと、それは天田一人の道行きではなかった。他の人たちはまた別の機会に紹介するとして、とくに社会学の同年代の研究者としては第一八回（二〇〇二年七月号）で紹介した出口泰靖の仕事がまず注目される。

そして小澤勲の本がある。小澤【95】は一九三八年生まれの精神科医。長く京都府立洛南病院に勤めた。今回検索して初めて知ったものも含め、知らない間に多くの本が出ている。学術書として『痴呆老人からみた世界——老年期痴呆の精神病理』（小澤［1998］）は出ていたのだが、これは知っている人が知っているという本だった。その後「瀬戸内寂聴氏絶賛!!「痴呆への恐怖からの救いの福音書」老いも死も受容する覚悟はついている。ただ痴呆になるのだけが怖い。この世の最後に残った恐怖を、この書は一掃してくれた」という「帯」がついている『痴呆を生きるということ』（小澤［2003］）が出て、多くの人に読まれることになった。たしかによい本だと思う。さらに小澤勲・土本亜理子『物語としての痴呆ケア』（小澤・土本［2004］）、単著の『認知症とは何か』（小澤［2005］）と出ている。

私はこの人の名を一九七〇年前後からしばらくの精神医療改革運動に関わった人として知った。ただ、その人が「痴呆」の本を書いた時不思議には思わなかった。この人はずっとやってきて、ここに立つことになったのだと思った。

彼自身はこのところそういったことは語らないようだ。天田が小澤にインタビューしたものも近く刊行されると聞くが、そこでも小澤は昔話を語らなかったという。わかる気もする。その羞恥のようなもの、一人の臨床医として知っていることを書くのだという構えと、例えば天田がせねばならないと思う話とはどこが同じでどこが違うのか。そんなところから、だんだんと考えていこう（続く）。

17 『認知症と診断されたあなたへ』（2006/04/25・連載59）

前回の続きで「天田城介の本・2」のはずだが、すこし別のことを書かせてもらう。その前に一つお知らせ。天田はこの四月より、熊本学園大学から移って、私の務める大学院（立命館大学大学院先端総合学術研究科）で働くことになった。二〇〇六年度については、この研究科が「「魅力ある大学院教育」イニシアティブ」というものに当たったので、その予算で院生の研究指導にあたってもらう〔後に同研究科准教授、教授、二〇一五年度から中央大学教授〕。

さらにその前に一つ――と、書き始めたら長くなってしまって、今回はこれで終わってしまうのだが――前回の終わりに言及した小澤勲が関わった本が最近また一冊出版された（近くもう一冊出るそうだが、それはまたお知らせする）。小澤勲・黒川由紀子編『認知症と診断されたあなたへ』（小澤・黒川編［2006］）。

まず小澤の「認知症をかかえるあなたへのメッセージ」がある。その後は七つのパートからなっていて、それぞれが六個から一六個の質問とそれに対する答によって構成されている。全部で五三の質問・回答がある。「1　認知症って何？」「2　家族との関係はどうなる」は小澤、その後、西村敏樹「3　病院と上手につきあうには」、宮本典子「4　暮らしの注意点あれこれ」、伍賀史子「5　この不安、なんとかしたい」、松澤広和「6　サービスを利用すると楽になる」、斎藤正彦「7　最後まで自分らしく生きるために」と続く。さらにコラムを北山純。そしてもう一人の編者である黒川の「認知症のわたしから家族へのメッセージ」、やはり黒川の「おわりに」で終わる。

宣伝通り、本邦初の認知症の本人向けの本ということになるのだろう。全体としてよい本だと思う。「帯」には「事実と異なる「なぐさめ」なしの、クールに役立つガイドブック！」とある。こうすれば認知症になりませんとか、こうすればなおりますといった嘘――と、今のところは言わねばならない――が書かれている本より、この本は売れなければならない。

ただ、不思議な感じを感じるところも少しあった。

最後の部分は「認知症のわたしから家族へのメッセージ」と題されているのだが、著者黒川はどうも認知症ではないようだ。それは黒川が書いた「おわりに」からも知られる。そしてこの文章は、一つめ「受容なんて、できません」、二つめ「迷惑をかけたくなかったのに」といった項目が並ぶのだが、読んでいくと、一つ一つの項目を別々の「私」が書いているというか、語っているような書かれ方になっていて、各々に微妙に性別も与えられているようだ。たとえば、一つめの項目は女性によるもののようで、「どうして自分が? どうして? どうしてこうなってしまったの?」と始まり、二つめは男性によるものらしく、「「子どもにだけは迷惑をかけたくない」。それが若い頃からの僕の願いだった」（一二〇頁）と始まる。

とすると、この文章は、認知症の人になりかわって、かつ代表して、書いたということなのか。もちろん、ここに書かれているような様々な人たちが現にいるのだろうし、筆者は、いままでの豊富な臨床の経験から抽出して、この部分を書いたのだと思う。そして、もちろん筆者名は明記されている。

しかし、というか、だから、というか、その筆者が「認知症のわたしから家族へのメッセージ」という題の文章を書く、というのは変だと思えた。そして、例えば、その最後の部分は、「ありがとう」という見出しの後に、「最後に大切なあなたに、「ありがとう!」と伝えたい。／いつもそばにいてくれて、世話をしてくれて、見捨てないで居続けてくれて、本当にありがとう」（以下略）と続く。そう思う人がいることも、その人がそう思うことも変ではない。しかし、筆者が、本人として?（本人になりかわって?）そう書くのは、変だと思った。

もう一つ。例えば、七「最後まで自分らしく生きるために」、その最後、五三番目の質問は「終末期の延命措置など、認知症が進行した後の医療上の意思決定はどうしたらいいのでしょう?」という質問だ。とくに昨年あたりからこの関係にかかずらわっているので気になるということはたしかにあるのだが——三月二五日には研究集会〈死の法〉、詳しくはＨＰで〔→この時に作成した資料集が立岩編［2005］、現在はＭＳワードのファイルで提供〕——書かれていることに異論を言いたいとかそういうことではない。単純に、読み手がよくわからないのではないかと思った。例えば、

「今の気持ちを「リビング・ウイル」のような文章にしておくことも一つの方法でしょう。／でも、認知症が進行したときのあなたは、今のあなたと違う考え方をもっているかもしれません。／どうなるか分からない、不確かな将来について、あまり、こまごまと決めるより……」（二一七頁）。

「リビング・ウイル」は、このごろは「末期」における「〈延命治療〉の停止」の意思を記した書面のことを指すことが多いと思う。例えば日本尊厳死協会が普及をはかっているそれは、そのような趣旨のもので、書式もいたって簡単なものである。とすると、「こまごまと決める」とどうつながるのだろう。「「リビング・ウイル」のような文章」の「ような」が効いているのかもしれないのだが、いずれにせよよくわからない。

こういう本が一番難しいのかもしれない。すくなくとも私がいつも書いているような文章よりはずっと難しい。だから、日ごろ楽な文章しか書いていない側が何か言うのは気が引ける。それにしても、どうして難しいのだろうか。

もちろん、難しい用語、学界・業界にしか通じない言葉を使ったらわからないということはある。ただこれはなんとかなったとしよう。次に、理解力の度合いと別に、様々な人がいるということ。ただ、これは何を書くに際しても言えることではある。すべての人向けに書くことはあきらめざるをえないというところはある。

もう一つ、一般にはだいたいこういうふうに人は生きているということがあって、それとかけ離れたことを書いても理解が得られないということがある。しかし同時に、書くことが、人が思っていること

そのままだったら、わざわざ書く意味がない。この本にしても、人が認知症について思っていることが、実際と違うことを知らせるために作られてもいる。まったく同じなら本にして出す意味もない。何かは新たに加わることになり、そこに人が知っていること思っていることとの距離が生ずる。

それでも事実の間違いについては比較的簡単だ。年をとると皆がこうなると思っているかもしれないが、実際には全体の中のしかじかだけであるとか。それを読むと、自分が誤解していたことがわかって、修正する。それだけで以前よりは前向きになれるといったことが多々あり、実際この本にもそうしたことが多く書かれる。

ただ、こういう事実関係の正誤でなく、価値観に関わる場合がある。ひどくうろたえている人がいた時、どんなことを言ったらよいのか。「そんなことは気にすることはない」と言っても仕方がない。とすると考えつくのは、「それはわかるけど、でも、こうも考えられませんか」などと言うことである。さらにもう少し自信がなくなって、「あなたの思うことは私にはわかりませんけど、あなたがそう思っているということはわかりました。さて、こうも考えられませんか」。このように言うことになる。これで既に十分に、聞き手・読み手をこんがらがらせてしまうかもしれないのだが、そう言う。骨組みとしてはこういうふうにしか言いようがない。また、なにかはっきり言い切ったら、かえって押し付けがましくなってよくないとも思う。

ただ、配慮の末、迷った末、結果としてどう理解したらよいか、かえってよくわからない文章を書くより、私は（私なら）、上記した場合なら、「認知症が進行したときのあなたは、今のあなたと違う考え方をもっているかもしれません」という筋の話をなんとか言ってみるという方を選んだように思う。『思想』〔二〇〇五年〕二月号掲載の拙文「他者を思う自然で私の一存の死・3」（3で終わり）〔→立岩[2008b]〕の最後は以下のようになっている。

「そうすると、たしかにその人でもあるような、しかし別の人であるような人が現出するのだ。あるいは別の生物になるのだと言ってもよいかもしれない。実際には、記憶もあるし、未練もある。だからそうしたつながり、回路をもちながら、様々に固執し、また誇示したりもして手に負えないのではあるが、しかし同時に、手に負えないまま、別の生物になってしまうのである。まったくそれでよいはずである」(『思想』の三回分は本の第1章になったがこの部分は末尾にある(立岩[2008b:349]))。

こんな文章を書くより、この本を書くことの方がずっと難しく大切である。ただ、文章は所詮「私」が書くものでしかないと居直れるような時には、各々の「私」が思うことを直接に、むろんできたらわかりやすく、言ってみればよいのかなとも思う。

18 次に何を書くかについて——天田城介の本・2(2006/05/25・連載60)

前々回の続きで「天田城介の本・2」なので、写真は二冊ある単著の二冊目の表紙。ただ、以下、本の中味からは少し離れたことを書く。何を書くかについて。何を書いたら書いたことになるのか。そんなことを考えていると、先に進めないから、これは時には考えない方がよい問いだ。しかしやはり大切な問いでもあって、天田の書いたものを読んで、そのことを考える。そしてこれは『認知症と診断されたあなたへ』を紹介した前回の続きでもある。認知症と診断された人について何を書いたら、何か書いたことになるのか。

天田本人には書くことがいくらでもあるから、そして実際書いているから、本人は困ってはいない。そして私自身も何を書いたらよいのか困るといったことはあまりない。書くべきこと考えるべきことがありすぎるぐらいだ。ただ、私の場合は、楽に考えられる方から考えているだけということでもある。

病いのこと、天田が主題にしている老いや「認知症」については、私には見当がつかない。

基本的に、老いること、衰えていくことに対するこの社会の扱い方が気にいらない、別のことを言いたいという気持ちはある。しかしそれをどう言ったらよいのかということである。それらが否定的に捉えられているとして、しかし、逆にそれはよいものだと言うのも違うだろうと思う。ではなんと言うか。病気のことにしても同じだ。

気にくわない。しかしそれをどう言うか。難しく思える。繰り返してしまい、そして外しているように思える。医療やその周囲についてまた「ケア」に関する研究に、そう蓄積があるわけでもないくせに、書かれたものを読んで、その多くにかなりの既視感があってしまっているという不思議なことになっている。どうしようか。

ただここでは、それ以前の、もっと初歩的なところから考えてみよう。この世のことについて何をどのように書いたらよいのだろう。

どういうわけだか研究などしたいという人がいて、どうしようかということになる。おおまかにはやりたいことはあるようだが、あまり具体的ではない。私は大学院で働いているから、そんな人たちにも何かを話さねばならない。

人間や社会を対象にして何かを書くことの難しさがある。一つに、「学問」において既にそこそこのことが調べられていたり考えられていたりしている。一つに、とくに学問というのでなくても、私たちは既に人であって、社会に住んでいて、人や社会のことを知っている。それに加えて何か言うことがあるのかということになる。

一つめの方はどんな学問についても言えることだ。すべてにオリジナリティなどあったりしたらかえって世の中複雑になって面倒だと思う。だがそれでも、まったく同じことを繰り返し言うのはたしかに無駄ではある。過去の研究がしかじかの道筋を辿りここら辺で行き止まりになっているということもある。なんだか難しそうなことを言っているようだが、煎じつめると当たり前でしょ、ということしか言っていないことなどしばしばである。同じ道を行って、同じところで止まってしまっても困る。教員をしている私は、自分の守備範囲は限られているにしても、どんな話が既にあって、どんなことが調べられているかは、ある程度わかる。特定の主題の細かな研究の状況は各々が調べればよいが、もうすこし全般的なところで、研究の蓄積の有無や、流行り廃りや、その行く末がわかっている、ような気がしている。もちろん、当方の見立てがまるで外れている可能性もある。だが、それは仕方ない。ともかくそれを伝える。

そして以上と完全に連続的なのだが、二つめ。とくに学問というのでなくても、私たちは既に人であり社会に住んでいて、人や社会のことを知っている。その知っていることに加えて、何か言うことがあるのかである。あまりないような気がしてしまう。

その「もうわかっている感じ」からどうやって逃れるか。というか「わかってないもの」がどこかにあるから何か言おうというのだろうが、どのように何を言うか。

幾つかあるが、一つ簡単な道がある。私は、私自身は理屈がある程度すきだけれども、理屈（理論）はいいから、とにかく調べてきたらよいのです、といったことを時に言う。その時には心からそう思っている。理屈っぽいことが書けなければ論文にならないというのは思いこみだ。理論をやってますと言う人に自分で何をやっているのかわかっていない人はかなりいる。そして各人には各人の頭のくせのようなものがある。不得手なことをわざわざやる必要はない。

そして単純・素朴に調べることができる部分、知られていない部分がじつはかなりある。過去にあったことの多くが忘れられ、あるいは隠されたままになっている。同じことは、現在の現実についてもやはり言える。

たんに忘れている場合もあるが、知らないでよいとか、知らない方がよいとされていることもある。それらのすべてを知る必要もない。しかし、知られていない理由も含め、知られてよいことも多々ある。研究会で「即席的研究製造方法即解」（立岩［2002b］）という題で話したことがあって、そのときの記録にいくらか加えたものをHPに掲載している。そこに「障害」関係でいくつかおもしろいと思う主題を列挙してある。もちろん、私はおもしろいと思うことをおもしろいと思わない人も、常にいくらもいるわけだが、それは仕方がない。

素材がよいとたいした調理をしなくてもおいしい。調べる相手がおもしろいと、自分の方ではたいしたことをしなくても、書いたものがおもしろい。さきに、既に人々は生きていて、ものを考え知っているから、新たに加えるのがやっかいだと述べた。しかしこれは強みでもある。つまり、その人たちが、既にあれこれ考えてくれているということである。それが知られてよいほど知られていなければ知らせる意味がある。そして、考えることは、その人たちにとってはとてもさし迫ったことで、まじめに考えなければならず、駆け出しの研究者が考えるより、さらに駆け出しでない研究者が考えるよりも、まともなことが考えられていることもある。まずはそれをきちんと知ること、記録すること。こういう仕事がある。

論文には論点がいると言われる。それも相手側にあってくれることがある。「なおすことについて」（立岩［2001d］）という文章で、「波風の立ったところ」「尖ったところ」を見るとよいと記した。もちろん、なにごとも起こっていないようなところを取り上げて、「実は……」と言えたら、それはそれで格好がよい。しかし、そちらはなかなかの技を要する。それより相手方に起こっている争いを記す方が容易であり、そして、争いがおもしろい争いならばだが、読んでおもしろい。

そんなことを、まずは、おおいにやったらよいと私は思う。なぜこんなにすかすかに空いていて、だから競合相手を気にする必要がなく、楽で、おもしろくて、そのわりにみのりの多いことをやらないのだろうと思う。なんだか相手がこわもてで恐そう、とか（三四八頁）理由はいくつかあるのだが、ただたんに知られるべきことがあることを知らないということもある。

繰り返すけれど、相手にもたれかかって、安易に始めて、安易に続けて、それでもおもしろければ、それでまったくかまわない。ただ、いつも、またいつまでも、その調子でやっていけるとは限らない。「老い」や「認知症」についてはどうだろう。まず、核家族化だのなんだの言われていても、まったく年寄りという人を知らないという人はあまりいない。自分が当人である場合を含め、当人がそこいらにいくらもいて、暮らしていたり、関わりがあったりする。

それでも、あえて聞かなかったりということもある。聞いても無駄だと思っていることもある。だから知らないことがある。そうしてよく知らないままに勝手な像を作っていることがある。だからよく調べてみると、別のことが明らかになることがある。第一八回（二〇〇二年七月号）で紹介した出口泰靖の研究がそうしたものだった。彼は施設に住み込んだりして、長いことその人たちと話をした。そこではぼけてきた人たちの自己意識が描かれた。もちろん、それを描いた上で、その次に何を言うかという問いは出口にもあるだろう。しかし、そんなことはともかく、はっきりしたことだけでもまとめて出してほしいのだとその回で述べたのだった。

だから、そう珍しくはない老人のことについても、そう明らかにされているわけではない。だが、それにしても、やはりその人たちが抱える困難も含め、既に知っていることはあるということになる。とすると、そんな場合に何を言うか。今回はようやくここまで来て、終わりになる。

19　『ケアってなんだろう』（2006/06/25・連載61）

前回の続きが終わっていないのだが、別の、しかし人も中味もこの間の話の流れに関係のある本を紹介する。四月号であげた本の編者の一人の小澤勲の本（小澤編［2006］）。三月号と五月号で著書をあげた天田城介はこの本の中で対談者の一人でもあり、文章を書いてもいる。

まず、編集者による宣伝の一部。「自閉症研究の先駆者、反精神医学の旗手、認知症を文学にした男……そんなさまざまな顔をもつ小澤氏に、〝ケアの境界〟にいる専門家、作家、若手研究者らが、「ケアってなんだ?」と迫り聴きます。／第Ⅰ部は、田口ランディ（作家）、向谷地生良（べてるの家）、滝川一廣（精神科医）、瀬戸内寂聴（作家）という多様なバックグラウンドをもつ各氏との対談。第Ⅱ部は、西川勝（看護／臨床哲学）、出口泰靖（社会学）、天田城介（社会学）という気鋭の学者三氏による踏み込んだインタビュー＋熱烈な小澤論。さらに、小澤氏自身による講演録と、書き下ろしケア論も付いています」。

小澤さんっていい、といった感じで読んでもらってもよいし、楽しんでくれればよいし、様々に具体的にわかったり納得したりすることがある。岩波新書の『痴呆を生きるということ』（小澤［2003］）は六万部以上売れているそうだ（一〇六頁）。小澤の本が出たせいなのか、それともそれ以前からのことだったのか、もうわからなくなっているのだが、ここで語られている事々はしごくもっともなことに思える。ただ、それはまだすべての人にとってのことではないらしい。

「医学界ではあまり評価されない私の論」（一四頁――「と、こんなにも共通の考えをもつ方が、若手の臨床社会学、臨床哲学の領域におられたのか、という「発見」」――と続く）「『痴呆を生きるということ』を出したときに、医者たちから「あんなの文学作品や。科学でもなんでもない」と言われてね」（九一頁）「医者の評価は高くはないのですが」（一〇一頁）。

そのような反応はまったく愚かしいことであると言うほかない。それで、最近よく思うのだが、幾度でも同じことを語るしかない。小澤が現在客員教授を勤める種智院大学での公開講座に、近所の人たち含めてとてもたくさんの人がやって来た。そこで次のようなきちんとした話がされるのはやはりとても大切なことだと思う。「認知症にはさまざまな原因があり、種類があって、それによって治療やケア、経過や予後も違うのです。〔……〕そのような違いを無視して語られる予防論も多く、とてもうさんくさいのです。私は予防の話が嫌いです。予防論には、どこか認知症を絶望的な病いとする雰囲気がります。また、認知症を生活習慣病とする考え方からすると、現在、認知症をかかえて生きておられる方は、間違った生活習慣を送ってきた人なのでしょうか。その結果、いわば自業自得でいまの病いをかかえられるようになったのでしょうか。私は、決してそうは思いません」（二四〇―二四一頁）。

さて、この本全体の中で若干浮いている感を与えているのが、天田城介の文章なのだが、ここでは対談のところを。司会とともにしつこく突っ込み、小澤が同じように返す。これが反復される。

天田「療法の否定と、療法がときとして意味をもつということ。そのへんをどうやって言うかがテーマですよね」→小澤「目の前に困った人がいれば、やっぱり助けるために動く。だけど、それが場合によってはその人を傷つけているかもしれないということはつねに念頭においておく」（一九七頁）。

司会「いろいろな軸が同時に立っている」→小澤「それはそうかもしれない。いい加減なんや」。

司会「そのいい加減さを聞きたいのです（笑）」→小澤「臨床家というのはだいたいそんなもんやね。折衷というか、使えるものは何でも使ってみようとするのです」（二〇〇頁）。

天田「一見矛盾するこの二つの事柄が並列的に接続している。それは単に臨床家としてプラグマティックにやってきたからというだけでもないのではないかと思っているのですが」→小澤「それはわからないなぁ……」(二〇一頁)。

天田「規範の内部で起こるあれこれに対してはひじょうにクールなまなざしをされていますよね。であるにもかかわらず、規範に呪縛されざるを得ない人たちへは「寛容」であり、多元的な価値を許容するところがありますね。それは何なのだろうかというのが読んでいてもよくわからなかった」→小澤「何なんだろうな。ぼくもようわからん。ただ、そうも言っていられないことがあってね。[……] うつ病の人もたくさん来るんですよ。そうすると嫌いやとか、なんだこいつらはと言うわけにもいかないのですね」(二〇二頁)。

天田「ただ先生、いくつかの価値が同居しつづけるためにはそれなりの足場があるのかなと思うんです」→小澤「足場ねえ。わからないけど、やはり生涯、ずっと現場に居つづけたということでしょうかね」(二〇三頁)。

そして対談の最後も、小澤「そうかもしれないけど、うーん。やっぱり自分ではわからないな(笑)」(二〇四頁)と終わる。

人は多く、相手に「わからない」と答えられると次の話題に移っていくのだが、ここでは同じパターンが続く。何が起こっているのか。

この世には様々にあれかこれかという軸があるのだが、いずれでもないとかどちらも大切だということもある。なるほど。ただこのようなこと自体はとくに「ケア」が語られる時にはよく語られる。そしてそれはたぶん間違っておらず、だからこそ語られる。しかしここで執拗に問われているのは、二つをどう両立させるのか、あるいはどう混合し配合するのか、その根拠は何かだ。

それに対して小澤は、一つにはわからないと言い、一つは臨床をずっとやっていてそうなったのだと言う。そしてそれは、以前の「偏向」の反省という文脈でも語られる。小澤が一九七〇年から勤めた京都の洛南病院と言えば、当時の精神医療を巡る社会運動を知っている人は知っている病院だ。その頃のことを小澤は同業者である滝川一廣との対談で語っている。

「むかし「反自閉症論」ともいえる本を私が書いたときに――かなり政治的な背景があって書いた本だったのですが――、滝川先生に「こんなことを考えても、臨床的に何の役に立つんだ?」と批判されたのです。それが私にはだいぶこたえてね。以来、自分の臨床体験にもとづかない文章は書くまいと思ったんです」(六八頁)。

「やはり運動に巻き込まれていると「社会が変われば人間も変わる」というような感じが強かったのかもしれませんね。[……]もう一度臨床に沈潜して、基本的なものごとから考え直さないと、「とうていこのままではやっていけないな」と、どこかで感じていたんですね」(七九頁)。

「精神医学に対して「こんなことを考えていたら、患者さんのこころからどんどん離れていくじゃないか」と思っていたんですが、中井[久夫]先生の本を読んで「こういうふうにていねいに見て、それを言葉にすることが本人へのやさしさに結びつくんやなあ」と思ったんです。/ぼくが洛南病院にいたときに、週一回、みんなで集まって読書会をしていたんですよ。最初は『反精神医学』だとかクーパーだとかを読んでいたんですが、あるとき中井先生の本を読んで、そのあたりからだいぶ気持ちが楽になりましたね」(九三頁、中井について**【49】**、「反精神医学」(の輸入)について**【110】**)。

そしてその上で、医療者・専門家という立ち位置に自覚的であることの大切さを語る。どんな立場で何をしているのかをわかりながらやれということである。

むろんそれはとても大切だ、言われたことはわかる。しかしそれだけではないだろう。そう天田は食い下がっているのだ。それももっともではある。長く現場を続けてきた人たちはたくさんいる。そんな人たちの中には「臨床」や「現場」という言葉を、私のように机上の空論を組み立てている輩への「殺し文句」のつもりで使う人たちもいて、そういう人たちは自己を省察することが少ないだろうが、もっとまともで自らの立場を自覚し相対化できる人もまた多いだろう。ならば皆が同じ考えに至るだろうか。そうも考えにくい。ならば小澤については何があったのか。これは気になる。

本人の言葉としては経験を重ねてきただけというのはありだろう。しかし、このことは三井さよの『ケアの社会学』（三井［2004］）の書評（立岩［2005a］）でも述べたのだが、他人はそれで終わらせられない。また、実践の方向としても、つねに以心伝心、実際に見て覚えよとはいかないなら、どうしようということになる。ではきまりを決めるか、マニュアルを作るか。しかし、それ（だけ）ではまずいだろうというところから話は始まってもいたのだ。小澤も、自らが「棒の如きもの」に貫かれてやってきたと言う（一八八頁）。それは何か。言葉にできるようなものであるのか（続く）。

20『ケアってなんだろう』・2（2006/07/25・連載62）

いくつもの話を中断してしまいながら、互いに関係はしている幾冊かの本を紹介してきた。つまり、三月号と五月号で天田城介の本を一冊ずつあげながら、それらの本の中味には立ち入らず、いったい何を書いたらよいのだろうというようなことについて書き、四月号と六月号では小澤勲が書いた本、関係した本を紹介した。いずれも認知症の人に関わる本だった。

六月号の続きから行こう。取り上げたのは『ケアってなんだろう』だった。その中の天田との対談で、小澤はあなたの仕事のもとになっているものがあるだろうと幾度も問われるが、彼は、B：それは現場でだんだんとできてきたのだと、その場その場でやっていくしかないのだと答える。そうした問答が幾度か繰り返される。

それはきっとそうなのだろう、小澤はそのように思っていて、そのように答えるしかなかったのだと思う。ただ、そのように答えられて、こちらが、不満ではあるとしても不安にはならないとしたら、そこには何かがある。小澤さんならたぶんだいじょうぶというものがあるのだ。というのも、ただ医療者側の感覚、判断、恣意でものごとが運んでいったなら、とても困ることもいくらでも起こりうるからであり、実際起こっているからである。「現場感覚」「匙加減」はときに一番危ないものである。

恣意は危ない。では、C：マニュアルを作り、ガイドラインを作って対処すればよいのだろうか。しかし、微妙なところが難しくもあり、また大切でもあるのだった。

「ほんとうはマニュアルやテクニックとして提示しなければいけないところでも、ぼくはなかなかそうしきれませんね」（三三三頁、田口ランディとの対談の中で）。

現場の裁量にまかされることによって困ることもあるのだが、今度は、マニュアル通りにやっていますということで手抜きが行なわれ、自らを免責し正当化することがなされる。だからこれもよいやり方とは限らない。

さてどうするか。いずれでもない答、つまり、A：本人に決めてもらうという答があるにはある。そうすれば、供給者の側の裁量も、また利用者・供給者双方を守りまた規制するきまりもなくてすむ。もっとまじめにその可能性は考えてよいと私は思う。しかし小澤が相手にしている人たちの場合、本人に聞けないからこそ、あるいは聞いたままにできないからこそ、医療者の側が対応を考えざるをえないことにもなっている。

こうして、本人が決めるのとそうでないのと大きく二つあり、さらに後者をBとCとに分けると、三つはある。そして、いずれも決定的ではない。

「ケア」は既に行なわれていて、既に多くのことを私たちは知っている、少なくとも知っているような気がしている。既に知っている社会のことについて、何を調べたらよいだろう。何を書いたらよいだろう。書かれたものを読んでも多く既視感がある。ここがなかなか難しいと五月号で述べた。けれど、知っているようでわかっていないこと、そんなことも意外に多い。例えば、いまあげた三つが各々どのように使われているのか、また使い分けられているのか、それが何をもたらしているのか。それらを調べることができる。ただそのときには、三つのやり方にそれぞれ得失があることに注意深くあった方がよい——調べていけば、おのずとわかるはずなのではあるが。そのことに気がつかないと、例えば、現場での「臨機応変」な対応等々がなされていることにただ感心して終わってしまうことになりかねない。

以前、『季刊社会保障研究』で三井さよの『ケアの社会学』（三井［2004］）を評した（立岩［2005a］）ときにも同じことを書いた（とくに日本では、書評はその本のわかりやすい要約として機能していて、その点では私のその書評は書評たりえていないかもしれない。かなり平明に書かれている本よりわかりにくい書評になっている。しかし私は、いつもの書評より多い紙数をもらったこともあり、よくできたその本に対して、そのことを書くしかないと思って書いたのではある）。

三井が取り出すのは、看護の現場での「戦略的限定化」と「相補的自律性」である。つまり、何もかもしようと思ったらかえってうまくいかないから自分が何をするかを限定することであり、また各々の専門職が互いに補いつつも自律性を保持してやっていくことである。その通りのことがなされていること、それが有効であり意義があることをまったく否定しない。ただこれは基本的に述べてきた中ではBの対処であり、当然、それでいつもうまくいくか、誰にとってうまくいく／いかないのかという問題がある。そしてその問題が顕在化したり、しなかったり、そのことで何かが起こったり起こらなかったりといった様々があるはずだ。また、他の対処法と比べたときにはどうか。さきに三つあげた対処法が、どのように、どんな理由で使い分けられていて、そこに実際に何が起こっているのかを調べることができる。

例えばこのたびの「尊厳死法」騒動にしても、種々の利害が絡んでいるはずである。かなりの程度医療の側の裁量でやっているのだが、ことがことだけに訴えられたらどうしよう等々、気になることはある。また、生死に関わることを医療者の側が判断・決定するのは、ときには気の重いことである。だから、どこかで決めてもらった方が楽だと思う。そこで、「ルール」を決めてほしい、本人がよいと言ったらよいことにしてほしい、よいことにするルールを決めてほしいということになる。そうした事情があることは、だいたい見当がつくのだが、そこをもっと詳しく明らかにすることがなされてよいはずである。

さてそうして、実際に起こっていることがわかったとしよう。ただこのことは、ではどうしたらよいかを直接に導くものではない。どんな場合に、どちらが、どのようによいのかが問題になる。そしてそのときの基準は何なのかという問題がある。そして、いずれにも限界がある場合、しかしいずれかでいくしかなく、例えばさきのBでいくとして、そこに可能性としては必ずある危険を少なくするものは何なのか。こうした問いがある。そして、これらの問いは基本的には同じ問いであり、答も同じであるはずだ。

そしてその答が小澤にあるから、不安ではない、たぶん大きな間違いは起こらないだろうと思えるのだ。だいじょうぶだと思える理由は、難しい理由ではない。殺されたりすることはないだろう、邪険に扱われることはないだろう、否定されることはない、任せておいてもそうまずいことにはまずならないだろうと思えるということである。私は、この単純なものがあの人たちによって獲得された、あるいは維持されてきたのだと思う。それがあの人たちから受けとるべきものだと思う。

前回紹介したように、小澤は、とくに同業者との対談で自らを反省し、かつて自分（たち）は図式的であり政治主義的であったと言う。たぶんそれはそのとおりだ。その頃実際に起こったことには、ときにかなりぶざまでどろっとしていて醜いと言ってよいようなこともあったはずだ。また、それほど信じてもいないのに図式的であったりもしたことがあったはずだ。そこで、小澤はもっと仕事に内在的なところから、仕事を再開していかなければならないと思ったと言う。それは偽らざるところだとは思う。そんなこともあって彼は時代について語らない。

私は、その時代に示された理論に受け取るべきこまごましたものがそう多くあるとは思わない。ただ、基本的なかまえとして獲得されたものがある。それがその時代がくれたものであり、小澤が自分の持ち場で獲得してきたものだと思う。そしてそれは、この本では、例えばスウェーデンに行って感じた違和感を口にする田口ランディとの対談で述べられている。

さて、その人たちのいくらかは「政治」からいったん足を洗った。そして、やわらかでおもしろい部分を作ってきた。ただ、私は、政治の季節がまたやってきていて、不幸なことに、短くともしばらく続くだろうと思う。すると、その政治の場は、損耗し、ときに空疎であるがゆえに退却するべき場ではなく、損耗し空疎ではないように、組み立て組み替えてゆくべき場だということになるだろう。

そしてこのことが、全体として平和な感じのこの本に示されている。説明しよう。小澤が立っている場所がなければ、現場主義は最も危険なものである。にもかかわらずこの本が基本的には幸福感によって包まれているのは、はっきりとした立ち位置が存在するからである。これは論理的に明らかなことである。そして、その立ち位置が、いま試されてしまっているのである。

21 『精神』――社会学をやっていることになっている者から（2012/07/25・立岩［2012c］）

私は社会学をやっているのだが、まともな調査をしてものを書いた社会学者とドキュメンタリー作家はすこし似たところがある（ついでに、卑下しているわけではないが、後者の仕事の方がたいがいよかったりする）。調査をもとにした書きものでどこまでのことを書くか。個人が特定できるように（できないように）書くのか、書かないのか。私はその何か（例えば医療）を仕事にしている人については、特定できるように書いた方がよいことが多いと思っている。了承をとっているか。私はたいがいとっていない。引用は自由だ。人が書いているもの――そこに病院の名前や名前が出てくる――を引用するというずるいやり方をとったりしている。そしてそんな搦手でなくて、じかに話して、いったん了承を得たとして――普通は匿名化するのだが、それでも――結局論文に出してもらえるか。米国では契約書を交わして、ということになっているのだそうで、そういうやり方がこちらの学界でも標準化されつつあるのだが、それが最善と思わないし、そうした書面を取り交わしても結局だめな時もある。原稿ができて最終段階になって掲載を断られたり、そんなことが起こらないか（まあそう起こらないのだが）、論文の書き手である大学院生は気をもんだりする。私自身はもう長いことそんな調査をしていないけれど、他人（たち）のことを「結局は自分が」切り取り、示すことを巡る様々には、共通するところがある。

ただそうしたことはこれだけにして、これ以上書かないようにしよう。監督である想田和弘は『精神病とモザイク――タブーの世界にカメラを向ける』（想田［2009］）、『なぜ僕はドキュメンタリーを撮るのか』（想田［2011］）で、製作過程について、自分が思ったこと、考えたことについて、きわめて、驚くほどにと言ってよいのかもしれない、率直に語っている。それを読んでもらったらよい。是非お勧めする。また、『精神』のDVDを買うとあるいは借りると、そこにはおまけがついていて、対談や座談等が収録されている。それを見てもらうのがよい。それで十分だ。★01

そして、この映画はとても好評で、広範に好意的に迎えられた。寄せられた感想には、精神障害の人は別の世界の人であるというふうに思っていたが、そんなことはないことがわかった、その境ははっきりしないものなのだ、といったものが多いように思う。それはおおまかにはそのとおりなので、私はなんとなくもうみんな知っていることであるように思ってきた。私は大学院――変な人が来る確率は高く、変になる可能性も高い――に勤めているのだが、そこを自嘲気味に病院のようだと言い、入学のことを入院と言ったりする。その日常も含め、別の場での日常も含め、私自身のことも含め、そう変わったものを見た気持ちはしなかった。私自身にとってなにかが変わったことはなかった。ただ、多くの人の誤解?が減ったのだったら、それはよいことだと思う。普通それは、なによりまず端的に辛いものであって、何か変な、と思われるようなことをする元気も出ない。統計的には、精神障害は最も「安全」な状態なのだ。ただ、この映画の中でも、自分で統御できない状態がやってくることもあるかもしれず、けれどそれは自分がすることとなのだから、結果は自分が負わなくてはならないだろうと語る人もいる。またこの映画の最後は、電話のある(多分作業所の)部屋で、働く職員の勤務時間も過ぎ(しかし帰るに帰れず)、役所?の受け付け時間も過ぎているかもしれないのだが、電話で、聞いてもいまいちわからないところがあることを役所の係の人にだろうか、かなりえんえんと言い続ける人が出てくる。「クレーマー」とか「モンスター」といった言葉を私たちはいつごろから使うようになったのだろう。ざらっとした、苦い感じがいくらか残る。平和な終わらせ方をしたくなかったのだろう。実際、著書で監督はそのとおりのことを言い、このシーンを最後にもってきたかったのだと言う。

とにかく、そういうことを知ることは、よいことなのだろうと思う。ただ、その上で、この映画が撮られた「こらーる岡山」はかなり「いいところ」だということは言っておいてよいだろう。何がよいのか。代表の山本昌知医師（一九三六～）はよい医師なのだろうが、それだけではない。そこには診察が終わった後もいられるような、寝ころがっていられるような待合室がある。そして清潔でない、とは言わないが適度に雑然としている。またそこでは、牛乳配達をしている作業所「パスカル」、食事サービスを行なう作業所「ミニコラ」、ショートステイ施設「とまり木」を運営している。すこし調べてみると、その映画が撮られた後、（この世にある交通手段を使いにくい人のための）移送サービスも始めたようだ。

ただたんに集まるというのも人によったら気が重いのかもしれない。病院に行くついでなのか、ついでに医師にかかるといったらよいのか、それでそこまで行き着き、辛いなら辛い時間をやり過ごす。そんな方が楽かもしれないし、それにはその山本医師が自らの存在感・威圧感を薄くできることも関係するかもしれない。ただ他方には、医療だの医者だのと関係ない方がよいという人もいるだろう。私が、以前すこし関係したことのある東京・立川の団体――それは身体障害がある人たちが始めた組織で、だんだんと活動の範囲を広げていった――も、集まれる場所を用意して運営していた。それは医療とは関わりはない。そんなこんな、それぞれに異なる場所がぽつりぽつりと全国にある。

ただそんな場所は多くない。少ない（もちろん、近頃どんどんと増えている、ほぼたんに薬の処方箋を出すのが仕事である街中のクリニックで用が足りる人はそれでよいのだが、そうでない人もいる）。その山本医師は、一九六〇年代末から岡山県で精神病院の解放化を進めた人である。岡山県精神保健福祉センターの所長も務めた方だから「反体制派」でやってきたというわけではないが、一九六〇年代末からの精神医療（学会……）改革のことは語り（『精神病とモザイク』一六二頁）、「先人」として群馬で開放化を始めた石川信義（一九三〇～）があげられたりしているその三枚橋病院についても称賛の声があるだけではないことは記しておこう。そのセンターを退職後、そのボロ屋、ではないにしてもただの家みたいなところで働いている。月一〇万円しか彼には払えないのだと言う。そして、この映画を撮ることをあっさり支持した、いろいろな活動をしている「こらーる岡山」のかなりの部分を切り盛りしている感じがするその息子の山本真也という人物もいわくありげな感じである。左翼の活動家がこういうことに関わった時期があったのだが、そういう出自のようだ（『精神病とモザイク』五九頁）。

そしてここ以前にも、いろんないきさつで、様々な人たちが、居られる場所、泊まれる場所を作ったり、そんなことをしてきた。そこで仲間同士の刃傷沙汰が起こったこともあるし、それで捕まって、拘置所に放置され殺されるようにして亡くなった人もいる。★02「支援」を受けながらしかしシンナーによる出火で死んだ人もいる。★03この映画でも二人の方が、その後に亡くなったことを、この字幕もナレーションもない映画の最後に記される字で私たちは知る。そんなことも含めて、それでも、そうした場所は「まし」だとたしかに言える。それはこの作品で解説される必要はまったくない。ただ作品と別に、せっかく文章を書かせてもらったのだから、言っておこうと思った。

「社会調査」でもたいがいそうなのだが、「よいところ」しか見せてもらえないのだ。そして、北欧でも北米でもどこでもよいのだが、そういうところをみて感心した人はそのことを語る。別の現実もある。それにしても、想田が「心の師匠」と仰ぐフレデリック・ワイズマン――私の勤め先にワイズマンがとても好きな同僚（レヴィ＝ストロースを尊敬し、その関連の著作や訳書もある人類学者の渡辺公三）がいて、大学でワイズマンの映画祭をやったりしたものだから、私も何本か観たことがある――が最初に撮った、そして一九九一年まで一般上映が禁止されていた映画、「精神異常犯罪者」――と多くの紹介に記されている――の収容施設を撮った「チチカット・フォーリーズ」（一九六七）のような映画は――それは所長が悪評高い施設の「改革」を目指していてそれで許可されたらしい――そう撮れるものではないし、そうしてたまたま撮れたものにも映らないところがあり、そして上映できなかったりするのだ。

新聞記者だった大熊一夫は患者を偽って（酒をたくさん飲んでから、だったと思う）精神病院に入院して、その時の経験をもとに『朝日新聞』に連載記事を書いて、それが『ルポ・精神病棟』になって（大熊［1973］、現在は朝日文庫になっている）、それは話題になった。また（こういうものが出るといつも同じことが起こるのだが）他の普通のところはもっとまじめにやっているのに精神病院やそこで働く人のイメージを悪くするといった非難も浴びせられた。私（一九六〇～）はなぜだか中学生の時にその本を読んで、げっ、とした〔→三一五頁〕。それは今していること、ものを書いているということにも関係があるのかもしれない。そして原一男が、まったくの少数派ながら障害者運動の歴史を変えた（と私は思う）「青い芝の会」の脳性まひ（ＣＰ）の人たちを撮った最初の作品『さようならＣＰ』（一九七四）を発表したのもそのころだ（その「シナリオ」？の全文は、横塚晃一『母よ！殺すな』（横塚［1975］）の新版（第三版・第四版）［2007］［2001］）に収録されている）。

誤解はないと思うが、想田のこの映画はこれでまったくよいのだ。たしかになにか解説しようとしたら、どう工夫しても半端になってしまうだろう。ただそれとともに、別に、言葉は言葉として、これまでいろんな場があり、様々がなされなされなかったことを、きちんとした量をもって、さっぱりしていないものをさっぱりまとめないように、しかし人がやってきたことにはなにかの因縁というものがあるはずなのだから、それを辿って追う仕事はしておいてよいと思っている。当たり前といえば当たり前のことでしかないが、それぞれの取り出し方、表出の仕方がいるのだと思う。水俣病についても、土本典昭の映画があり、石牟礼道子のような文章があり、原田正純らの報告・文章があった。各々が違う。そして自分ができることをすればよい。その総和がすなわち全体でもないのだが、それぞれがすることがある。

文字にする仕事（のすくなくともいくらか）は「研究」を仕事にしている私たちの仕事だと思っている。しかし実際には、なさけないことに、精神障害・精神医療についてまとまったものはほとんどない。で、しかたなくぼつぼつ調べ始めている。そんなに古いことではないのにわからないことが多く、そう簡単には進まない。こちらにいる大学院生他との共作になるのか、単著になるのか、それよりたぶん、「解放」を求めて「過激」な——と言われた——運動を展開した「本人」たちへのインタビュー＋αといったものが最初に出るものになりそうだ（第1章註08・三五頁）。するとそれは、ドキュメンタリー映画の方がよいように思える。ただ私は言葉を記録し（記録してもらい）、文字にすることしかできないから、そちらをすることになるのだろう。今のところ集めた資料はＨＰにある。「生存学」で検索するとhttp://www.arsvi.com/が出てくる。その右下に「精神医療／障害」というところがある。そこからご覧ください。この文章とその関連情報も出てきます。

註

★01　『精神』は想田和弘監督の二〇〇八年の映画。この文章の初出は『ソーシャル・ドキュメンタリー——現代日本を記録する映像たち』（萩野・編集部編［2012］）。

★02　「鈴木國男君虐殺糾弾闘争」として一部で知られている出来事について、まとめ方は他にもありえたにせよ、桐原［2014］が初めての「論文」ということになる。『全国「精神病」者集団ニュース』一九八三年号外「鈴木君虐殺糾弾！国賠訴訟勝利す！」の全文がＨＰに掲載されている。

★03　宇都宮病院事件・広瀬裁判資料集編集委員会編［2008］。

22 『造反有理――精神医療現代史へ』

1 『造反有理――精神医療現代史へ』

『現代思想』に二〇一一年からいったん中断しつつ二〇回ほど書いてきたものを、まとめて、本を一つ刊行してもらった。題はなかなか決まらなかったのだが、『造反有理――精神医療現代史へ』（立岩[2013c]）となった。★01

一九六〇年代末、六九年の第六六回日本精神神経学会大会（金沢大会）が象徴的な出来事であったとされるのだが、その時期からその業界における騒乱があった。実際には当時なされたことは「精神医療改革」といった具合に呼ばれることが多かった。となると「改革（派）」ということになるが――実際連載においてはその語を使ったこともあるが――その「敵」たちも「改革」を言い、行なっていた（と言っていた）のではある。そんなこともあって、その本では、そのはねあがりの人たちを造反派と呼ぶことにした。その本の目次は以下。

ン療法その他と経済／3　ロボトミー／4　電撃療法／5　薬物療法／6　ロボトミー事件・裁判――概略／7　⑴北全病院ロボトミー訴訟（札幌ロボトミー事件）／8　⑵名古屋Mロボトミー事件／9　⑶横手興生病院ロボトミー事件／10　⑷弘前ロボトミー裁判／11　ロボトミー殺人事件／12　ようやくこの時になされたこと

第4章「生活療法」を巡って／1　生活療法／2　松沢病院／3　国立武蔵療養所・昭和大学附属烏山病院／4　セットで始まり普及したこと／5　病院精神医学会・他／6　二つ（へ）の分かれ方／7　武蔵診療所における秋山・藤沢／8　秋元の「理論」／9　藤澤と秋元の「論理」／10　外していること／11　臺における不健康／12　生活が困難であるにもかかわらず追求されること

第5章　何を言った／言えるか／1　誰の何のための／2　小澤勳／3　この社会で社会を言うこと／4　吉田おさみ／5　停滞という了解？～その時代・思想の肯定？／6　ある／なし／7　原因／8　苦痛／9　異なりと不具合、異なりに関わる不都合、に対する行ない／10　他害＋制度／11　後続する営み・人たち／12　現在へ

中身は読んでいただければと。以下、補記。

2　書かれていることから

この本はまずは出しておこうという本ではあった。そのときどきに問題にされたことのいくつかを記した。きりがないので、常識と思われるので略した部分、例えば宇都宮病院事件【107・379】の概略等もあるが、どうやらほとんど常識といったものはたいへん多数の人々において成立していないようだ。それは半ば予想されたことでもあるので、HPの方に詳細記録を掲載しつつある。それをご覧ください。

わからなかったこと、わかりきらなかったことは、まだわからない。そう書いた。ただ「粗筋」は

はっきりしている。ときどき造反派に好意的でない書き口になっているせいか、そのことに一部誤解のようなものもあるので、まずそのことから書く。「造反」は基本的にはまっとうなものであった。造反された側の言い分にはまっとうでないところがあった。書いたのはまずそのことである。

「そのうえで」、たしかに両者がどう分かれているかは、ときに微妙ではある。精神病院・精神医療に劣悪な部分があること改善されるべきところがあることは誰も否定しておらず、現状を全面的に肯定する人は、本書にあげてきた精神病院の経営者・その業界団体の代表者も含め、今も、どこにも、誰も、いない。他方、「医療」「近代医学」——この二つを並べることの是非については別に述べるが、ここでは妥当と考える——の一部としての精神医学・医療を全面的に否定することもなされなかった。造反派も当時の普通の技術を行使する人たちだった。（近代）医療技術を否定することを「反精神医学」と言うのであれば、そうした動きは日本の医療には存在しなかったし、存在しない。さらに、広義の「技」全般を否定する人はほぼいない。ここに大きな分岐はない。その意味ではさほど違わないように思える。程度の問題と言えなくはないところはある。[★02] しかしそれだけであったかといえばそうではない。

まず、現在「医療倫理」として問題にされる（その範囲内での）諸問題をおおっぴらに問題にした。一つには、臺（台）弘【91】（他）の「人体実験」の告発、その是非をめぐる議論（一九七一〜）があった。これについてはごく簡単にしか紹介しなかった【129】——ただ当時の関連文章の幾つかの全文はHPにある。ずっと以前、たんにとんでもない出来事だと思っていたより、いくらか考えるべきことがあると思う。[★03] ただ、それまでに、第二次大戦時の九州大学での生体解剖のこと等はいくらか知られていたとして、学会という場で議論になったことは——そしてそのことこそが責められたのだが——その時が初めてであったはずである。たしかにそれは学会の主導権をめぐる争いの一部となったのではある。それで「政争の具」であったともされる。だが、建て前から言えば、学会とは本来そうしたことが議論されるべきところであって、その意味においては、学会で問題にされたこと自体は正当なことだと言える。そして、吉田哲雄【105】らの議論の中身は、その後各種学会といった場でどの程度のことがなされたのかを考えても、実際にはかなりまともなものだった。

ロボトミーなど精神外科についても同様である【183】。その問題性はそこそこに語られ知られており、また他の療法が現われてきたこともあって、たしかに漸減はしていたのだろう。しかしやはり、学会による決議がなされたのはこの時（一九七五）だった【185】。

そして次に見ておくべきは、これらの実質的にはたいした数いない人たちの起こしたことが波及していったということだ。石川清【103】による臺実験告発は報道され、それで大野萌子は東京まで出かけていったことは大野へのインタビュー（大野［2014］）で語られている。また、名古屋の守山十全病院（京都の病院とは別）でロボトミー手術を受けた人も精神神経学会の告発のことを知り、石川に手紙を書いたことが告発につながっていったという【168】。

ただ、これらの問題自体は、その捉え方によるが、まずは（本来は）通常生命倫理・医療倫理で主題になるようなことである。そしてさしあたりの答は決まっていて、同意、本人による決定ということになる。もちろんそれは、臺実験についての学会での議論でもロボトミーに関わる裁判（の判決）でも言われた。けれども、常に同意を待っての行ないではすまないのなら、話はそこで終わらなくなる。求めに応じたことをする、というのでなく、何をするのか／しないのかということになる。

その時、すくなくとも「社会防衛」（としての「医療」）と、本人の苦痛を緩らげること（としての医療）とは別のことだという、当たり前といえば当たり前のことが示されることになった。社会防衛としての「保安処分」に対して、どこまで一貫できたかはともかく――できなかったのだが――反対の立場が表明された。

そうした勢力は、一時期、学会での実権を取れるところでは取って、反保安処分等の闘争にいれあげた。それは他に割ける力を減じさせたのではあるし、医療者の間での種々の分裂、また病者との争いに結びついたのだし、その間、種々の「強制」は望ましくはないが仕方がないぐらいのことを思っている多くの人たちはそうした場には関わらないようにする、遠ざかることが起こった。

保安処分となると、未来の予測による行ないとなり、そのことを巡る――確実な予測など可能か、原理的に不確実であるしかない予測に基づいた強制が正当化されるかといった――問題が出てくる。ただそれをおいても「強制医療」、とくに「他害」を巡る「強制医療」の問題はある。ときに暴力の被害者でもある医療者たちはそうはっきりしたことは言えない。結局、「防衛」は否定できない、すくなくともしがたいようにも思われる。それについて見解が割れる。反対を言ったのが前書に出てくるような人たちなのだが、その中の少なくない人たちが微妙にあるいははっきりと立場を変える。多くは「絶対反対」を「貫徹」することをしなかった。できなかった。

するとその人たちは、絶対反対・阻止の原則を貫く人たちから、逆の側からの（つまり医療の側からの）暴力を受けてきた人たちから、むしろ最初から「防衛」に賛成してきた人たち、あるいはこのやっかいな主題にはふれないことにしてきた人たち、自分たちとは関係ないとしてきた人たち、それらの人たち以上に、批判されることになる。しかしそれはなされるしかなかった提起だったと思う。

刑罰（だけ）でなく医療を、という言い方は以前からあったが、医療の方がよいかどうかは自明ではない。そして、そもそも医療が本人の求めに応じて本人の苦しみを軽減する行ないであるとすれば、それは医療ではないということにもなる。そしてそこでなされる「医療」がどこまで有効であるのか、「なおす」行ないであるかという問いとともに、逆に、それが現実に「心」に作用する行ないであるとすれば、それは（例えば単純な自由の剥奪より）よいのかということにもなる。かえってよくない、かえって危険だという捉え方もある。

そして、どのように日々しなくてよいことをせずにすむように暮らせるようにするかということと、今述べたこととは、「社会」が何をそこから受け取るのか、支払うのかという点で、地続きにつながっている。★04 そして本書で述べた認知症の高齢者の取り込み、その人たちも含めた精神病院への取り置きは、後者の方に近い、あるいはその一部である。やっかいごとがいつかなくなることがあるとは思えないし、いつか誰も苦しまない日が来るとも考えがたい。とにかく「できるだけ（穏当に）」というのが常に言われることだし、結局そんなことしか言えないのかもしれない。それは社会の限界のような場所に起ることである。けれども限界にあることだからこそ心がけのような話で終えることはできない。

だから、全体としては、「医療」だけに専心すればよかったということにはけっしてならない。もちろん、一人ひとりの持ち場で実際にできることは有限ではあるから、他にまかせられたらその方がよかったはずだ。しかし、そんな場に面してしまったからだが、十全会闘争にしても、他にしても、まずその初期を担ってしまったのは、発言・行動を制約されている中でそれでも抗議を始めた人たちとともに、いっときの学会ではともかく「現場」では力をもたない医師や医学生だった。

3 病院化にたいしてはたいしたことができなかった

一方では、（やがて医療観察法が実現するのだが）法に対する対応が課題になり、他方では、劣悪な状況に置かれた処遇を受けた人たちやその人たちがいる個々の場所での支援がなされた。あるいはなされるしかなかった。けれども、基本的には、医療、精神医療、そして医療とはされない部分の全体が問題なのではある。そしてそれは、もちろん当初から言われていたことではあった。しかし、言えば聞いてもらえるわけではない。

当時の状況で問題とすべきだと考えられ、また問題化することが可能だった一時期、運動は前段に述べた二つの方向と、そして大学・学会・学界に向けられるものになった。それはどこまで有効だったか。

本書で述べてきたように、問題は、基本的には、学会・学界というより業界の構造にあった。民間病院やさきにすこし紹介したその全国組織が大きな影響力をもった。

医学部・医局が病院への医師の配置を決める実質的な権限をもつことによって権力を有したといった話はよくされ、国民全体によく知られている。ただ、精神医療に関してはどうか。たしかに医師の派遣においては大学が差配できる部分はあったとして、それほどの影響力をもっていたかは疑問である。東京大学にいて、造反前の学会の会長を務め、退職後国立武蔵療養所・東京都立松沢病院の所長・院長を務めた秋元波留夫【91】や東大教員だった武村信義が宇都宮病院の病院案内に「顧問」として記されていたこと【109】、その他については紹介した。ただそれは、その病院が東大医学部に従属していたことを意味しないはずだ。いくらかの役に立っただろうことを否定しないが、あの病院の「集客」は例えば「高度な医療」を求めて来る人を受け入れるといったものではなかった。すくなくとも通常の仕事は、とくに学者たちと関係がなくともやっていけたはずである。独裁者でありまた俳句についての著書などを出している石川文之進【109】という理事長・院長がそのような権威者たちとの関係を好んだ、大学やその教員は業界に寄生していたというのが実相に近いのではないか。★05
名を貸し、金を受け取りといったことにおいて、そしてその病院や入院者の状態に対して何もしなかった等々ということについて、それを学界・大学は追認したり加担してきたのではある。だからすくなくともそれらは批判の対象になったし、なるべきであった。ここまではまったくまちがっていない。

ただ、事態を主導し維持し、さらに維持しようとしてきたのは、一つには企業家・起業家たちであり、その企業・事業を可能にした仕組み・制度だった。もちろんそのこともわかられてはいた。そして個々に、あるいは公の場で、正しいこと、現状を批判し改善を求めることはできたし、なされた。しかしおおまかにはそのままで現実は推移してきた。体制と体制の問題は認識され指摘されていたが、それは基本的には変わることなく、今日に至っている。だから問題も残されている。そこでその続きをと思って本書を書いた。

註

★01 書評が幾つかあった。さきに出たもの順に、三脇康生［2014］、石原孝二［2014］、北中淳子［2014］、中島直［2014］、佐藤幹夫［2014a］［2014b］、山本眞理［2015］。一部は全文をHPに掲載させてもらっている。

★02 一つに私が述べてきたのは、実用のためのものとしてある技術は、使えるものはなんでも使うということ、近代医学は（かつて）近代医学でなかったものも取り入れるのだということだ。加えて一つ、技術を使わないという態度を取り続けることには無理があるということだ。すると、「反」の方が分が悪いように思える。だがそうでもないかもしれない。このことについては別途もう少し考えてみる。

★03 七三一部隊については多数の書籍・文献があり、ここではあげない（HPに二〇冊程）。大学生への講義の中で山口研一郎がその概要とそれが日本でどのように知られるようになったかを語っている（山口［2013:183-188］、同じ著者の医療の現況批判として山口［2014］）。そこにも記されているが、京都府立医科大学の学長を一九六七年から七二年まで務めた吉村寿人（一九〇七〜一九九〇）はその部隊の第一部凍傷研究班長を終戦まで務め、戦後その実験の結果を多数の論文に発表する。七〇年前後の「紛争」とこの時期以降の反十全会闘争の困難については本書（五二頁）でも述べた——他に、同じ大学を出た早川（一九二四〜）へのインタビュー（早川［2014→2015］）を中心に構成した本（早川他［2015］）の追記の一部で言及（立岩［2015b:174-175］）。その当時の文書には吉村の過去のことは出てこない（京都府立医科大学全学共闘会議［1969］）。たんに当時は知られていなかったということかもしれない。

九州大学生体解剖事件については、書籍として仙波［1963］、東野（とうの）［1979］、上坂［1979］、上坂（かみさか）冬子［2005］がある。小説では遠藤［1958］がこの事件をもとに書かれている。さらに精神科医でもあり斉藤茂吉（→二五五頁）の子でもある北杜夫（一九二七〜二〇一一）の小説（北［1960］）では第二次大戦時ナチス支配下の精神病院での「安楽死」や人体実験が描かれる。市野川容孝との対談（立岩・市野川［1998］）、山田真【63】との対談（山田・立岩［2008a］）でも話していることだが、ナチス体制下での「安楽死」や人体実験がいつごろどのように、どの程度知られていたかという問題がある。前者で大熊一夫が引いているが未見だと述べたBernadac［1967 = 1968］は入手できた。言及のある一九六〇年代から七〇年代の文献を対談の註（山田・立岩［2008a:184-185］）に列挙したが、まだわからないところが残っている。

それでも、戦時下の明白な犯罪行為は、それは極めておぞましいものでもあるから、いつになってということはあるのだが、それなりに知られていく（ドイツにおいても戦後すぐにではなかった。このことも本の紹介の連載（立岩［2001-2009］）では取り上げているのだがここでは略す）。それに対してそれが不当な行ないであったかどうかが争われる事例、そして対立のもとで告発がなされたものは、知られないか忘れられる。そうして、米国の生命倫理学の始まりの契機が人体実験にあることは記されるが（→二九五頁）、前書（『造反有理』）で取り上げられたような事件は——抗議された側から、ない、とされるからでもあるが——記録に留められない。第4章註09にも挙げた清水昭美の著書『生体実験——小児科看護婦の手記』（清水［1964］）は米国での告発より早い時期に刊行され、発行当時話題になったというが、「学」の方でなにごとかが起こることにはならなかった。清水は教職にはあり文章も書きつつ（立岩［2012d］で紹介）主には「在野」で活動することになる。

岐阜大学での告発について、前書では告発を糾弾した本を挙げたが【100】、告発した側にいた高岡健（【92】、立岩［2014b］で何冊かを紹介した後の著書に高岡［2014］）から高岡の論文（高岡［1985］）と冊子二点（岐阜精神医療第七委員会［1985］、生物学的精神医学会の公開を求める全国連絡会議［1985］）をもらった。他にも様々があった。あと幾らか集められたらまとめることがあるかもしれない。

★04　騒乱の時期、比較的にまともな、さほど荒廃していない医療の場で「よい臨床」を、という人たちがいた。薬の効用は認めたが、それだけでどうなるとは考えなかった。そして訓練などはあまり信用しなかった。そして隠遁・自閉・拒絶を認めた。中井久夫【44】・神田橋條治【51】がそうしたことを述べている文章に臺が言及した文章を【269】で紹介した。

ただ、例えば「隠遁」を肯定することにおいて、この立場は既に「非政治的」ではない。肯定するならそれが可能でなければならないということになる。それは（あるいはそれも）、すくなくとも直接には、医療者たちの仕事ではないだろう。むしろそうでない方がよい、手伝うのは別の人がよいだろう。しかし誰か手伝うにせよ、手伝いなどいらないようにするにせよ、それは社会に起こることである。そして隠遁や自閉は、多くの人はそうなのだが、多く、比較的おとなしい、とまでは言わないにしても、それほど乱暴ではない（そんな元気がでない）状態の人たちが生きる時の方法ではある。ただいつも皆がそうであるわけではない。

既述したように私は薬全般や技術全般を否定する立場をとらないが、薬の処方一つをとってみても、それは何を目指すのかを離れて存在することはできない。社会的なものとして疾病や障害や治療を見るとはこのことを言うのであり、その状態が直接に何に起因するのか、生理的なものなのか、心因性なのか、等々ということではない。すくなくともそれだけではない。『造反有理』で述べたことの一つもこのことである。

★05　「宇都宮病院の石川院長が東京大学の見学生となったのは秋元教授のとき。そのあと秋元教授は講義をさぼって、宇都宮へゴルフにいったりしていた。この人の名はあまりだされないが、宇都宮病院と東京大学の結び付きをつくったのはおそらくこの人だったろう。／碧水荘問題がすこしずつあらわになってきたころ（宇都宮病院は指定病院をとりけされなかったが、碧水荘はとりけされた）、その院長がやっている診療所で仕事をしていたのが、そのころ東京大学の非常勤講師として精神分析のゼミナールをしていた土居」（岡田［1984］、土居は土居健郎【398】、この文章が掲載された『ツブヤキ』は岡田靖雄の手書きの個人紙）。

文献表（著者アルファベット順）

※ http://www.arsvi.com（「生存学」で検索）→「精神病院体制終焉」）にはこの文献表に対応するページがあり，そこから，著者や本の価格等についての情報が得られる。オンライン書店から本を買うこともできる。ホームページで全文を読める※を付した文章へのリンクもある。本書の電子書籍では本文・註・文献表の各々の文献から直接，当該の文献についての，あるいは全文収録のページにリンクされている。

※〈　〉内の数字は，その文献が言及されている本書の頁数を表わす。

※『精神医療』は，第1次No.1～6（通巻1～6），第2次Vol.2 No.1～Vol.7 No.4（通巻7～29），第3次Vol.8 No.1～Vol.19 No.3（通巻30～76），第4次No.1～（通巻77～）といった巻・号（通巻）構成になっている——現在販売されているものは第4次でそのNo.が表紙・広告等で使用されたている——が，この文献表では，1-1（1），2-2-1（7），3-8-1（30），4-1（77）のように記す。各号の書誌情報はHPにある。

阿部あかね　2010　「1970年代日本における精神医療改革運動と反精神医学」，『Core Ethics』6:1-11　※〈104〉

————　2011　「わが国の精神医療改革運動前夜—— 1969年日本精神神経学会金沢大会にいたる動向」，『生存学』3〈230〉

————　2015　「精神医療改革運動期の看護者の動向」，立命館大学大学院先端総合学術研究科2014年度博士学位論文〈39〉

阿保順子　2015　「認知症を巡る問題群」，『現代思想』43-6（2015-3）:96-106〈104, 177〉

赤木孝　1959　「細菌の五炭糖代謝　第1篇 発育菌の五炭糖の分解　第2篇 静止菌の五炭糖の酸化」，『岡山医学会雑誌』71:3-〈103〉

秋元波留夫　1964　「精神医学の新しい課題」，『日本医薬新報』1964.5.16→秋元［1971:160-169］〈259〉

————　1971　『異常と正常——精神医学の周辺』，東京大学出版会

天田城介　2003　『<老い衰えゆくこと>の社会学』，多賀出版〈357, 370〉

————　2004　『老い衰えゆく自己の／と自由——高齢者ケアの社会学的実践論・当事者論』，ハーベスト社〈370〉

————　2010　『〈老い衰えゆくこと〉の社会学　増補改訂版』，多賀出版〈370〉

————　2011　『老い衰えゆくことの発見』，角川学芸出版〈370〉

————　2012　「思想と政治体制について——精神医学のエコノミー」，天田・村上・山本編［2012］〈313〉

————　2015a　「認知症新時代における排除と包摂——小澤勲の認知症論の位置」，『現代思想』43-6（2015-3）:212-230〈209〉

――――　2015b 「修理屋モデル＝医学モデルへのハマらなさこそが極限状況を招く――アイデンティティの機能的差異をも論じたゴフマン」，中河・渡辺編［2015］〈170〉
天田城介・村上潔・山本崇記編　2012 『差異の繋争点――現代の差別を読み解く』，ハーベスト社
天野宗和　1997 「精神保健福祉相談員の現状と課題」，『ノーマライゼーション障害者の福祉』17-11（196）:19-21　※〈145〉
安藤道人・後藤基行　2014 『精神病床入院体系における３類型の成立と展開――制度形成と財政的変遷の歴史分析』，『医療経済研究』26-1　※〈38, 251〉
――――　2014- 『精神医療データベース』　※〈38, 251〉
青木純一　2011 「患者運動の存立基盤を探る――戦中から戦後にいたる日本患者同盟の動きを中心に」，『専修大学社会科学年報』45:3-14　※〈45〉
青木理　2011 『トラオ――徳田虎雄 不随の病院王』，小学館→2013　小学館文庫〈110〉
有馬斉　2012 「功利主義による安楽死正当化論」，立岩・有馬［2012:89-172］〈173〉
有吉玲子　2013 『腎臓病と人工透析の現代史――「選択」を強いられる患者たち』，生活書院〈291〉
朝日新聞社編　1973a 『立ちあがった群像』，朝日新聞社，朝日市民教室・日本の医療６〈106〉
――――　1973b 『どう医療をよくするか』，朝日新聞社，朝日市民教室・日本の医療７
朝日俊弘　1983 『自治体精神医療論――住む所・働く場からの「精神医療」をめざして』，批評社〈275, 289, 290〉
朝日俊弘　1988 『地域医療計画批判』，批評社〈281-283, 290〉
――――　1992 『健康と福祉のまちづくり』，悠々社〈290〉
安積純子・尾中文哉・岡原正幸・立岩真也　1990 『生の技法――家と施設を出て暮らす障害者の社会学』，藤原書店
――――　1995 『生の技法――増補改訂版』，藤原書店〈295〉
――――　2012 『生の技法――家と施設を出て暮らす障害者の社会学　第３版』，生活書院・文庫版〈288〉
安積純子編集責任者　1989 『自立生活プログラムマニュアル』，ヒューマンケア協会〈122〉
安積遊歩・野上温子編　1999 『ピア・カウンセリングという名の戦略』，青英舎〈120, 122〉
浅川澄一　2014 「なぜ日本では認知症高齢者の入院が減らないのか――「脱精神科病院」を阻止する医療関係者の反撃」（医療・介護 大転換・10），『DIAMOND online』　※〈158, 157〉
――――　2015 「認知症になると精神科病院に連れて行かれる？――「認知症施策推進総合戦略（新オレンジプラン）」が描く逆行ケア」（医療・介護 大転換・

23)，『DIAMOND online』 ※〈160〉
浅野弘毅　2000 『精神医療論争史――わが国における「社会復帰」論争批判』，批評社，メンタルヘルス・ライブラリー 3〈225〉
――――　2014 「精神科病院に「住む」ということ――「病床転換型居住系施設」構想批判」，『現代思想』42-8（2014-5）:98-104〈280〉
米国精神医療視察団編　1980 『米国精神医療視察報告』，（社）日本精神病院協会〈278〉
Bernadac, Christian　1967 *Les Medicins: Les experiences medaicals humaines dans les camps de concentrations*, Editions France-Empire = 1968　野口雄司訳，『呪われた医師たち――ナチ強制収容所における生体実験』，早川書房〈407〉
べてるの家の本制作委員会　1992 『べてるの家の本――和解の時代』，べてるの家〈335〉
（社）呆け老人をかかえる家族の会→日本尊厳死協会　1996 「「ぼけ」と「尊厳死」問題に関する申し入れ書」，『老人をかかえて』1996-8-25:12-13〈170〉
呆け老人をかかえる家族の会編／早川一光監修　1982 『ぼけ老人をかかえて』，合同出版
「病」者の本出版委員会編　1995 『天上天下「病」者反撃！』，社会評論社〈316, 348〉
Chamberlin, Judi　1977 *On Our Own* = 19961225　大阪セルフヘルプ支援センター訳，『精神病者自らの手で――今までの保健・医療・福祉に代わる試み』，解放出版社〈338〉
千葉大学文学部社会学研究室編　1994 『障害者という場所――自立生活から社会を見る』（1993 年度社会調査実習報告書），発行：千葉大学部文学部社会学研究室〈148〉
――――　1996 『NPO が変える!?――非営利組織の社会学（1994 年度社会調査実習報告書）』，葉大学文学部社会学研究室＆日本フィランソロピー協会
第二東京弁護士会人権擁護委員会編　1987 『精神医療人権白書』，悠久書房〈107, 110〉
出口泰靖　2000 「「呆けゆく」人のかたわら（床）に臨む――「痴呆性老人」ケアのフィールドワーク」，好井・桜井編［2000:194-211］〈321〉
――――　2001 「「呆けゆく」体験の臨床社会学」，野口・大村［2001:141-170］〈321〉
――――　2003- 「かれらを痴呆と呼ぶ前に　1～」，『週刊医学界新聞』2545～※
――――　2015 「“軽さ”の〈重み〉を身にうけて，“重さ”の〈深み〉にはまる」，『現代思想』43-6（2015-3）:170-180〈176〉
Department of Health Social Services Inspectorate & Scottish Office Social Work Services Group 1991 *Care Management and Assessment: Practioners' Guide* = 1997　白澤政和・広井良典・西村惇訳，『ケアマネジャー実践ガイド』，医学書院〈126〉

DPI日本会議＋2002年第6回DPI世界会議札幌大会組織委員会編　2003　『世界の障害者　われら自身の声――第6回DPI世界会議札幌大会報告集』，現代書館〈340〉
Driedger, Diane　1988　*The Last Civil Rights Movement*, Hurst & Company, London ; St.Martin's Press, New York ＝ 2000　長瀬修訳，『国際的障害者運動の誕生――障害者インターナショナル・DPI』，エンパワメント研究所，発売：筒井書房〈337〉
江端一起　1996?　「友の会の歩み，そして今」，『キケンな〈なかま〉たち――地を這う20年を振り返って　前進友の会』　※〈24, 63, 103〉
――――　2013　『キーサン革命宣言――精神病者のセーカツとカクメイ』，アットワークス〈63, 103〉
遠藤庸　1985　「はしがき」，遠藤編［1985:3-4］〈268〉
遠藤康編　1985　『慢性分裂病と病院医療』，悠久書房〈407〉
遠藤周作　1958　『海と毒薬』，文藝春秋新社〈407〉
榎本貴志雄　1975　「十全会糾弾闘争の経過」，『精神医療』2-4-2（16）:32-39（特集：裁判闘争／行政闘争）　※〈45, 46, 49, 52, 72, 103〉
Friedson, Eliot　1970　*Professional Dominance : The Social Structure of Medical Care*, Atherton Press ＝ 1992　進藤雄三・宝月誠訳，『医療と専門家支配』，恒星社厚生閣〈304〉
藤正巖・古川俊之　2000　『ウェルカム・人口減少社会』，文春文庫〈302〉
藤目ゆき　1999　『性の歴史学――公娼制度・堕胎罪体制から売春防止法・優生保護法体制へ』，不二出版〈303〉
富士見産婦人科病院被害者同盟・富士見産婦人科病院被害者同盟原告団編　2010　『富士見産婦人科病院事件――私たちの30年のたたかい』，一葉社〈74〉
藤野ヤヨイ　2003　「精神科病院の特質と入院患者の人権」，『現代社会文化研究』28:171-188（新潟大学）　※〈271〉
藤澤敏雄　1998　『精神医療と社会　増補新装版』，批評社〈225〉
藤田冬子　2014　「病院で治療を受ける認知症高齢者の現状」，『精神医療』4-75（150）:54-59〈174, 208〉
福井東一　1983　「混乱の中から生れたもの――精神神経学会」，朝日新聞社編［1973］〈106〉
古屋龍太　2008　「日本病院・地域精神医学会の50年とわが国の精神保健福祉をめぐる流れ」，『病院・地域精神医学』51-3（173）〈63〉
下司孝之 2013　『戦後医学生運動史・年表』　※〈104〉
岐阜精神医療第七委員会　1985　『岐阜大学精神科人体実験論叢』（岐阜精神医療第七委員会通達特別号）〈407〉
Goffman, Irving 1961 *Asylums: Essays on the Social Situation of Mental Patientsand Other Inmates*, Doubleday ＝ 1984　石黒毅訳，『アサイラム――施設収容者の日常世界』，誠信書房，ゴッフマンの社会学3〈307〉
Goffman, Irving 1963　*Stigma: Notes on the Management of Spoiled Identity*,

Prentice-Hall = 1970　石黒毅訳,『スティグマの社会学——烙印を押されたアイデンティティ』, せりか書房 = 1980　石黒毅訳,『スティグマの社会学——烙印を押されたアイデンティティ』, せりか書房 = 2001　改訳版, せりか書房〈307〉
後藤基行　2012a 「戦前期日本における精神病者の公的監置——精神病者監護法下の患者処遇」,『精神医学史研究』6-2:126-133〈38, 251, 253〉
————　2012b 「戦前期日本における私立精神病院の発展と公的監置——「精神病者監護法」「精神病法」下の病床供給システム」,『社会経済史学』78-3:47-70 (379-402)〈38, 251, 253〉
後藤 基行・安藤 道人　2013 「精神病床入院体系における3類型の成立と展開——制度形成と財政的変遷の歴史分析」,『Monthly IHEP』2013-11 (225) :21-23 ※〈38, 251, 262〉
————　2015 「精神衛生法下における同意入院・医療扶助入院の研究——神奈川県立公文書館所蔵一次行政文書の分析」,『季刊家計経済研究』108〈38, 251, 262〉
萩原浩史　2012 「精神障害者と相談支援——精神障害者地域生活支援センターの事業化の経緯に着目して」,『Core Ethics』8:317-327　※〈124, 145〉
————　2014 「障害者施策の変遷と相談支援・1996年−2000年」,『Core Ethics』10:179-190　※〈145〉
————　2015 「障害者分野におけるケアマネジメント導入をめぐる迷走と諸問題・1995年−2006年」,『Core Ethics』11:159-170　※〈145〉
————　2016 「三障害ワンストップをめぐる相談支援体制の再編——大阪市の場合 」(仮題・未発表)〈145〉
萩原一昭　1976 「精神障害者家族会と友の会」,『友の会会報』8→友の会編 [1981:121-123]〈261〉
萩野亮・編集部編　2012 『ソーシャル・ドキュメンタリー——現代日本を記録する映像たち』, フィルムアート社〈398〉
花田春兆　1968 『身障問題の出発』, しののめ発行所, しののめ叢書7〈209〉
半澤節子　2001 『当事者から学ぶ精神障害者のセルフヘルプグループ』, やどかり出版〈346〉
Haraway, Donna J.　1991　*Simians, Cyborgs, and Women: The Reinvention of Nature*, London: Free Association Books & New York: Routledge = 2000　高橋さきの訳,『猿と女とサイボーグ——自然の再発明』, 青土社〈302〉
長谷川利夫　2014a 「急浮上する「病棟転換型居住系施設」の問題」,『おりふれ通信』　※〈37〉
————　201b 長谷川 利夫 「朝日新聞よ, お前もか——急浮上する「病棟転換型居住系施設」の問題点」　※〈37〉
長谷川唯　2009 「独居ALS患者の在宅移行支援 (2) ——二〇〇八年六月」『生存学』1:184-200〈146〉
————　2010 「自立困難な進行性難病者の自立生活——独居ALS患者の介助体制構築支援を通して」『Core Ethics』vol.6:349-359　※〈146〉

――――　2011a 「進行性難病者の自立生活――独居 ALS 患者の入院生活支援を通して」『立命館人間科学研究』22:57-71　※〈146〉
――――　2011b 「家族の支援がない重度障害者の在宅移行支援体制の検討――医療的ケアを要する単身の ALS 患者を対象として」,『Core Ethics』7:249-260　※〈146〉
――――　2012a 「難病相談・支援センターの実際の支援活動と役割にみる地域の現状」『Core Ethics』8:329-339　※〈146〉
――――　2012b 「重度障害者の安定した地域生活構築のために―― ALS の人の独居生活支援活動を通して」, 立命館大学大学院先端総合学術研究科 2011 年度博士論文〈146〉
長谷川唯・桐原尚之　2013 「障害者自立支援法における相談支援事業の仕組みにかんする考察――これからの相談支援事業の方向性を探る」,『立命館人間科学研究』28：85-97　※〈146〉
橋本明　2011 『精神病者と私宅監置――近代日本精神医療史の基礎的研究』, 六花出版〈38〉
橋本明編　2010 『治療の場所と精神医療史』, 日本評論社〈38〉
早川一光／聞き手：立岩真也　2014 「わらじ医者はわらじも脱ぎ捨て――「民主的医療」現代史」,『現代思想』41-13（2014-9）→ 2015　早川・立岩・西沢［2015:59-113］〈407〉
早川一光・立岩真也・西沢いづみ　2015 『わらじ医者の来た道――民主的医療現代史』, 青土社〈24, 26, 82, 407〉
東俊裕監修・DPI 日本会議編　2007 『障害者権利条約でこう変わる　Q & A』, 解放出版社〈37〉
東田勉　2015 「「認知症をつくる国」から抜け出すために」,『現代思想』43-6（2015-3）:107-113〈179〉
平沢正夫　1971 「医者がにくい！叩きなおしてやる⁉――北九州医療に発言する市民会議の行動記録」（ルポルタージュ・健康探検）,『看護学雑誌』35-3:39-43　※〈106〉
廣川和花　2011 『近代日本のハンセン病問題と地域社会』, 大阪大学出版会〈286〉
広田伊蘇夫・暉峻淑子編　1987 『調査と人権』, 現代書館〈263〉
樋澤吉彦　2008 「心神喪失者等医療観察法における強制的処遇とソーシャルワーク」,『Core Ethics』4:305-317　※〈39〉
――――　2011 「心神喪失者等医療観察法とソーシャルワークとの親和性について」『生存学』3:155-173〈39〉
――――　2014 「治療／支援の暴力性の自覚, 及び暴力性を内包した治療／支援の是認について――吉田おさみの狂気論を通して」,『現代思想』42-8（2014-5）:207-223〈39〉
堀智久　2014 『障害学のアイデンティティ――日本における障害者運動の歴史から』, 生活書院〈107〉
堀田義太郎　2009 「独居 ALS 患者の在宅移行支援（4）――課題・要因・解決方

策」，『生存学』1:218-235〈146〉
ヒューマンケア協会　1992　『自立生活への鍵——ピア・カウンセリングの研究』，ヒューマンケア協会〈120, 121〉
————　2000　『セルフマネジドケアハンドブック』，ヒューマンケア協会〈132〉
ヒューマンケア協会ケアマネジメント研究委員会　1998　『障害者当事者が提案する地域ケアシステム——英国コミュニティケアへの当事者の挑戦』，ヒューマンケア協会・日本財団〈130〉
市田良彦・石井暎禧　2010　『聞書き〈ブント〉一代』，世界書院〈106, 291〉
井口高志　2007　『認知症家族介護を生きる——新しい認知症ケア時代の臨床社会学』，東信堂〈209〉
————　2015　「「できること」の場を広げる——若年認知症と折り合いをつける実践の展開が示唆するもの」，『現代思想』43-6（2015-3）:153-169〈209〉
池原毅和　2011　『精神障害者法』，三省堂〈37〉
生村吾郎・喜多川武夫・岩本昌和・高石俊一・朝日俊弘　1978　「兵庫県における精神医療」『精神医療』2-7-1（26）:31-48→朝日［1983:114-151］〈290〉
稲場雅紀・山田真・立岩真也　2008　『流儀——アフリカと世界に向い我が邦の来し方を振り返り今後を考える二つの対話』，生活書院
Inlander, Charles B.; Levin, Lowell S.; Weiner　1988　*Medical on Trial: The Appalling of Medical Ineptitude and the Arrogance That Overlooks It*, People's Medical Society = 1997　佐久間充・木之下徹・八藤後忠夫・木之下明美訳，『アメリカの医療告発——市民による医療改革案』，勁草書房〈110, 300〉
猪俣好正　1985　「都道府県別精神科病床較差要因に関する考察」，遠藤編［1995］〈118, 269, 271〉
井上俊宏　2010　『近代日本の精神医学と法——監禁する医療の歴史と未来』，ぎょうせい〈38〉
猪飼周平　2010　『病院の世紀の理論』，有斐閣〈38〉
石原孝二　2014　「書評：立岩真也『造反有理——精神医療現代史へ』」，『北海道新聞』2014-1-26〈406〉
石井暎禧　1998　「みなし末期という現実——広井氏への回答」，『社会保険旬報』1983（1998.5.1）:14-19, 1984（1998.5.11）:36-29, 1985（1998.5.21）:32-35〈170, 208〉
石井暎禧／小松美彦（聞き手）　2014　「医療批判としての地域医療」（インタビュー），『現代思想』42-13（2014-9）:68-89〈291〉
石井一二　2009　『徳洲会はいかにして日本最大の医療法人となったのか』，アチーブメント出版〈110〉
石川清　1969　「医学部闘争のなかで」，田畑書店編集部編［1969:86-114］〈287〉
石川達三・戸川エマ・小林提樹・水上勉・仁木悦子　1963　「誌上裁判　奇形児は殺されるべきか」，『婦人公論』48-2:124-131→立岩編［2015］〈209〉
石本忠義　1985　『国際医療保障論』，勁草書房〈275〉
伊東香純　2016　「ストレングスモデルにおけるリカバリー概念の批判的検討」（仮

題・未発表）〈338〉
自立生活センター・立川　1998　『自立生活センターにおけるケアマネジメント』，自立生活センター・立川〈132〉
――――　2008　『立川市精神障害当事者による退院促進事業報告書』〈147〉
香川知晶　2000　『生命倫理の成立――人体実験・臓器移植・治療停止』，勁草書房〈296〉
――――　2006　『死ぬ権利――カレン・クインラン事件と生命倫理の転回』，勁草書房〈298〉
上坂冬子　1979　『生体解剖――九州大学医学部事件』，毎日新聞社→1982　中公文庫〈407〉
――――　2005　『「生体解剖」事件―― B29 飛行士，医学実験の真相』，PHP 研究所〈407〉
金川英雄　2012　『日本の精神医療史――明治から昭和初期まで』，青弓社〈316〉
金子準二編　1965　『日本精神病学書史――付・日本裁判精神病学書史』，日本精神病院協会〈286〉
金子雅彦　1999　「医療施設」，進藤・黒田編［1999］〈310, 312〉
樫村愛子　1998　『ラカン派社会学入門――現代社会の危機における臨床社会学』，窓社〈320〉
――――　2000　「「自己啓発セミナー」の臨床社会学」，大村・野口編［2000:65-92］→樫村［2003］〈320〉
――――　2003　『「心理学化する社会」の臨床社会学』，世織書房〈141〉
春日キスヨ　2015　「「男性介護者問題」と介護家族支援」，『現代思想』43-6（2015-3）:182-191〈189〉
加藤真規子　2001　「YES。セルフヘルプを生きる――ぜんせいれんの歩みを振り返って」，全国自立生活センター協議会編［2001:123-132］〈146〉
――――　2009　『精神障害のある人々の自立生活――当事者ソーシャルワーカーの可能性』，現代書館〈146〉
加藤正明　1965　「精神障害と精神衛生」，厚生省公衆衛生局［1965:1-2］〈264〉
加藤伸勝　1996　『地域精神医療の曙――京都岩倉村における実践』，金芳堂〈286, 318〉
勝又正直　1995　『はじめての看護理論』，日総研出版〈318〉
――――　1999　『ナースのための社会学入門』，医学書院〈318〉
――――　2005　『はじめての看護理論 第 2 版』，医学書院〈318〉
――――　2010　『ケアに学ぶ臨床社会学――理解社会学の再生を求めて』，医学書院〈318〉
川合仁　2003　「精神科評議会運動の理念と展開」，京都大学精神医学教室編［2003:74-76］〈51〉
風祭元　2012　『近代精神医学史研究――東京大学・合衆国・外地の精神医学』，中央公論事業出版〈38〉
木全和巳　2007　「「障害者自立支援法」における「相談支援事業」の現状と課題」，

『日本福祉大学社会福祉論集』117（日本福祉大学社会福祉学部・日本福祉大学福祉社会開発研究所）〈148〉
木村一優　2011「自閉を超えて——発達相談の現場から」,『季刊福祉労働』131〈148〉
桐原尚之　2014「アイデンティティ政治における〈他者〉との連帯の意味付与——鈴木國男君虐殺糾弾闘争の歴史から」,『現代思想』42-8 (2014-5) :224-237〈63, 398〉
————　2015a「宇都宮病院事件から精神衛生法改正までの歴史の再検討——告発者及びその協力者の意図との関係」,『Core Ethics』11:47-58　※〈103〉
————　2015b「1987年精神衛生法改正の政策過程——利益集団の動き」（未発表）〈103〉
桐原尚之・長谷川唯　2013「全国「精神病」者集団の結成前後——大阪・名古屋・京都・東京の患者会の歴史」,『立命館人間科学研究』28:27-40　※〈103〉
桐原尚之・白田幸治・長谷川唯編　2013『「精神病」者運動家の個人史　1』, 2012年度前期生存学研究センター若手研究者研究力強化型「草分け時代を生きた「精神病」者運動家の個人史保存」報告書〈39〉
————　2014『「精神病」者運動家の個人史　2』, 2013年度前期生存学研究センター若手研究者研究力強化型「「精神と生存実践」」研究会報告書　178p.　※〈39〉
北杜夫　1960『夜と霧の隅で』, 新潮社〈407〉
北中淳子　2014「書評：立岩真也著『造反有理——精神医療現代史へ』」,『こころの科学』176:97　※〈406〉
北野誠一　2003「市町村生活支援事業及び地域療育等支援事業の一般財源化について」　※〈148〉
Kivorkian, Jack　1991　*Prescription Medicine: The Goodness of Planned Death*, Prometeus Books, New York = 1999　松田和也訳,『死を処方する』, 青土社〈168〉
小林紀興　1979『徳洲会の挑戦——徳田虎雄が狙う奇跡の医療革命』, 祥伝社〈110〉
児玉真美　2013『死の自己決定権のゆくえ——尊厳死・「無益な治療」論・臓器移植』, 大月書店〈207〉
————　2014「C & Cで100人以上の餓死自殺（VSED）を手伝った70歳の看護師（NY）」　※〈154, 207〉
————　2015a「認知症リスクの高い人が「先制的自殺」をする自己決定権を尊重せよ, と米の生命倫理学者」　※〈154〉
————　2015b「認知症の人にも事前指示書でVSED自殺を（米）」　※〈154〉
香月真理子・竹島正・小林隆児・清水邦光・阿久津斎木・滝川一廣・愛甲修子・水田恵・佐藤幹夫「岡江晃氏を囲んで——精神鑑定と臨床診断」（討議）,『飢餓陣営』40:102-123〈105〉
高阪悌雄　2015「ある行政官僚の当事者運動への向き合い方——障害基礎年金の

成立に板山賢治が果たした役割」,『Core Ethics』11:135-146　r ※〈148〉
――――　2016「なぜ障害基礎年金は生活保護に代わる所得保障制度となり得なかったのか――社会保障法の体系に関する2人の研究者の議論を検討する」(仮題・未発表)〈148〉
厚生労働省　2012「認知症施策推進5か年計画(オレンジプラン)」 ※〈159, 207〉
――――　2015「認知症施策推進総合戦略――認知症高齢者等にやさしい地域づくりに向けて(新オレンジプラン)」 ※〈157〉
厚生省大臣官房障害保険福祉部企画課監修　1999『障害者ケアマネジャー養成テキスト(身体障害編)』,中央法規〈133〉
厚生省公衆衛生局　1965『わが国における精神障害の現状』,大蔵省印刷局〈263〉
小山通子　1996?「あのころの日の岡荘」,『キケンな〈なかま〉たち――地を這う20年を振り返って　前進友の会』 ※〈24, 63, 66, 103〉
窪田好恵　2014「重症心身障害児施設の黎明期――島田療育園の創設と法制化」,『Core Ethics』10:73-83 ※〈261〉
――――　2015「全国重症心身障害児(者)を守る会」の発足と活動の背景,『Core Ethics』11:59-70 ※〈261〉
呉秀三・樫田五郎/訳・解説:金川英雄　2012『現代語訳　精神病者私宅監置の歴史』,医学書院〈286〉
呉智英・佐藤幹夫編　2004『刑法三九条は削除せよ!　是か非か』,洋泉社,新書y〈364〉
黒田浩一郎編　1995『現代医療の社会学――日本の現状と課題』,世界思想社〈364〉
Kutchins, Herb & Stuart A Kirk　1997 *Making Us Crazy: DSM - The Psychiatric Bible & the Creation of Mental Disorders*, The Free Press = 2002 高木俊介・塚本千秋監訳,『精神疾患はつくられる―― DSM診断の罠』,日本評論社〈349, 354〉
京都大学精神医学教室編　2003『精神医学京都学派の100年』,ナカニシヤ出版
京都府保険医協会20年史編集企画委員会　1970『目でみる20年史』,京都府保険医協会〈107〉
京都府立医科大学全学共闘会議　1969「京都府立医科大学・研修医反対闘争――研究棟設置問題」,日本評論社編集部編[1969:89-271]〈63〉
Lock, Margaret　2013 Detecting Amyloid Biomakers: Embodied Risk and Alzheimer Prevention. *Biosocieties* 8:107-123 = 2015　安斎恵子訳「アミロイド・バイオマーカーの検知――身体化されたリスクとアルツハイマー病予防」,『現代思想』43-6(2015-3):114-130〈178〉
前川暢夫・吉田敏郎・津久間俊次・中西通泰・清水明・川合満・中井準・池田宣昭・吉原宣方・久世文幸・田中健一・時光直樹・中村彰・沢辺修一・西岡諄・井本伍平・氷室一郎・小松幹夫・由本伸・赤木孝・日根野吉彦・伊藤篤・田井保良・河崎弘・神田瑞雄・金森正子・大橋美与治・柴田朝緒・小沢晃・杉山栄一・

上野知二・松田好和・志保田明　1961 「結核化学療法施行前の喀痰中結核菌の耐性検査成績について（第1報）」,『京都大學結核研究所紀要』9-2:129-135〈103〉
前川暢夫・吉田敏郎，津久間俊次・中西通泰・清水明・川合満・中井準・池田宣昭・吉原宣方・久世文幸・田中健一・小沢晃・蒲田迪子・柴田朝緒・時光直樹・岡武雄・大井豊・中村彰・沢辺修一・西岡諄・井本伍平・氷室一郎・小松幹雄・松島留蔵・赤木孝・日根野吉彦・大田正久・伊藤篤・田井保良・河崎弘・神田瑞雄・金森正子・塩屋道規・田口精彦・浜田浩司・正井寿英・上野知二・松田好和・志保田明　1962 「結核化学療法施行前の喀痰中結核菌の耐性検査成績について（第2報）」,『京都大學結核研究所紀要』11-1:38-43〈103〉
真鍋雅之　2014 『徳洲会の黒い影――弁護士を付けずに闘った全記録 そしてその勝訴の意味とは…』, 如月出版〈110〉
増子忠道　1985 『地域医療の現場から――寝たきり老人・医療思想・医療費』, 勁草書房〈103〉
松枝亜希子　2013 「1960-70年代の保健薬批判――高橋晄正らの批判を中心に」,『Core Ethics』9:211-220　※〈106〉
――――　2014 「高橋晄正の薬効の科学的検証と『薬のひろば』の活動」,『Core Ethics』10:251-259　※〈106〉
松本雅彦　2015 『日本の精神医学この五〇年』, みすず書房〈38〉
美馬達哉　1995 「病院」, 黒田編 [1995]〈312〉
――――　2015 「さらばアルツハイマー？――認知症の一世紀」,『現代思想』43-6（2015-3）:114-130]〈178, 209〉
三野宏治　2009 「アメリカにおける脱入院化――ケネディ教書以前とその後」, 福祉社会学会第7回大会　テーマセッション報告　於：日本福祉大学〈264〉
――――　2015 「精神医療福祉と支援――管理から脱することは可能か」, 立命館大学大学院先端総合学術研究科2014年度博士学位論文〈141, 198〉
三島亜紀子　2007 『社会福祉学の「科学」性――ソーシャルワーカーは専門職か？』, 勁草書房〈138〉
三ツ木任一編／仲村優一・板山賢治監修　1988 『続自立生活への道――障害者福祉の新しい展開』, 全国社会福祉協議会
三井さよ　2004 『ケアの社会学――臨床現場との対話』, 勁草書房〈388, 390〉
三脇康生　2000 「精神医療の再政治化のために」, 杉村他編訳 [2000:131-217]〈39〉
――――　2014 「書評：立岩真也『造反有理――精神医療現代史へ』」,『図書新聞』3155（2014-4-19）:5〈35, 406〉
三宅貴夫　1983a 『ぼけ老人と家族をささえる――暖かくつつむ援助・介護・医療の受け方』, 保健同人社〈24, 104〉
――――　1983b 「呆け老人をかかえる家族の会ができるまで」, 早川編 [1983:10-12]〈24〉
――――　1995 『老いをめぐる12＋1話――老年科医の診療ノートから』, ユージン伝〈104〉

――――　2012　「私の転居歴２――京都」,『認知症あれこれ, そして』　※〈26〉
――――　2015　「認知症の人と介護家族の支援――「認知症の人と家族の会」の設立への私的経験」,『現代思想』43-6（2015-3）:204-211〈208〉
宮本真巳　2000　「臨床社会学の体験と方法――精神看護の実践・研究・教育を通して」, 大村・野口編［2000］〈318〉
水口由美　2008　「社会的入院に関する総合的レビューとその要因モデルの構築」,『KEIO SFC JOURNAL』8-2:161-176　※〈286〉
水上勉　1963　「拝啓池田総理大臣殿」,『中央公論』1963-6:124-134 → 立岩編［2015］〈209〉
水巻中正　1993　『厚生省研究』, 行研〈107〉
森祐司　2008　「日本身体障害者団体連合会における権利擁護活動の取り組み」,『ノーマライゼーション　障害者の福祉』28-9（2008-9・326）　※〈145〉
元吉功　1979　「金子準二先生を偲ぶ」,『精神医学』21-11:1267〈287〉
向井承子　2003　『患者追放――行き場を失う老人たち』, 筑摩書房〈357〉
――――　2015　「国益としての健康」,『現代思想』43-6（2015-3）:46-51〈176〉
宗像恒次　1979　「精神医療需要と精神病床に関する研究――予備的分析報告」, 厚生科学研究報告（石原幸夫代表）〈118, 269, 271〉
長瀬修・東俊裕・川島聡　2008　『障害者の権利条約と日本――概要と展望』, 生活書院〈37〉
長瀬修・川島聡編　2004　『障害者の権利条約――国連作業部会草案』, 明石書店〈37〉
永田浩三　2010　『NHK, 鉄の沈黙はだれのために――番組改変事件10年目の告白』, 柏書房〈37〉
――――　2012　「精神科病院協会の反撃」,『隙だらけ 好きだらけ日記――映像 写真 文学 そして風景』　※〈20〉
仲アサヨ　2009-　「精神病院不祥事件」　http://www.arsvi.com/d/m-s.htm　※〈103, 256〉
――――　2010　「精神科特例をめぐる歴史的背景と問題点――精神科特例の成立および改正の議論から」,『Core Ethics』6:277-286　※〈282〉
中河伸俊・渡辺克典編　2015　『触発するゴフマン――やりとりの秩序の社会学』, 新曜社〈308〉
中島直　2002　「精神障害者と触法行為をめぐる日本精神神経学会の議論」　※〈268〉
――――　2014　「書評：立岩真也『造反有理――精神医療現代史へ』」,『精神医療』4-75（150）:118-120　※〈406〉
中村治　2013　『洛北岩倉と精神医療――精神病者患者家族的看護の伝統の形成と消失』, 世界思想社〈286〉
中西正司　1992　「将来への展望」, ヒューマンケア協会［1992］〈146〉
――――　2000　「地域生活支援の方法と課題――利用者主体の地域生活支援の実践」, 日本社会事業大学社会福祉学会・第39回社会福祉研究大会〈147〉

――――　2014 『自立生活運動史――社会変革の戦略と戦術』，現代書館〈122〉
中西正司・立岩真也　1998 「ケアコンサルタント・モデルの提案――ケアマネジメントへの対案として」，ヒューマンケア協会ケアマネジメント研究委員会［1998］〈132〉
中野進　1976 『医師の世界――その社会学的分析』，勁草書房〈82, 89〉
――――　1996 『新・医師の世界――その社会学的分析』，勁草書房〈82, 89〉
中野敏子　2013 「戦後障害者福祉における「相談支援」の形成過程分析――論点と展望」，『明治学院大学社会学・社会福祉学研究』140:179-196］〈145〉
――――　2014 「戦後障害者福祉における「相談支援」形成過程の研究――児童福祉法成立と知的障害児の「相談」に関する一考察」，『明治学院大学社会学・社会福祉学研究』142:105-143　※〈145〉
中野敏子・成田すみれ・淺沼太郎　2012 「障害者福祉における「相談支援」形成過程の研究――障害児者「相談」実践の聞き取りから」，『研究所年報』42:75-89（明治学院大学社会学部付属研究所）　※〈145〉
中山研一　2005 「日精協の政治献金」，『中山研一の刑法学ブログ』※〈22〉
中山宏太郎　1980 「精神科における治療」，『精神経誌』82〈269〉
中山宏太郎他　1975　座談会「精神衛生法をめぐる諸問題」（座談会），『法律時報』47-8〈271〉
中山宏太郎・小沢勲　1979 「京都レポート」，『精神医療』3-8-1（30）:18-19（特集：シンポジウム 日本の精神病院をめぐる各地の状況，II　各地の医療状況）〈55〉
七瀬タロウ　2006 「精神医療の事件ファイル　第4回日精協政治連盟『政治献金』問題のその後――『同様な行為を再び行』い始めた日精協」，『精神医療』4-41（116）:93-5〈22, 156〉
――――　2013 「日本精神科病院協会（政治連盟）の「政治献金」問題（その2)」　※〈22〉
日本評論社編集部編　1969 『日本の大学革命2　全国学園闘争の記録II』，日本評論社
日本患者同盟四〇年史編集委員会編　1991 『日本患者同盟四〇年の軌跡』，法律文化社〈45〉
日本精神衛生会編　2002 『図説・日本の精神保健運動の歩み――精神病者慈善救治会設立100年記念』，日本精神衛生会〈253〉
日本臨床心理学会　編　1979 『心理テスト・その虚構と現実』，現代書館〈341〉
――――　1990 『裁判と心理学――能力差別への加担』，現代書館〈341〉
日本精神科病院協会　2012 「「今後の認知症施策の方向性について」の反論」 ※〈161, 207〉
日本精神科病院協会→障害福祉サービスの在り方等に関する論点整理のためのワーキンググループ　2015 「障害福祉のあり方について（要望書)」 ※〈161〉
日本精神神経学会理事会　1969 「精神病院に多発する不祥事件に関連し，全会員に訴える」 ※〈46〉
日本社会臨床学会編　2000a 『カウンセリング・幻想と現実　上巻　理論と社会』，

現代書館〈341〉
———— 2000b 『カウンセリング・幻想と現実 下巻 生活と臨床』, 現代書館〈341〉
二木立 2011 「日本の民間病院の「営利性」と活力」(二木教授の医療時評・90), 『文化連情報』399 (2011-6) :20-25 頁→ 2011 『二木立の医療経済・政策学関連ニューズレター号』83 ※〈103〉
西田美紀 2010 「重度進行疾患の独居者が直面するケアの行き違い/食い違いの考察—— ALS 療養者の一事例を通して」, 『Core Ethics』6:311-321〈146〉
———— 2011 「医療的ケアが必要な難病単身者の在宅生活構築——介護職への医療的ケア容認施策に向けた視点」, 『Core Ethics』7:223-234〈146〉
———— 2013 『在宅 ALS 患者の身体介護の困難性——ホームヘルパーの介護経験から」, 『Core Ethics』9:199-210 ※〈146〉
———— 2015 「進行性難病独居 ALS 患者の癌の看取り」, 『生存学』8:129-148〈211〉
西岡晋 2002a 「第一次医療法改正の政策過程 (1)」, 『早稲田政治公法研究』70:183-217 ※〈86〉
———— 2002b 「第一次医療法改正の政策過程 (2・完)」, 『早稲田政治公法研究』71:61-94 ※〈86〉
西谷修 1994 『神経学のフィールドにて』, 近代文藝社〈210〉
———— 2006 『難病治療と巡礼の旅』, 誠信書房〈210〉
西沢いづみ 2015 「早川一光の臨床実践と住民の医療運動——一九五〇年~一九七〇年代の西陣における地域医療の取り組みを手がかりに」, 早川・立岩・西沢 [2015:195-225]〈107〉
野上温子 1992 「ピア・カウンセリングの歩み」, ヒューマンケア協会 [1992:29-34]〈120〉
野口裕二 1996 『アルコホリズムの社会学——アディクションと近代』, 日本評論社〈320, 324〉
野口裕二・大村英昭編 2001 『臨床社会学の実践』, 有斐閣〈317, 320〉
大庭健・鷲田清一編 2000 『所有のエチカ』, ナカニシヤ出版
織田淳太郎 2012 『なぜ日本は, 精神科病院の数が世界一なのか』, 宝島社新書〈255, 287〉
O'Hagan, Mary 1991 *Stopovers: On My Way Home from Mars* = 1999 長野英子訳, 『精神医療ユーザーのめざすもの——欧米のセルフヘルプ活動』, 解放出版社〈338〉
岡江晃 2013a 『宅間守精神鑑定書——精神医療と刑事司法のはざまで』, 亜紀書房〈105〉
———— 2013b 『統合失調症の責任能力 なぜ罪が軽くなるのか』, dZERO〈105〉
———— 2014 「刑事責任能力と精神鑑定」, 『飢餓陣営』40:82-101〈105〉
岡江正純 2014 「兄の思い出」, 『飢餓陣営』40:152-154〈105〉
岡田靖雄 1984 「宇都宮病院と東京大学精神医学教室」, 『ツブヤキ』14〈408〉

――――　2000 『精神病医斎藤茂吉の生涯』，思文閣出版〈255〉
――――　2005 『日本精神科医療の半世紀――どこへいくのか，そしていまなにをなすべきか』，（社）大阪精神科診療所協会，大阪精神科診療所協会学術講演会記録，青人冗言 4〈38〉
岡原正幸・立岩真也　1990 「自立の技法」，安積他［1990:147-164］→［2012:232-257］〈121〉
岡本祐三 1984 『アメリカの医療と看護』，保健同人社〈275〉
大熊一夫　1973 『ルポ・精神病棟』，朝日新聞社→ 1981　朝日文庫〈49, 102, 313, 397〉
――――　1985 『新　ルポ・精神病棟』，朝日新聞社→ 1988　朝日文庫〈315〉
――――　1986 『あなたの「老い」をだれがみる』，朝日新聞社→ 1990　朝日文庫〈315〉
――――　1987 『精神病院の話――この国に生まれたるの不幸・一』，晩聲社〈314, 315〉
――――　1988 『ルポ 老人病棟』，朝日新聞社→ 1992　朝日文庫〈282, 315〉
――――　1995 『ルポ・有料老人ホーム』，朝日新聞社〈315〉
――――　1996 『あなたの老後の運命は――徹底比較ルポ デンマーク・ドイツ・日本』，ぶどう社〈315〉
――――　2009 『精神病院を捨てたイタリア 捨てない日本』，岩波書店〈256〉
――――　2014 「いまだ収容ビジネスの呪縛から逃げられぬ日本　司法精神病院の廃絶に取り組み始めたイタリア」，『現代思想』42-8（2014-5）:50-55〈103, 280〉
大熊由紀子　1990 『「寝たきり老人」のいる国いない国――真の豊かさへの挑戦』，ぶどう社〈316〉
大森武士・赤木孝　1953 「橋本氏病の一剖檢例」，『岡山医学会雑誌』65:3-〈103〉
大村英昭編　2000 『臨床社会学を学ぶ人のために』，世界思想社〈316〉
大村英昭・野口裕二編　2000 『臨床社会学のすすめ』，有斐閣〈316〉
大野萌子　20061028 「保護室占拠　NO.1」 ※〈228〉
大野萌子／聞き手：立岩真也・桐原尚之・安原荘一　2014 「私の筋が通らない，それはやらないと。――精神障害者運動の黎明を生きて」（インタビュー），『現代思想』42-8（2014-5）:192-206〈37, 39, 228, 402〉
大野直之・立岩真也・豊田昭知・頓所浩行・野口俊彦・増留俊樹　1994 「自立生活センターに対する公的助成」，第 6 回自立生活問題研究全国集会実行委員会『第 6 回自立生活問題研究全国集会資料集』〈122〉
大阪医療人権センター　2000 『大阪精神病院事情ありのまま　第 2 版』（扉よひらけ 5），関西障害者定期刊行物協会〈110, 302, 345〉
大阪医療人権センター編　2006 『精神病院は変わったか？―― NPO 大阪精神医療人権センター 20 年の取り組みから』，関西障害者定期刊行物協会〈110〉
大谷藤郎　1996 『らい予防法廃止の歴史――愛は打ち克ち，城壁崩れ落ちぬ』，勁草書房〈107〉

——— 2009 『ひかりの軌跡――ハンセン病・精神障害とわが師わが友』，メジカルフレンド社〈107〉
大谷いづみ 2005 「太田典礼小論――安楽死思想の彼岸と此岸」，『死生学研究』5：99-122 ※〈209〉
Ouellette, Alicia 2011 *Bioethics and Disability: Toward a Disability-Conscious Bioethics*, Cambridge University Press = 2014 安藤泰至・児玉真美訳，『生命倫理学と障害学の対話――障害者を排除しない生命倫理へ』，生活書院〈207〉
小澤勲 1972 「生活療法を越えるもの」，第69回日本精神神経学会・シンポジウム「生活療法とは何か」→1973 『精神神経学雑誌』75-12:1013-1018→1974 「生活療法を越えるもの（一）」，小澤［1974:93-119］〈47〉
——— 1974 『反精神医学への道標』，めるくまーる社〈47, 226〉
——— 1980 「基調報告に対して」，『精神医療』3-9-4（37）特集：80年代の精神医療にむけて〈55, 56〉
——— 1984 『自閉症とは何か』，悠久書房→2007 洋泉社〈387〉
——— 1998 『痴呆老人からみた世界――老年期痴呆の精神病理』，岩崎学術出版社〈374〉
——— 2003 『痴呆を生きるということ』，岩波新書〈374, 384〉
——— 2005 『認知症とは何か』，岩波新書〈374〉
小澤勲・土本亜理子 2004 『物語としての痴呆ケア』，三輪書店〈374〉
小澤勲編 1975 『呪縛と陥穽――精神科医の現認報告』，田畑書店〈51〉
——— 2006 『ケアってなんだろう』，医学書院〈384〉
小澤勲・黒川由紀子編 2006 『認知症と診断されたあなたへ』，医学書院〈375〉
小沢牧子 2002 『「心の専門家」はいらない』，洋泉社，新書y〈340〉
Rothman, David J. 1991 *Strangers at the Bedside: A History of How Law and Bioehtics Transformed*, Basic Books = 2000 酒井忠昭監訳，『医療倫理の夜明け――臓器移植・延命治療・死ぬ権利をめぐって』，晶文社〈296〉
療護施設自治会全国ネットワーク編 2007 『人権ガイドラインを展望する 第6集』，第8回「療護施設と人権」シンポジウム＆交流集会資料集〈110〉
定藤邦子 2011 『関西障害者運動の現代史――大阪青い芝の会を中心に』，生活書院〈229〉
斉藤道雄 2002 『悩む力――べてるの家の人びと』，みすず書房〈330, 333〉
——— 2010 『治りませんように――べてるの家のいま』，みすず書房〈331〉
斎藤茂太 1971 『精神科医三代』，中公新書〈256, 257, 265〉
——— 1989 『父は子へ何を伝えられるか』，ガイア→1993 『父は子とどうわかり合えるか』，PHP文庫〈255〉
斎藤美穂 2000 「金子準二著作目録」，『文献探索』2000:262-277（金沢文圃閣）〈287〉
斎藤義彦 2002 『死は誰のものか――高齢者の安楽死とターミナルケア』，ミネルヴァ書房〈170〉
——— 2004 『アメリカおきざりにされる高齢者福祉――貧困・虐待・安楽

死』，ミネルヴァ書房〈208〉
佐藤雅彦　2015「認知症の人といっしょに世の中を変えませんか」，『現代思想』43-6（2015-3）:150-152〈176〉
佐藤幹夫　2005『自閉症裁判――レッサーパンダ帽男の「罪と罰」』，洋泉社〈105, 358〉
――――　2014a「書評：立岩真也『造反有理――精神医療現代史へ』，『東京新聞』2014-03-30:9〈406〉
――――　2014b「ポロ酔い日記」，『飢餓陣営』41（2014年秋号）:33-35, 17-119〈406〉
佐藤友之　1984『ロボトミー殺人事件――いま明かされる精神病院の恐怖』，ローレル書房〈228〉
生物学的精神医学会の公開を求める全国連絡会議　19850516『HUMAN LOST No.1 ――岐阜大学精神科胎児人体実験を告発し生物学的精神医学会を撃つ！』〈407〉
「精神病」者グループごかい　編　1984『わしらの街じゃあ！――「精神病」者が立ちあがりはじめた』，社会評論社〈348〉
――――　1990『わしらの街じゃあ！――「精神病」者が立ちあがりはじめた　増補改訂版』，社会評論社〈348〉
精神保健従事者団体懇談会＋『精神医療』編集委員会編　2014『第7回精神保健フォーラム　変われるのか？病院，地域――精神保健福祉法改正を受けて』，『精神医療』別冊，批評社〈216〉
「精神障害者の主張」編集委員会編　1994『精神障害者の主張――世界会議の場から』，解放出版社〈337〉
Sen, Amartya　1970　*Collective Choice and Social Welfare,* Holden-Day = 2000 志田基与師監訳，『集合的選択と社会的厚生』，勁草書房〈302〉
仙波嘉清　1963『生体解剖事件』，金剛出版〈407〉
市町村障害者生活支援事業全国連絡協議会編　2001『市町村障害者生活支援事業運営マニュアル』〈148〉
――――　2004a『障害者相談支援事業ネットワーク推進事業報告書　2001～2003』，（NPO）市町村障害者生活支援事業全国連絡協議会〈148〉
――――　2004b『市町村障害者生活支援事業ガイドブック』〈148〉
式場聡　1980「あとがき」，米国精神医療視察団編［1980:157-159］〈279〉
清水昭美　1964『生体実験――小児科看護婦の手記』，三一新書〈208, 407〉
――――　1979『増補　生体実験――安楽死法制化の危険』，三一書房〈208〉
進藤雄三　1990『医療の社会学』，世界思想社〈305〉
――――　1999「医師」，進藤・黒田編［1999］〈304〉
進藤雄三・黒田浩一郎編　1999『医療社会学を学ぶ人のために』，世界思想社〈306, 312〉
篠原由美　2011「障害者における相談支援事業――ピア・カウンセラーとして相談支援にかかわって」，『季刊福祉労働』131:79-85〈148〉

白澤政和　1997 「ケアマネジメントの本質を考える——イギリスとのコミュニティケア改革と日本の公的介護保険制度の比較を中心に」，Department of …［1991 = 1997:140-153］〈126〉
白澤政和編　1996 『ケアマネジャー養成テキストブック』，中央法規出版〈127〉
白杉眞　2012 「訪問介護事業所の運営の実情と課題」，『Core Ethics』8:233　※〈139, 146〉
————　2013 「自立生活センターの自立支援と相談支援事業」，『Core Ethics』9:93-103　※〈139, 146〉
————　2016 「重度身体障害者の地域移行における地域相談支援の制度運用の検討」（仮題・草稿）〈146〉
障害者差別解消法解説編集委員会編　2014 『概説 障害者差別解消法』，法律文化社〈37〉
想田和弘　2009 『精神病とモザイク——タブーの世界にカメラを向ける』，中央法規出版〈394〉
————　2011 『なぜ僕はドキュメンタリーを撮るのか』，講談社現代新書〈394〉
想田和弘監督　2007 『選挙』，［DVD］紀伊國屋書店
————　2008 『精神』，［DVD］紀伊國屋書店〈393〉
————　2010 『Peace』，［DVD］紀伊國屋書店
副島洋明　2000 『知的障害者 奪われた人権——虐待・差別の事件と弁護』，明石書店〈365〉
Солженицын, Александр Исаевич　1973-1975　Гулаг Архипелаг = 1974-1977　木村浩訳，『収容所群島 1918-1956 文学的考察』（6巻），新潮社→1975-1978　新潮社文庫〈313〉
末安民生　2003 「日本における精神病院（病床）に係る人員配置基準の差別」，『精神神経学雑誌』105-7:872-875〈256〉
杉村昌昭・三脇康生・村澤真保呂編訳　2000 『精神の管理社会をどう超えるか？——制度論的精神療法の現場から』，松籟社〈39〉
T　1983 「最高裁，十全会側の上告を棄却」（一頁時評），『精神医療』3-12-4（49）:70 特集：地域活動の質を問う〈50〉
田畑書店編集部編　1969 『私はこう考える——東大闘争・教官の発言』，田畑書店
田島明子　2009 『障害受容再考——「障害受容」から「障害との自由」へ』，三輪書店〈224〉
高木俊介　2010 『こころの医療宅配便——精神科在宅ケア事始』，文藝春秋〈47, 288〉
高木俊介監修／福山敦子・岡田愛編　2013 『精神障がい者地域包括ケアのすすめ—— ACT-K の挑戦　実践編』，批評社，メンタルヘルス・ライブラリー
高橋絵里香　2015 「決定／介入の社会形態——フィンランドの認知症高齢者をめぐる地域福祉の配置から考える」，『現代思想』43-6（2015-3）:231-245〈224〉
高橋清彦　1980 「序文」，米国精神医療視察団編［1980:1］〈198〉
高橋修・圓山里子監修　1997 『当事者主体のケアマネジメント——立川市におけ

る身体障害者ケアガイドライン試行事業を実施して』，自立生活センター・立川〈132〉
高木隆郎編　2009 『自閉症——幼児期精神病から発達障害へ』，星和書店〈47〉
高草木光一編　2013 『思想としての「医学概論」——いま「いのち」とどう向き合うか』，岩波書店
高見国生・天田城介　2015 「認知症の時代の家族の会」，『現代思想』43-6（2015-3）:74-95〈177, 208〉
高岡健　1985 「岐阜大学胎児人体実験批判の現在」，『精神神経学会雑誌』87-10:679-685〈407〉
———— 2014 『精神現象を読み解くための10章』，批評社，PP選書〈407〉
高杉廸忠　1982 『福祉優先社会の構想』，学陽書房〈45, 74, 103, 107〉
高杉晋吾　1971 「七〇年代医療」の恐怖図」→1972 『朝日ジャーナル』1971-4-2→高杉［1972:128-140］（題は高杉［1972］収録時のもの）〈48, 102, 271〉
———— 1972 『差別構造の解体へ——保安処分とファシズム「医」思想』，三一書房〈48, 81, 102〉
竹内正直　1997 「身体障害者相談員の現状と課題」，『ノーマライゼーション　障害者の福祉』17-11（1997-11）:8-11　※〈148〉
田辺子男　1980 「金子準二先生」，東京精神病院協会編［1980:282-299］〈288〉
———— 1981 「日本の精神医学100年を築いた人々 金子準二」，『臨床精神医学』10-7：875-883〈288〉
立岩真也　1990 「はやく・ゆっくり——自立生活運動の生成と展開」，安積他［1990:165-226］→［2012:258-353］〈120, 261〉
———— 1992a 「自立生活プログラム——自立生活運動の現在・2」，『季刊福祉労働』56:54-159　※〈121〉
———— 1992b 「東京都地域福祉振興基金による助成事業——自立生活運動の現在・3」，『福祉労働』57　※〈122, 147〉
———— 1994a 「当事者組織にお金は渡るか→地域福祉振興基金・他——自立生活運動の現在・8」，『季刊福祉労働』62:153-158　※〈122, 147〉
———— 1994b 「自立生活“プログラム”“事業”についてのいくつかの提案」，東京都自立生活センター協議会自立生活プログラム小委員会［1994:26-33］　※〈121〉
———— 1994c 「夫は妻の家事労働にいくら払うか——家族／市場／国家の境界を考察するための準備」，『千葉大学文学部人文研究』23:63-121→立岩・村上［2011:54-131］〈210〉
———— 1995a 「私が決め，社会が支える，のを当事者が支える——介助システム論」，安積他［1995:227-265］→［2012:354-413］〈197〉
———— 1995b 「自立生活センターの挑戦」，安積他［1995:267-321］→［2012:414-498］〈121〉
———— 1997a 「市町村障害者生活支援事業について」，全国自立生活センター協議会・所長セミナー　シンポジウム「当事者主体のサービス提供——市町村障

害者生活支援事業の活用」，愛知県豊田市（[1997c] として再録）〈124〉
———— 1997b 「ピア・カウンセラーという資格があってよいとしたら，それはどうしてか」，全国自立生活センター協議会・協議員総会　シンポジウム　「報告要旨」，『全国自立生活センター協議会協議員総会資料集』　※〈138, 210〉
———— 1997c 「「市町村障害者生活支援事業」を請け負う」，『ノーマライゼーション研究』1997 年版年報 :61-73　※〈124〉
———— 1997d 『私的所有論』，勁草書房〈295〉
———— 1998a 「ケア・マネジメントはイギリスでどう機能しているか」，『ノーマライゼーション　障害者の福祉』18-1（1998-1）:74-77　※〈130, 300〉
———— 1998b 「一九七〇年――闘争×遡行の始点」，『現代思想』26-2（1998-2）:216-233 →立岩［2000:87-118］〈343〉
———— 1998c 「どうやって，英国の轍も踏まず，なんとかやっていけるだろうか」，『季刊福祉労働』79:12-22　※〈130〉
———— 1998d 「こうしたらよいとおもいます」（意見），第 3 回東京都障害者ケア・サービス体制整備検討委員会］　※〈132〉
———— 1998e 「メモ・2［案・ver.1]」，東京都障害者ケア・サービス体制整備検討委員会　※〈132〉
———— 1999 「資格職と専門性」，新藤・黒田編［1999:139-156］〈195, 307, 311〉
———— 2000a 「遠離・遭遇――介助について」，『現代思想』28-4（2000-3）:155-179, 28-5（2000-4）:28-38, 28-6（2000-5）:231-243, 28-7（2000-6）:252-277 →立岩［2000c:221-354］〈100, 145, 148〉
———— 2000b 「死の決定について」，大庭・鷲田編［2000:149-171］→立岩［2009:287-310］〈207〉
———— 2000c 『弱くある自由へ――自己決定・介護・生死の技術』，青土社〈145, 295, 343〉
———— 2001a 「「ふつうのこと」をしていくために」，『助産婦雑誌』55-1（2001-1）〈308〉
———— 2001b 「闘争と遡行――立岩真也氏に聞く　『弱くある自由へ』」（聞き手：米田綱路），『図書新聞』2519:1-2　※〈299〉
———— 2001c 「高橋修――引けないな。引いたら，自分は何のために，一九八一年から」，全国自立生活センター協議会編［2001:249-262］〈346〉
———— 2001d 「なおすことについて」，野口・大村編［2001］〈383〉
———— 2001-2009 「医療と社会ブックガイド」，『看護教育』42-1（2001-1）～50-12（2009-12）〈95, 294〉**【一部→本書補章 3】**
———— 2002a 「パターリズムについて」，『法社会学』56（日本法社会学会）〈300〉
———— 2002b 「即席的研究製造方法即解」，障害学研究会関西部会第 15 回研究会〈382〉
———— 2002c 「紹介：『セルフマネジドケアハンドブック』」，『ノーマライゼー

ション　障害者の福祉』22-8（2002-8）:45　※〈132〉
――――　2003「現代史へ――勧誘のための試論」，『現代思想』31-13（2003-11）:44-75（特集：争点としての生命）〈357〉
――――　2004a『自由の平等――簡単で別な姿の世界』，岩波書店〈358〉
――――　2004b『ALS――不動の身体と息する機械』，医学書院〈303〉
――――　2005a「書評：三井さよ『ケアの社会学――臨床現場との対話』」，『季刊社会保障研究』41-1（Summer 1995）:64-67　※〈388, 390〉
――――　2005b「書評：佐藤幹夫『自閉症裁判――レッサーパンダ帽男の「罪と罰」』」，『精神看護』8-6（2005-11）:110-116（医学書院）【本書補章3・15】〈105, 359〉
――――　2007-「もらったものについて　1～」，『そよ風のように街に出よう』75:32-36, 76:34-39, 77, 78:38-44……〈219〉
――――　2008a「集積について――身体の現代・3」，『みすず』50-9（2008-9 no.564）:48-57〈39〉
――――　2008b『良い死』，筑摩書房〈156, 290〉
――――　2009『唯の生』，筑摩書房〈30, 74, 154, 207, 208, 210, 283, 290〉
――――　2010「留保し引き継ぐ――多田富雄の二〇〇六年から」，『現代思想』38-9（2010-7）:196-212〈223〉
――――　2011 "On "the Social Model"", Ars Vivendi Journal1:32-51　※〈209〉
――――　2012a「差異とのつきあい方」，立岩・堀田［2012:15-93］〈111, 200〉
――――　2012b「これからのためにも，あまり立派でなくても，過去を知る」，『精神医療』67:68-78【本書補章1・1】〈217〉
――――　2012c「『精神』――社会学をやっていることになっている者から」，萩野・編集部編［2012:190-197］【本書補章3・21】〈222, 393〉
――――　2012d「「ブックガイド・医療と社会」より」，立岩・有馬［2012］〈207, 208, 298, 407〉
――――　2012e「多様で複雑でもあるが基本は単純であること」，安積他［2012:499-548］〈147, 148, 291〉
――――　2012f「共助・対・障害者――前世紀末からの約十五年」，安積他［2012:549-603］〈129, 131, 134, 138, 148〉
――――　2013a『私的所有論　第2版』，生活書院・文庫版〈189, 300〉
――――　2013b「病院と医療者が出る幕でないことがある」，第7回 精神保健フォーラム「変われるのか？　病院，地域――精神保健福祉法改正を受けて」主催：精神保健従事者団体懇談会（2013/11/23）於：大手町サンケイプラザ→立岩［2014a］【本書補章1・2】〈18, 230〉
――――　2013c『造反有理――精神医療現代史へ』，青土社〈略〉
――――　2014a「病院と医療者が出る幕でないことがある」，精神保健従事者団体懇談会＋『精神医療』編集委員会編［2014:15-28］【本書補章1・2】〈18, 230〉
――――　2014b『自閉症連続体の時代』，みすず書房〈39, 176, 177, 357〉
――――　2014c「そもそも難病って？だが，それでも難病者は（ほぼ）障害者

だ」，難病の障害を考える研究集会　※〈210〉
———— 2014d 「造反有理——精神医療・保健福祉の転換期へ」（与えられた題），第 57 回日本病院・地域精神医学会総会記念講演　於：仙台　〈103〉
———— 2014e 「安楽死尊厳死についてのコメント」，『東京新聞』2014-11-7 朝刊〈207〉
———— 2014- 「生の現代のために・1 〜——連載 97 〜」，『現代思想』42-4（2014-3）:8-21, 42-6（2014-4）:8-19, 43-10（2015-6）:8-19 〜〈149, 251, 303〉
———— 2015a 「再刊にあたって　解説」，横田［2015］〈106〉
———— 2015b 「早川一光インタビューの後で」，早川・立岩・西沢［2015:115-193］〈26, 82, 104, 148, 407〉
———— 2015c 「横塚晃一——障害者は主張する」，吉見編［2015］〈106〉
立岩真也・天田城介　2011 「生存の技法／生存学の技法——障害と社会，その彼我の現代史・1」，『生存学』3:6-90〈230〉
立岩真也・有馬斉　2012 『生死の語り行い・1 ——尊厳死法案・抵抗・生命倫理学』，生活書院〈168, 207〉
立岩真也・堀田義太郎　2012 『差異と平等——障害とケア／有償と無償』，青土社〈111, 200, 220〉
立岩真也・市野川容孝　1998 「障害者運動から見えてくるもの」（対談），『現代思想』26-2（1998-2）:258-285 →立岩［2000c:119-174］〈407〉
立岩真也・村上潔　2011 『家族性分業論前哨』，生活書院〈219〉
立岩真也・成井正之　1996 「（非政府＋非営利）組織＝ NPO，は何をするか」，千葉大学文学部社会学研究室［1996:48-60］　※〈110〉
立岩真也編　2005 『生存の争い——のために・1』，Kyoto Books〈377〉
———— 2015 『与えられる生死：1960 年代——『しののめ』安楽死特集／あざらしっ子／重度心身障害児／「拝啓池田総理大学殿」他』，Kyoto Books〈207-209〉
立岩真也・小林勇人編　2005 『<障害者自立支援法案>関連資料』，Kyoto Books〈134〉
東京精神病院協会編　1980 『東京精神病院協会三十年史』，牧野出版
東京都地域精神医療業務研究会　2012 「日精協誌 2012 年 1 月号巻頭言への抗議と質問」（『おりふれ通信』2012-2 に収録　※）〈287〉
東京都自立生活センター協議会自立生活プログラム小委員会　1994 『自立生活プログラム マニュアル　PART Ⅱ』〈122〉
東京都精神医療人権センター・東京都地域精神医療業務研究会編　2000 『東京精神病院ありのまま』〈110, 302〉
———— 2005 『東京精神病院事情（ありのまま）2005 年版（1998 → 2003）』，東京都精神医療人権センター・東京都地域精神医療業務研究会〈110〉
徳田虎雄　1977 『生命だけは平等だ——愛 わが徳洲会の戦い』，徳田虎雄の出版を支援する会〈110〉
富田三樹生　2011 『精神病院の改革に向けて——医療観察法批判と精神医療』，青弓社〈37〉

友の会編　1981　『精神障害者解放への歩み――私達の状況を変えるのは私達』，新泉社〈39〉
東野利夫　1979　『汚名――「九大生体解剖事件」の真相』，文藝春秋→1985　文春文庫〈407〉
月崎時央　2002　『精神障害者サバイバー物語―― 8人の隣人・友達が教えてくれた大切なこと』，中央法規出版〈344〉
塚本千秋　1999　『明るい反精神医学』，日本評論社〈354〉
上野千鶴子　2015　『セクシュアリティをことばにする 上野千鶴子対談集』，青土社
上野千鶴子・立岩真也　2009　「労働としてのケア」（上野千鶴子との対談）『現代思想』37-2（2008-2）:38-77 → 2015　「ケアの値段はなぜ安いか」，上野［2015］〈197〉
上農正剛　2003　『たったひとりのクレオール――聴覚障害児教育における言語論と障害認識』，ポット出版〈357〉
浦河べてるの家　2002　『べてるの家の「非」援助論――そのままでいいと思えるための25章』，医学書院〈326〉
臺弘　1972　『精神医学の思想――医療の方法を求めて』，筑摩書房〈266〉
宇都宮病院事件・広瀬裁判資料集編集委員会編　2008　『宇都宮病院事件・広瀬裁判資料集』，発行：宇都宮病院事件・廣瀬裁判資料集編集委員会〈399〉
渡邉あい子・北村健太郎　2007　「京都府の難病患者の生活実態――京都難病連の相談員へのインタビューを通して」，障害学会第4回大会　於：立命館大学〈146〉
渡辺正直　1988　「共にいきる場を求めて」，三ツ木編［1988:160-173］〈147〉
渡邉琢　2011　『介助者たちは，どう生きていくのか――障害者の地域自立生活と介助という営み』，生活書院〈146〉
Wexler, Alice　1995　*Mapping Fate: A Memoir of Family, Risk and Genetic Research*, University of California Press = 2003　武藤香織・額賀淑郎訳，『ウェクスラー家の選択――遺伝子診断と向きあった家族』，新潮社〈358〉
山田真・立岩真也（聞き手）　2008a　「告発の流儀――医療と患者の間」（インタビュー），『現代思想』36-2（2008-2）:120-142］〈407〉
――――　2008b　「告発の流儀」，稲場・山田・立岩［2008］〈407〉
山口研一郎　2013　「医療現場の諸問題と日本社会の行方」，高草木編［2013:151-233］〈406〉
――――　2014　「現場的視点からとらえた「社会保障としての医療」の変質――「経済活性化のための医療」に向けて二極化する医師たち」，『現代思想』42-13（2014-9）:122-131〈406〉
山本譲司　2006　『累犯障害者――獄の中の不条理』，新潮社〈365〉
山本眞理　2014　「「精神病」者集団，差別に抗する現代史」（インタビュー，聞き手：立岩真也），『現代思想』42-8（2014-5）:30-49〈37, 39, 228, 278, 315〉
――――　2015　「書評：立岩真也『造反有理――精神医療現代史へ』」，『支援』5

（生活書院）〈406〉，山本深雪　1991「精神病歴者の地域での自立」，『季刊福祉労働』52:28-32〈146〉
――――　1993「全国障害者団体連合会結成大会「我らの夜明けだ！トキオ大会」参加して」，『季刊福祉労働』59:96-97〈146〉
山本深雪・上坂紗絵子　2006「ぶらり訪問からオンブズマン活動へ」，大阪精神医療人権センター編［2006:65-71］〈192〉
山本晋輔　2009「独居 ALS 患者の在宅移行支援（3）――二〇〇八年七月」，『生存学』1:201-217〈146〉
山下剛利・松本雅彦・藤沢敏雄・島成郎・松沢富男・井本浩之・大越功・桑原治雄・中山宏太郎　1979「討論」，『精神医療』3-8-1（30）:3-11（特集：シンポジウム 日本の精神病院をめぐる各地の状況，I　今，何を問うべきか）〈53〉
山崎學　2012「Japan as No.1」（巻頭言），『日本精神科病院会雑誌』2012-1　※〈21〉
――――　2013「正念場」（巻頭言），『日本精神科病院会雑誌』2013-2　※〈21, 29〉
梁井健史・原田康行　1994「自立生活センターに対する行政の支援体制」，千葉大学文学部社会学研究室編［1994］〈148〉
安原荘一　2003「日精協の『政治献金』問題について」，『精神医療』4-32（107）:26-38〈22, 156〉
安井健彦　1986『悪魔の精神病棟――報徳会宇都宮病院』，三一書房〈56〉
横田弘　1974『炎群――障害者殺しの思想』，しののめ発行所，しののめ叢書 13〈209〉
――――　1979『障害者殺しの思想』，JCA 出版〈209〉
――――　2015『障害者殺しの思想　増補新装版』，現代書館〈209〉
横内正利　1998「高齢者の自己決定権とみなし末期――自己決定権の落とし穴」，『社会保険旬報』1991（1998-7-21）:12-16, 1992（1998-8-1）:30-34〈171, 208〉
横塚晃一　1975『母よ！殺すな』，すずさわ書店〈397〉
――――　1981『母よ！殺すな　増補版』，すずさわ書店
――――　2007『母よ！殺すな　第 3 版』，生活書院〈397〉
――――　2010『母よ！殺すな　第 4 版』，生活書院〈397〉
吉田おさみ　1981『〝狂気〟からの反撃――精神医療解体運動への視点』，新泉社〈342〉
――――　1983『「精神障害者」の解放と連帯』，新泉社〈342〉
吉田幸恵　2010「ある精神障害者の語りと生活をめぐる一考察――「支援」は何を意味する言葉か」，『Core Ethics』6:485-496　※〈221〉
――――　2015「韓国ハンセン病者の現代史――韓国定着村事業の検討を中心に」，立命館大学大学院先端総合学術研究科 2014 年度博士学位論文〈286〉
好井裕明・桜井厚編　2000『フィールドワークの経験』，せりか書房〈321〉
吉見俊哉編　2015『万博と沖縄返還――一九七〇前後』，岩波書店，ひとびとの精神史 5
吉村夕里　2008「精神障害をめぐる組織力学――全国精神障害者家族会連合会を事例として」，『現代思想』36-3（2008-3）:138-155〈146, 260〉

——— 2009 『臨床場面のポリティクス——精神障害をめぐるミクロとマクロのツール』，生活書院〈260〉

Young, Allan 1995 *The Harmony of Illusions: Inventing Post-Traumatic Stress Disorder*, Princeton University Press = 2001 中井久夫・大月康義・下地明友・辰野剛・内藤あかね訳，『PTSD の医療人類学』，みすず書房〈349, 358〉

優生手術に対する謝罪を求める会編 2003 『優生保護法が犯した罪——子どもをもつことを奪われた人々の証言』，現代書館〈358〉

全国自立生活センター協議会編 2001 『自立生活運動と障害文化——当事者からの福祉論』，全国自立生活センター協議会，発売：現代書館〈345〉

全国療護施設生活調査委員会編 1996 『人権ガイドラインを展望する——全国療護施設生活調査委員会活動報告書・第 1 集（1994 年〜 1996 年）』，全国療護施設生活調査委員会〈110〉

全国「精神病」者集団 2012 「日本精神科病院会長山崎學氏文章（協会誌巻頭言 会長山崎學 Japan as No.1 日精協雑誌 2012 1 月号）に対する，「抗議・撤回および公式謝罪要求文」および「公開質問状」」※〈37〉

全国「精神病」者集団→厚生労働大臣 2015 「障害者総合支援法 報酬問題について」 ※〈83〉

全国精神障害者社会復帰施設協会編 1996 『精神障害者地域生活支援センターの実際』，中央法規出版〈124〉

前進友の会編 1996? 『キケンな〈なかま〉たち——地を這う 20 年を振り返って 前進友の会』 ※〈60〉

——— 2005 『懲りない精神医療電パチはあかん !!』，千書房〈105〉

＊雑誌

『現代思想』2002 年 11 月号 特集：先端医療——資源化する身体〈302〉

『現代思想』2003 年 11 月号 特集：争点としての生命〈357〉

『現代思想』2014 年 5 月号 特集：精神医療のリアル—— DSM-5 時代の精神の<病>」〈37, 103, 280〉

『現代思想』2015 年 3 月号 特集：認知症新時代〈153, 198, 208〉

『飢餓陣営』40 2014 特集 2 岡江晃著『宅間守 精神鑑定書』を読む〈105〉

『飢餓陣営』41 2014 緊急特別特集 2014 年夏 佐世保で起こったこと〈105〉

『季刊福祉労働』131 2011 特集：拡大する相談・支援事業の実相〈148〉

『精神医療』74〔4-74（149）〕 2014 特集：ピアスタッフの現在と未来，批評社〈210〉

『精神医療』75〔4-75（150）〕 2014 特集：認知症 800 万人の衝撃

『精神医療』77〔4-77（152）〕 2015 特集：精神科病棟転換型居住系施設の争点，批評社〈37, 210〉

『生存学』3 2011 特集：「精神」〈229〉

『全国「精神病」者集団ニュース』1983 年号外「鈴木君虐殺糾弾！国賠訴訟勝利す！」〈399〉

立岩真也（たていわ・しんや）
1960年生まれ。東京大学大学院社会学研究科博士課程修了。現在、立命館大学大学院先端総合学術研究科教授。社会学専攻。著書：『私的所有論』（勁草書房、1997／第2版、生活書院、2013）、『弱くある自由へ　自己決定・介護・生死の技術』（青土社、2000）、『自由の平等　簡単で別な姿の世界』（岩波書店、2004）、『ALS　不動の身体と息する機械』（医学書院、2004）、『希望について』（青土社、2006）、『良い死』（筑摩書房、2008）、『流儀　アフリカと世界に向かい我が邦の来し方を振り返り今後を考える二つの対話』（稲場雅紀・山田真との共著、生活書院、2008）、『唯の生』（筑摩書房、2009）、『税を直す』（村上慎司・橋口昌治との共著、青土社、2009）、『ベーシックインカム　分配する最小国家の可能性』（齊藤拓との共著、青土社、2010）、『人間の条件　そんなものない（よりみちパン！セ）』（イースト・プレス、2010）、『差異と平等　障害とケア／有償と無償』（堀田義太郎との共著、青土社、2012）、『生の技法　家と施設を出て暮らす障害者の社会学　第3版』（生活書院、2012）、『造反有理　精神医療現代史へ』（青土社、2013）、『自閉症連続体の時代』（みすず書房、2014）、『わらじ医者の来た道　民主的医療現代史』（早川一光・西沢いづみとの共著、青土社、2015）他。

精神病院体制の終わり

認知症の時代に

2015年10月27日　第1刷印刷
2015年11月13日　第1刷発行

著者――立岩真也

発行者――清水一人
発行所――青土社
東京都千代田区神田神保町1-29 市瀬ビル〒101-0051
［電話］03-3291-9831（編集）　03-3294-7829（営業）
［振替］00190-7-192955
印刷所――双文社印刷（本文）
方英社（カバー・扉・表紙）
製本所――小泉製本

装幀――菊地信義

ISBN978-4-7917-6888-2 C0030　Printed in Japan